名家通识讲座书系

性健康
十五讲

□ 胡佩诚 主编

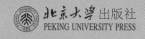
北京大学出版社
PEKING UNIVERSITY PRESS

图书在版编目（CIP）数据

性健康十五讲／胡佩诚主编 . —北京：北京大学出版社，2009. 10
（名家通识讲座书系）
ISBN 978-7-301-11242-7

Ⅰ. 性… Ⅱ. 胡… Ⅲ. 性健康 Ⅳ. R167

中国版本图书馆 CIP 数据核字（2006）第 130727 号

书　　　名：性健康十五讲
著作责任者：胡佩诚　主编
责 任 编 辑：艾　英
标 准 书 号：ISBN 978-7-301-11242-7/G·1981
出 版 发 行：北京大学出版社
地　　　址：北京市海淀区成府路 205 号　　100871
网　　　址：http：//www. pup. cn　　电子信箱：pkuwsz@ 126. com
电　　　话：邮购部 62752015　发行部 62750672　出版部 62754962
　　　　　　编辑部 62756467
印 　刷　 者：三河市北燕印装有限公司
经 　销　 者：新华书店
　　　　　　650mm×980mm　16 开本　20.5 印张　380 千字
　　　　　　2009 年 10 月第 1 版　2021 年 3 月第 7 次印刷
定　　　价：40.00 元

《名家通识讲座书系》
编审委员会

《名家通识讲座书系》总序

本书系编审委员会

　　《名家通识讲座书系》是由北京大学发起，全国十多所重点大学和一些科研单位协作编写的一套大型多学科普及读物。全套书系计划出版 100 种，涵盖文、史、哲、艺术、社会科学、自然科学等各个主要学科领域，第一、二批近 50 种将在 2004 年内出齐。北京大学校长许智宏院士出任这套书系的编审委员会主任，北大中文系主任温儒敏教授任执行主编，来自全国一大批各学科领域的权威专家主持各书的撰写。到目前为止，这是同类普及性读物和教材中学科覆盖面最广、规模最大、编撰阵容最强的丛书之一。

　　本书系的定位是"通识"，是高品位的学科普及读物，能够满足社会上各类读者获取知识与提高素养的要求，同时也是配合高校推进素质教育而设计的讲座类书系，可以作为大学本科生通识课（通选课）的教材和课外读物。

　　素质教育正在成为当今大学教育和社会公民教育的趋势。为培养学生健全的人格，拓展与完善学生的知识结构，造就更多有创新潜能的复合型人才，目前全国许多大学都在调整课程，推行学分制改革，改变本科教学以往比较单纯的专业培养模式。多数大学的本科教学计划中，都已经规定和设计了通识课（通选课）的内容和学分比例，要求学生在完成本专业课程之外，选修一定比例的外专业课程，包括供全校选修的通识课（通选课）。但是，从调查的情况看，许多学校虽然在努力建设通识课，也还存在一些困难和问题：主要是缺少统一的规划，到底应当有哪些基本的通识课，可能通盘考虑不够；课程不正规，往往因人设课；课量不足，学生缺少选择的空间；更普遍的问题是，很少有真正适合通识课教学的教材，有时只好用专业课教材替代，影响了教学效果。一般来说，综合性大学这方面情况稍好，其他普通的大学,特别是理、工、医、农类学校因为相对缺少这方面的教学资源,加上很少有可供选择的教材,开设通识课的困难就更大。

这些年来,各地也陆续出版过一些面向素质教育的丛书或教材,但无论数量还是质量,都还远远不能满足需要。到底应当如何建设好通识课,使之能真正纳入正常的教学系统,并达到较好的教学效果? 这是许多学校师生普遍关心的问题。从 2000 年开始,由北大中文系主任温儒敏教授发起,联合了本校和一些兄弟院校的老师,经过广泛的调查,并征求许多院校通识课主讲教师的意见,提出要策划一套大型的多学科的青年普及读物,同时又是大学素质教育通识课系列教材。这项建议得到北京大学校长许智宏院士的支持,并由他牵头,组成了一个在学术界和教育界都有相当影响力的编审委员会,实际上也就是有效地联合了许多重点大学,协力同心来做成这套大型的书系。北京大学出版社历来以出版高质量的大学教科书闻名,由北大出版社承担这样一套多学科的大型书系的出版任务,也顺理成章。

编写出版这套书的目标是明确的,那就是:充分整合和利用全国各相关学科的教学资源,通过本书系的编写、出版和推广,将素质教育的理念贯彻到通识课知识体系和教学方式中,使这一类课程的学科搭配结构更合理,更正规,更具有系统性和开放性,从而也更方便全国各大学设计和安排这一类课程。

2001 年底,本书系的第一批课题确定。选题的确定,主要是考虑大学生素质教育和知识结构的需要,也参考了一些重点大学的相关课程安排。课题的酝酿和作者的聘请反复征求过各学科专家以及教育部各学科教学指导委员会的意见,并直接得到许多大学和科研机构的支持。第一批选题的作者当中,有一部分就是由各大学推荐的,他们已经在所属学校成功地开设过相关的通识课程。令人感动的是,虽然受聘的作者大都是各学科领域的顶尖学者,不少还是学科带头人,科研与教学工作本来就很忙,但多数作者还是非常乐于接受聘请,宁可先放下其他工作,也要挤时间保证这套书的完成。学者们如此关心和积极参与素质教育之大业,应当对他们表示崇高的敬意。

本书系的内容设计充分照顾到社会上一般青年读者的阅读选择,适合自学；同时又能满足大学通识课教学的需要。每一种书都有一定的知识系统，有相对独立的学科范围和专业性，但又不同于专业教科书，不是专业课的压缩或简化。重要的是能适合本专业之外的一般大学生和读者，深入浅出地传授相关学科的知识，扩展学术的胸襟和眼光，进而增进学生的人格素养。本书系每一种选题都在努力做到入乎其内，出乎其外，把学问真正做活了，并能加以普及，因此对这套书作者的要求很高。我们所邀请的大都是那些真正有学术建树，有良好的教学经验，又能将学问深入浅出地传达出来的重量级学者，是请"大家"来讲"通识"，所以命名为《名家通识讲座书系》。其意图就是精选名校名牌课程，实现大学教学资源共享，让更多的学子能够通过这套书，亲炙名家名师课堂。

本书系由不同的作者撰写，这些作者有不同的治学风格，但又都有共同的追求，既注意知识的相对稳定性，重点突出，通俗易懂，又能适当接触学科前沿，引发跨学科的思考和学习的兴趣。

本书系大都采用学术讲座的风格，有意保留讲课的口气和生动的文风，有"讲"的现场感，比较亲切、有趣。

本书系的拟想读者主要是青年，适合社会上一般读者作为提高文化素养的普及性读物；如果用作大学通识课教材，教员上课时可以参照其框架和基本内容，再加补充发挥；或者预先指定学生阅读某些章节，上课时组织学生讨论；也可以把本书系作为参考教材。

本书系每一本都是"十五讲"，主要是要求在较少的篇幅内讲清楚某一学科领域的通识，而选为教材，十五讲又正好讲一个学期，符合一般通识课的课时要求。同时这也有意形成一种系列出版物的鲜明特色，一个图书品牌。

我们希望这套书的出版既能满足社会上读者的需要，又能够有效地促进全国各大学的素质教育和通识课的建设，从而联合更多学界同仁，一起来努力营造一项宏大的文化教育工程。

本书主编：胡佩诚

本书撰稿：胡佩诚　迟春霞　吴　元
　　　　　石文惠　焦　岩　张　骞
　　　　　李　航　郭　昀

前　言

　　性，人类最神秘隐讳又最难以避免的话题，自古以来就使人们在渴望了解又羞于打探的平衡木上来回摇摆。性其实本来就是人类作为生物存在的一个基本属性的需要，不过随着社会的发展和进步披上了一层不易触碰的心理上的外衣而已。敢于直面并探讨这个问题的人，从来都是时代的勇士和先锋。不过在今天，随着社会的进一步发展，了解性的有关问题，已经是一个现代文明人的基本知识需要了。

　　我们的这本"十五讲"正是应这样的目的而出。本书汇聚了北京大学医学部的一些教师、医生和相关教育工作人员的心血，从性的解剖开始，逐章详细介绍了性健康的有关知识，既呈现了全球最新的相关研究成果，也探讨了性健康的传统教育思想及对待性的正确态度的问题。

　　全书约 30 万字，包括性健康概论、儿童期性健康、青春期性健康、青年期性健康、婚姻期性健康、老年期性健康、性生理反应、性心理障碍、自慰专题、同性恋专题、性病专题、性骚扰专题等章节，对人生不同时期的性健康知识进行了介绍，撩开性的神秘面纱，给读者带来对性的问题的全面认识和了解。书中还专门列举了异常的性生理和心理障碍的种种表现，试图解决读者朋友生活上的一些困惑；对一些社会高度敏感和关注的问题，也设了相应的专题。

　　全书总体上偏重于知识普及，深入浅出是我们坚持的原则之一。一些作者有着较为专业的知识背景，保证了书中所涉及的内容的科学性和准确性;同时本书不同于一般的医学类专业书籍,我们尽可能用容易理解的语言介绍医学方面的一些知识,达到雅俗共赏的目标,适合作为一般非专业读者朋友的知识普及读物。

本书作者分工如下:迟春霞负责第一讲全部与第六、七、十讲部分的撰写;吴元负责第二、十一讲全部与第三、七、十讲部分的撰写;石文惠负责第八讲全部和第三、六讲部分的撰写;焦岩负责第九、十三讲全部的撰写;张骞负责第五、九讲全部的撰写;李航负责第十四讲全部的撰写;郭昀负责第十五讲全部的撰写;胡佩诚负责第十二讲全部的撰写,并通审了全书各讲。本书中引用了高桂云等人的文稿的内容,在此一并感谢。

由于我们的水平所限,书中难免会出现一些不妥之处,望广大读者提出指正,以便进一步完善。

目 录

第一讲

性健康概论

性是人类与生俱来的本能,也是人类社会繁衍生息和建设发展的基础。正确认识性和性的作用,树立科学的性观念,对人生的发展会有很大帮助。随着人类文明的进步,人类对性健康的研究也迈出了新的步伐。尽管弗洛伊德的理论存在缺陷并受到后人的质疑和批评,但它仍旧是性健康领域一颗璀璨的明珠。两性性心理、性别角色以及性行为的相关知识是性健康的重要内容。

一 性——人类共同的话题

打开窗户说亮话：什么是性

性是我们生命的一个重要组成部分，我们每个人都是性的结果和产物。长期以来，受自然科学和人类文明发展程度的限制，人类对自身了解有限，在性的认知上，存在着把性归结为纯粹的"传宗接代"、"性肮脏"、"性耻辱"等错误的观念，这些无知和谬误的认识困扰着人类自身，甚至引发了许多令人扼腕叹息的人间悲剧。随着人类社会的进步和科学的发展，人们逐渐认识到：性不只是人类的一种本能和人类得以繁衍种族的基础，它至少有三重属性，即生物性、心理性和社会性。

1. 性的生物性

从本质上说，性是男女两性在生物学上的差异及由此引发的一系列性现象。性在生物学上的差异主要表现为男女两性第一、第二性征的差异，即生殖器官的不同、性激素的差异，以及由此产生的两性体态、声音的差异等一系列性现象。这些生物学上的差异，包括遗传学、内分泌学、解剖学和生理学上的差异。

2. 性的心理性

性别是指男女两性在生物学差别基础上的心理上的差异。主要表现为不同年龄阶段的性心理特征，以及成年后男女在气质、情感、性格、智能等方面的差异。性别差异心理学的研究表明，两性在智力的倾向性、情绪的表征性，以及兴趣的指向性等方面存在较大的差异。

3. 性的社会性

我们常说的性别角色，是一个社会学范畴的概念，指的是两性在社会生活中由于性别差异引发的角色差异。它是社会按照人们性别的差异而赋予人们的社会行为模式。"男耕女织"代表了中国传统社会"男主外，女主内"的性别角色要求。然而，随着社会生产力的发展和女性社会地位的提高，这种泾渭分明的性别角色界限日渐模糊,出现了两性角色"双性化"的趋势,即人们趋向于期望现代社会男女两性都能拥有传统两性角色所有的优良特质,如男性的刚强、女性的温柔等。

不能没有你:性的作用

如果没有性,人类就不复存在。性是人类的本能,其主要作用是繁衍后代、愉悦身心。

1. 生殖作用:保证种族延续

性在两个生命结合的过程中,产生了第三个新的生命。性是人类种族延续的桥梁和纽带。尽管"克隆技术"的出现减弱了性的作用,但性在人类繁衍过程中依然作用重大,担负着人类本身的再生产。恩格斯认为,物质资料的再生产靠工业和农业,人的再生产则依赖于种族的繁衍,即性。没有性,就没有人的再生产,物质资料的生产也就随之烟消云散。

2. 愉悦作用:益于身心健康

性是爱与本能性的和谐统一。性爱有明显的健康效应。黑格尔曾经说过:"爱情确实有一种高尚的品质,因为它不只停留在性欲上,而且显出一种本身丰富的高尚优美的心灵,要求以生动活泼、勇敢和牺牲的精神与另一个人达到统一。"健康的性生活能够满足人肉体和精神上的双重快乐,增进身体健康。有研究表明,性生活有锻炼身体的效应,性生活能增加吸氧量,增加雄激素的分泌,提高雌激素的分泌水平,有保护前列腺和清除阴道杂菌的作用;性生活还能降低胆固醇,缓解疼痛,提高人的免疫系统的抗病能力,减少皮肤病、心脏病和心肌梗死的发生,促进美容和减轻压力,使人保持年轻,并有助于男女双方的延年益寿。可见,正常而幸福的性生活符合自然发展规律,对人的身心健康有重要意义。

因为有了性,男女之间增添了许多精彩纷呈的难忘体会。也正是因为有了性,人类才得以繁衍至今,创造出灿烂的人类文明。但我们必须看到:性从来就是一把双刃剑。理性的性有利于促进人类的和谐发展,而放纵的性却能使人类坠入万丈深渊。因而,对性要理性认识、科学对待,切不可放纵张扬、肆意妄为。

二 性观念的演变

性观念是经过社会文化锻造的性心理,体现出特定社会文化对性问题的看法、态度。《中华性学辞典》对性观念的定义是:指对性的总的认识和看法,包括性生理、性心理、性道德、和性文化的各种观点,以及恋爱观、婚姻观、性别角色认同等。

如同制造和使用工具一样,性观念的形成也是人类告别动物界的重要标志之一。在人类发展的漫长历史中,产生了许多受不同的心理、文化制约的关于性的观念,如性感受、性道德等等。从性文化史角度来看,人类性观念经历了四次大的演变:

1. 蒙昧时期的性神秘与性崇拜

人类最初对性的认识由神秘发展为两个极端:一个极端是性崇拜。人类早期的生殖器崇拜、性交崇拜、生殖崇拜源于对性的神秘感,世界各民族发展史上曾经普遍存在这样的文化历史现象。这种性崇拜,不是淫荡或色情泛滥,它反映着人类自身的种族繁衍。相对于此的另一个极端是性禁忌。人类最重要、最古老的性禁忌就是乱伦禁忌,即禁止血亲之间的性交。乱伦禁忌是随着生态与社会环境的客观要求而不断变化的。

2. 农耕时期的生殖道德观

在农业社会,性活动必须由婚姻来支配和制约,生殖是一切性活动的唯一目的,违背婚姻和生殖目的的性活动都被判定为不道德,不被社会接纳、允许和宽恕。

这种生殖道德观一经产生,就具有强大的生命力,根植于人类文化的血脉之中,一直延续数千年,直至进入现代工业社会。

3. 禁欲与纵欲博弈期的性观念迷乱

人类在性压抑状态中走过了漫漫长路。在中国古代曾有过短暂的性观念相对开放的时期,但很快就被宋明理学家倡导的以禁欲主义为主体的性观念所替代,并延续至今。与此类似,西方曾有过性快乐主义的时代,但随着基督教的兴起,性快乐主义被斥为纵欲主义或淫荡世风,使西方性观念转向禁欲主义。

在20世纪60年代前,凡是受基督教或西方文明影响较大的地区与民族,都或多或少地接受了基督教式的禁欲主义性观念。这已经成为世界性的影响深远的性文化现象。

4. 西方性革命

17世纪以来西欧、北美建立的基督教新的性文化,尤其是19世纪的维多利亚时代风尚及其与传统性观念、性伦理的激烈对抗,标志着西方的性革命。在20世纪60年代的美国,性革命达到了登峰造极的地步,影响波及世界各地。

性革命带来的积极作用表现在:保障男女自由交往,尊重女性的性权利,打击并防范强奸和性骚扰,普及性知识,提倡避孕与优生,防治性病及性功能障碍,保障老年人、伤残人以及弱智人的性生活权益等等。但这场革命也带来了相当负面的效应。

5. 性健康的时代

20世纪80—90年代,人类曾经对艾滋病有过极度的恐惧,但是随着对艾滋病认识的不断深入,预防治疗技术的不断提高,恐惧感大为下降。进入21世纪以来,世界性学会的一个最响亮的口号就是提倡"性健康"。一系列相应的研究也迅速发展起来。

几种主要的性观念

人类对性本质的认识是一个渐进的发展过程,产生了各种不同的具有时代特征的性价值观念。对性本质的看法主要有以下几种:

1. 性本能论

在原始社会,人类过着"杂交"和"群交"的性生活,性交的目的只是人的自然欲望的满足,生育只是由此带来的不可避免的后果。"食色,性也"、"饮食男女,人之大欲"正是对人类性本能的肯定。性本能论的代表人物是奥地利著名的心理学家、精神科医生弗洛伊德。他认为人生的各个阶段都有各种性的需要,性本能是人类一切活动的动力之源,性本能的升华为人类文明的进步提供巨大的能源,如果性本能受到压抑则会导致人精神和心理疾病的发生。

弗洛伊德的性本能论在肯定了人类的性的自然属性的同时,却将对人类的性本质的研究局限于对人类的自然本质的研究,这是它的不足之处。

2. 性生育论

到了原始社会中后期,人类逐渐认识到了性交与生育的联系,提出了反对乱伦等限制人类性行为的要求。随着私有制的出现,特别是奴隶社会的到来,人们将性行为和私有财产联系了起来。为了确保家族资产被自己的嫡系子孙继承,妇女变成了私有财产的一部分,只有"有名分"的妇女繁衍的后代才有继承家族财产的权利。欧洲基督教要求人们部分取消性生活,以及中国"从一而终"的现象的出现,在一定程度上起到了限制性活动的范围和对象的作用。

性生育论肯定了性的社会作用,有利于社会稳定发展。但过于严格的性限制,压抑了人的创造力,甚至导致严重损害基本人权的严重后果。

3. 性情爱论

随着资本主义社会的发展,享乐主义冲破了封建的、"神学"的禁欲主义的束缚,性活动中的精神心理因素受到越来越多的关注。整个社会形成了性应该与情相统一,但不一定与婚姻相一致的观念。如文学家塑造的罗密欧与朱丽叶、安娜·卡列尼娜,以及《红与黑》中的于连等人物形象就是例子。随着人们对性、爱、婚姻的理性认识,性情爱论成为许多国家涉及性关系的法律基础和立法原则。

性情爱论主张性、爱和婚姻三者的统一,有利于提高人的生活质量和精神境界。但我们也必须看到:性、爱、婚姻三者的高度统一可能会带来高离婚率和单亲家庭等社会问题;低质量的性、爱、婚姻生活可能会导致人性的压抑、扭曲或婚外性关系的发生。

4. 性娱乐论

性娱乐论蕴含在上述三种观点中。在原始社会,人们把性交当做一种娱乐活动,并由此产生性舞蹈、性崇拜等。在原始社会末期,妇女被当做部落战争的战利品,成为胜利者性娱乐的工具。到了私有制社会,统治者为了维护社会稳定和强化私有制,逐渐把性娱乐控制在婚姻和生育活动中。随着社会生产力的高度发展和科学技术的进步,性的生育作用被淡化,逐渐被视作个人的私生活。人们逐渐认识到:人类大量的性行为是非生育行为;性行为既是一种生育行为,也是一种娱乐。

性娱乐论的优势在于对"人类心灵"的初步解放,在于把性自由交给个人自主决定,让性变成个人私生活。但它可能导致部分人成为性本能论者,把性行为降低到动物的层面。

5. 性自我实现论

这一理论是综合上述各种观点发展而成,其历史使命在于提高整个人类的综合素质和性生活质量。性自我实现论是整个人类的自我实现论的一个重要组成部分。它承认人的性本能,承认生育的必要性,承认情爱的高尚性,承认性娱乐的正当性,但是它要求人们把性行为提高到人的自我实现的高度来"谋划",从而完成性自我实现的历史使命,达到提高人的素质、促进人全面发展、提高人们性生活和整体生活质量的目的。

三 性科学的发展

什么是性健康?弗洛伊德、霭理士等并没有对性健康的概念给予过多的阐释,而是对一些主要问题提出了重要的原则和方法,重点帮助人们理解性心理的过程。我国部分学者对性健康的理解为:生殖器官的解剖结构正常无疾病,性生理功能、性心理功能正常,并有健康的性观念和性行为。对性健康概念的认识应从几个方面考虑:首先,性与心理学的关系。性不但是生理现象,而且还是复杂的心理现象。研究、探索人类"性冲动"中心理现象的发生和发展规律是性健康的重要内容。但这种研究、探索的深度受到人类社会的文明程度和生物科学发展水平的制约。其次,性健康研究的范围包括性生理学、性心理学、性社会学、性心理健康与治疗。再次,性心理的发展阶段和相关问题,包括成长过程中关于性心理发育和性意识形成中的性别认同,青年期过程中关于恋爱的心理问题,中年期过程中的更年期心理问题和性衰老带来的心理问题,以及老年期过程中的绝经与性功能障碍等问题。另外,在性健康发展过程中,个体受到生物性因素、心理性因素以及社会文化因素等不同程度的影响,因此,预防、研究性心理的发展是性健康研究的一个非常重要的课题。

人类性健康研究的历史发展

尽管人类对性的认识可以追溯到远古时代,但受自然科学、社会科学以及医学等的限制,人类对性健康的认识和研究走过了一段十分艰巨的路程。直到今天,性健康尚未形成一个完整的科学体系。其间,很多科学工作者面对亲人的误解、社会的嘲弄甚至牢狱之灾,勇敢地对性健康进行不懈的探索和研究,为性健康的发展作出了巨大的贡献。

1. 性科学的开端、"性学之父"与性心理学的创始人

1886 年,克拉夫特·埃宾(奥地利精神病学家)所著《性心理病》出版,对性变态进行了研究和分类,成为性健康的奠基性著作。1886 年因此被视为现代性科学的开端。

德国医学家布洛赫在 1906 年首创"性学"一词,著有《性学手册大全》等书。布洛赫最早将社会学的研究方法应用于性障碍的研究,为性教育做出了不懈的努力,因而被称为"性学之父"。

英国医学家霭理士从 1896 年到 1928 年先后出版了巨著《性心理学研究》七大卷,收集了数百个性研究的实例,对正常人的性心理现象进行了大量研究和描述,是最早系统收集这方面材料的研究者。霭理士被公认为性心理学的创始人。

2. 性心理学研究的三个发展阶段及其代表人物

第一个发展阶段是性心理学研究阶段,代表人物是奥地利心理学家弗

洛伊德。弗洛伊德的《性学三论》(性变态、幼儿性欲、青春期的改变)阐述了性心理在人类心理活动中的重要影响作用及其活动规律,论证了性动力对潜意识形成的决定性作用,提出了性是人类一切活动的原动力的观点。弗洛伊德的研究促使人类对性有了较为开明的态度,也使得性科学得到了更大程度的认可。但是,弗洛伊德的"泛性论",即性是人类一些活动的原动力的观点,不符合客观实际,遭到了普遍的反对。

第二个发展阶段是性行为的描述阶段,代表人物是美国生物学家金赛。20世纪40年代前后,金赛和他的助手用了十年时间,对不同肤色、不同年龄、不同职业、不同文化和不同地区的人的性行为进行了长期而广泛的调查,被调查者人数达1.7万。在此基础上出版的《人类男性性行为》(1948)和《人类女性性行为》(1953),对正常人的性生理反应及性行为现象进行了大量研究和描述,开创了性科学的社会学研究方法,为性科学奠定了一定的基础。然而,由于两部论著的结论完全依赖于被调查者的描述,缺乏实验研究的证据,其反映现实的客观程度受到质疑。

第三个发展阶段是性反应的实验研究阶段,代表人物是美国妇产科专家马斯特斯和心理学家约翰逊这一对夫妇。在十一年时间里,经过大量实验室观察,采用多种现代化的实验技术,全面记录了382个女人和312个男人在性兴奋期间的生理变化。1966年出版《人类性反应》,提出了人类性反应的四阶段分期法,第一次详尽描述了在整个性反应过程中各个阶段男女生理指标的变化。在此基础上,马斯特斯夫妇又开始对性治疗进行研究和探索,创立了一些卓有成效的治疗方法,如他们对男性早泄的治疗的成功率非常高。由于他们对性心理学发展做出了重大贡献,所以成为现代性医学的真正奠基者和当代性科学的权威。正是有了他们的贡献,使得人们对性问题有了深入的了解,同时确立了性科学的地位。

性科学的本土化研究

在中华民族几千年的文明史上,"性"一直是一个敏感的话题、一个讳莫如深的概念。长期的禁忌和神秘化,使得中国对性的研究走过了一个漫长而又迟缓的过程。

中国考古界发现的在腹下标有"△"——女性生殖器记号的陶制裸体孕妇塑像,说明了远古时期人类对女性及其生殖器的崇拜。后人在古籍中发现了许多记载了比较丰富的性活动的祭祀资料。古籍中除了记载祭祀媒神女娲的性交活动,也记载了祭祀天地山川祈年求雨时的性活动。如在《高唐赋》中就记载了宋玉对楚襄王讲述其父楚怀王与巫山女性活动之事。史料证明,男女交合是远古诸多祭祀中不可缺少的内容之一。

可见,中国性的研究可以追溯到远古时代。然而,对于性研究成果的总结,却始于黄帝时期。到了黄帝时期,出现了研究男性科学的天老、容城等人所著的《阴道》和玄女、素女所著的《玄女经》、《素女经》,分别侧重记载了男人和女人在性活动中的经验和体会。

立足于中国文化土壤中的儒家性观念,作为封建统治阶级倡导和实施的意识形态,在承认人的自然属性的同时强调人的社会属性,对中国两千年的性文化产生了深远的影响。"男女有别,授受不亲"是相当长的一段时间内男女两性交往的一个准则,在维护统治阶级统治需要的同时,遏制了人类的性意识和性活动。中国古代对性的研究更多的是医学领域的探索,如唐代孙思邈的《千金方》、明初朱棣主编的《普济方》、陈司成的《毒疮秘录》,以及1982年吴阶平等编译的《性医学》等强调的都是性保健和性病治疗。

1941年潘光旦先生译注的《性心理学》(霭理士原著)可以说撕开了遮盖在性心理学研究天空的黑幕,成为近代中国性心理学的一个重要里程碑。此外,上海大学社会学教授刘达临致力于性学研究,并于1985建立了我国第一个性文化博物馆。1994年成立的中国性学会标志着我国的性学研究和群众性的性健康教育已经迈入一个新的阶段。

目前,许多有志之士正积极致力于性心理和性行为的理论研究和实践探索,开展性教育和性心理咨询,加强性道德和性心理卫生的宣传工作,开展性功能障碍、性变态的矫治和性犯罪的预防。我们相信,中国本土化的性健康研究必将呈现新的局面。

四　性心理的发展特征

弗洛伊德的性心理发展阶段理论————一个备受争议但不朽的理论

弗洛伊德早期认为人类有两大基本本能：1. 性（欲）本能；2. 自体生存本能，包括饮食本能、避险求安本能等，但从某种角度看，后者仍是为了繁殖后代而存在的。所以从生物学种族生存的长链看，性本能始终居于核心环节。后来他修改了原来的观点，认为人类的两大基本本能为：1. 爱及生存本能，包括性欲本能与自体生存本能；2. 攻击与破坏本能。

弗洛伊德提出：各种原始本能的大本营居于本我，本我又是各种本能活动能量的源泉。他将性欲本能的能量叫做力比多，力比多可以根据个体的情况进行贯注、活动或转移。弗洛伊德认为爱及生存本能与攻击和破坏本能虽然是对立的，但二者既可以相互转化（如爱转化为恨），又可以结合在一起。当性欲本能与攻击本能结合后，如指向外界的性对象时则形成性虐待，如转而指向自身时则形成性受虐心理变态。

弗洛伊德根据力比多的投注和转移，将个体出生后至性成熟的性心理发展划分为以下几个阶段，以下的理论阐述是弗洛伊德的代表性观点，是否能用现代科学完全证实，还是一个备受争议的问题。

1. 口欲期（0—1岁）

这个阶段力比多贯注于口唇、口腔活动，婴儿从吮吸母乳中获得必要的营养的同时，也获得极大快感。婴儿吃饱奶后的甜蜜入睡，与成人性交获得性高潮后的入睡状态相似。婴儿不仅从吮吸乳汁中获得快感，并且对其他口唇、口腔活动也极感兴趣，他们经常从吹泡泡、咯咯发声、咀嚼东西等活动中取乐，还喜欢吮吸手指、把手头能拿到的东西放在嘴里。弗洛伊德认为在幼婴期性欲的表现主要是追求躯体方面所产生的快感，并无成人的性意识与交媾意愿，他称之为"自体性欲满足"。婴儿在口欲期的上述行为，是其追求自体性欲满足的表现，即口欲满足，意义在于建立母婴关系，获得安全感、信任及自信。

精神分析学认为,母乳喂养不仅为婴儿提供最佳营养,而且对婴儿的母爱需要与口欲的满足而言也是不可缺少的,是婴儿心理的健康发育所必需的。哺乳期的断奶一般以出生后 10—12 个月为宜,过早或过迟都可能对婴儿的心理产生不良影响。在断奶问题上有三种偏差:(1)断奶过早使婴儿口欲不足,可能成为儿童贪食症与异食癖的心理根源,也可能成为成年后贪食、嗜饮(酒)与吸烟癖的心理根源。(2)断奶过迟或给婴儿长时间塞吸奶嘴,使其口欲过度满足,可能成为幼儿与青少年神经性厌食与神经性呕吐的心理根源。(3)突然断奶是对婴儿口欲的突然剥夺,可能成为儿童与成人的"口欲攻击",包括习惯性咬人、咬坏东西与口头攻击或习惯性秽语等的心理根源。

2. 肛欲期(1—3 岁)

这一阶段力比多下移贯注于肛门、直肠区的活动,是训练幼儿大小便习惯的时期。幼儿可从排便与控制大便潴留中获得快感,即肛欲满足。幼儿很感兴趣并时常玩弄自己排出的粪便。如果在这个时期受到心理挫折,或在后来性心理发展过程中(直至成年)遭遇心理挫折,皆可能退行并固着于肛欲期。受挫者可能表现出以过分认真地守秩序、爱清洁、吝啬、节俭、爱钱,固执、不灵活和报复性强等为特征的"肛门性格"。临床上所见到的恋粪癖、灌肠癖、喜欢接受肛门性交的男被动同性恋者皆属于力比多固着于肛欲期的表现。

3. 性蕾(俄狄浦斯)期(3—6、7 岁)

这一阶段力比多转移贯注于幼儿尚未发育的生殖器(阴茎或阴蒂),他们通过玩弄阴茎或刺激阴蒂(如夹腿摩擦或触碰椅脚)而获得快感。幼儿期这种行为与成人手淫性质不同,因为他们既无成人的性意识与性交意愿,也无成人的性生理反应(如射精),不过是一种性游戏而已,因此不应进行过于严苛的责备,否则易因此造成心灵创伤,可能对性产生罪恶或恐惧感,导致成年后性功能障碍。一般通过适当的教育或转移孩子们的兴趣,即可消除此类行为。

弗洛伊德认为,性蕾期早期力比多主要贯注于自体的各部位获得肉体快感,称为"自体性欲满足"或"原始性自恋"。在此之后,儿童的力比多转移贯注于外界对象,他"恋"的目标首先是家庭内的异性亲长。弗洛伊德称之为俄狄浦斯情结,又名子恋母(仇父)情结。该名称源自著名希腊悲剧《俄狄浦斯王》的故事:俄狄浦斯原是底比斯国王与年轻皇后柔卡斯塔的儿子,他出生后国王获得神谕,说王子长大后会弑父娶母,因此国王命人将其抛弃于山野。王子被牧羊者救去,并献给无子的邻国国王。该国国王视其如己生,抚养成人,并准备将王位传给他。俄狄浦斯在受命前又获神谕,内容同前,因此他在惶恐中出逃,途中偶遇其生父,发生冲突,在互不相识情况下将之杀死。后来又除掉底比斯境内的恶魔,被底比斯人民拥戴为新国王,娶其生母为妻,生下二女。后来底比斯连遭天灾,俄狄浦斯调查后发现弑父娶母的神谕已在自己身上成为现实。王后在羞愤中自杀,俄狄浦斯则自感罪恶深重,自残双目后携两女流亡他乡。

弗洛伊德将"子恋母情结"命名为俄狄浦斯情结,并将"女恋父"情结命名为"伊莱克拉特情结",亦称"女俄狄浦斯情结"。他认为在儿童性心理发展过程中,这种情结是普遍存在的。如果被压抑于潜意识内,以后不但可表现为乱伦,而且还可能成为各类精神疾病(包括神经症、精神分裂症与内源性抑郁症)的心理根源。中国学者认为,反向的俄狄浦斯情结(即"母恋子情结"或称"柔卡斯塔情结")是导致婆媳不和的心理根源之一。婆婆潜意识中要独占儿子的爱,是导致"孔雀东南飞"这类悲剧的主要原因。

4. 潜伏期(约 6、7 至 11、12 岁)

在此阶段,儿童解决了俄狄浦斯情结后,性心理比较平静,没有前三个时期复杂、激烈的矛盾冲突。但有的学者认为可能出现一种类似"同性恋"的现象:男孩喜欢与男孩做伴,从事某些比较剧烈与冒险的游戏,如模仿战士战斗等;而女孩则喜欢与其他女孩从事跳舞、跳橡皮筋、过家家等温和的游戏。虽然这种"假性同性恋"不具有成人的性意识与欲念,但是在今后性心理发展遇到挫折时,心理退行到该阶段也可能构成同性恋心理根源的组成部分。

5. 青春期及以后阶段

青春期一般始于 11—13 岁,其生理标志为男子梦遗或手淫,女子则为月经初潮。由于躯体、内分泌系统的迅猛发展,第二性征也日益明显。青春期男女的躯体日趋发育成熟,逐步建立起与家庭以外的亲密客体关系,逐步完成与社会文化价值观的同化及适应,最终形成人格。此时青少年的性心理也有迅猛的发展,青少年对异性感到吸引,产生朦胧与不甚明确的情意。这就是异性恋的开始。但此时他们还缺乏社会经验,理智发展不足,此时虽然他们的性器官逐渐发育成熟,但整体心理水平还较幼稚,意志亦较薄弱,易受外界不良诱惑而导致性罪错,因此被视为"青春期危机"。

弗洛伊德认为,性心理成熟的标志,是力比多集中于与异性性器的结合,此阶段称为"性器欲期"或"生殖欲期",此之前则称为"前生殖欲期"。

尽管弗洛伊德的理论由他所虚构的精神机制推论得来,并因其生物本能论和"唯性欲主义"受到后人的猛烈抨击,但后人对性心理的认识和研究正是基于他的理论,没有人能否定弗洛伊德在心理学界的不朽地位和作用。

五　性角色的探究

性别角色是个体在不同的遗传生理素质的基础上,通过社会化过程,逐步形成的具有一定的心理特点和行为模式,并能够适应一定社会文化、参与社会生活、履行一定社会角色要求的社会人。不同的民族和文化、不同的时代和社会,会产生不同的男女性别角色的行为模式。

性别角色的发展与形成

在一个特定的社会中,性别角色有其相应的一套行为规范,它是该社会对特定个体的角色期望。在性别角色社会化的过程中,个体逐渐习得相应的性别角色行为规范并将其内化,最终表现出性别角色规范行为,即按照适合自己性别规范的行为方式来认识问题、处理问题,并用这一套行为方式来期望和评价他人。

个体的性别角色经历是一个社会化的过程。个体社会化要求社会对新生婴儿按性别进行养育。怀孕期间，准父母常常会推测胎儿的性别，对不同性别的孩子赋予不同的期望。当某一个个体被划分为一定的性别角色，便规定了他社会化的方向。婴儿出生以后，父母通过衣着打扮、房间布置、取名等活动，把男女婴儿区分开来。两三岁的幼儿，通过观察父母不同的服装和行为，对男性和女性的外表和性别角色开始有所认识。学龄前儿童的父母和长辈给不同性别的子女购买不同的服装和玩具，对男孩的顽皮和淘气采取理解、容忍的态度，而对女孩的安静文雅则予以认可和称赞。在父母的引导下，在游戏过程中，儿童增强了性别角色的意识，其行为逐渐向相应的性别角色转化。入学以后，图书和电视对儿童性别角色的意识将进一步发挥影响。在儿童的动画世界里，英雄几乎都是男性，是强者；女性往往是乖巧善良、需要别人保护的弱者。青春期男女区别更明显，恰当的性别角色表现比儿童期更为重要。随着年龄的增长，个体开始接受社会对不同性别个体的角色要求，逐步承担起社会心理和行为规范所要求的不同角色。

在生产力低下的社会形态里，男女分工明显，形成了泾渭分明的性别角色，并得以延续和发展至今。在原始社会，男性狩猎作战，女性采集和养育子女。在农业社会，则过着男耕女织的生活。在封建社会，人们广为称道的是"男主外，女主内"的行为模式，即男人要闯荡天下、志在四方，女人受到礼教的约束，活动大多限制在家庭内，要相夫教子，做贤妻良母。资本主义社会的女性逐渐抛头露面，开始参与较多的社会活动。但性别角色的传统观念仍然是男性应豪放粗犷、敢于竞争，有事业心、进取心和独立性，即具有"男性气质"；女性则应富同情心和敏感性，善于理家和哺育子女，温柔体贴、文雅娴静，即具有"女性气质"。

随着人类物质文明、精神文明和政治文明的发展，人们在社会中的作用和地位对性别的要求越来越不明显，逐渐出现了两性性格特征整合的现象，"双性化"的概念和现象逐渐被人们接受、认可。一些传统由男人独占鳌头的领域，如军人、特警、宇航员、足球运动员等职业，已经有女性涉足。相应地，如保育员、幼儿教师、护理工作等职业，也有越来越多的男人加入。

　　研究表明,男女两性对于典型的男性和女性特质的认同度较高。男性的肯定特质是:攻击性与独立性强;情绪稳定而不外露;不易受外界影响;临危不惧;具有积极性与竞争性;直率;知识广博;情感不易受伤害;果断;从不哭闹;自信;有领导欲望;大度;抱负宏大;理智,等等。女性的肯定特质是:做事得体;温柔并善于表达温柔;对别人的感情十分敏感;爱打扮;爱整洁;文静;强烈的安全需要;喜爱艺术与文学,等等。另一项研究显示:男性最不应该具有的特征是斤斤计较、目光短浅、欺软怕硬、优柔寡断、自卑;女性最不应该具有的特征是见钱眼开、依赖性强、斤斤计较、自卑、挥霍。

　　在传统的观念里,男人和女人都有自己鲜明的性别角色。凡其行为模式与所期望的性别角色一致,便会受到社会的接纳和赞许;若被别人冠以"男不男,女不女"的帽子,那么一定会遭到周围人群的另眼相看、冷讽热嘲或排斥。

　　在现实生活中,对不同性别角色而言,许多行为是两性共有的,只有少数行为具有特异性。只有少数人表现出纯粹的男性或女性行为特征,大多数人都或多或少有一些异性特征。心理学家桑德拉·贝姆通过研究发现,性别角色双性化的人在性别角色心理特征上,往往兼具男性气质和女性气质两个方面的优势。在另一项研究中发现,过于单一性别角色化的男孩、女孩,不仅智力、体力和性格的发展较为片面,而且智商和情商都比较低,表现为:综合学习成绩不理想,特别是缺乏想象力和创造力,遇到问题要么不知所措,要么一意孤行,难以灵活自如地应付环境。相反那些性别角色双性化的男孩、女孩,却大多智力、体力和性格和谐发展,文理科成绩均较好,往往与老师和同学相处融洽友好。追踪研究表明,成年后兼有"两性之长"的个体在竞争激烈的社会生活里更多地占据优势地位。但是,有中国学者通过研究提出了中国文化是"女性文化和反思文化"的假设,即在中国文化中,女性文化性别角色的个体心理社会适应水平最高,而且只要男性化分数较高,其社会心理适应水平一定偏低。

六 性行为的剖析

有些人认为性行为仅是两性性器官的结合,这是一种狭隘的观点。性行为并不只意味着性交,观看异性的容姿、裸体、接吻、手淫、阅读色情小说、观看色情表演等等,都是道道地地的性行为。性行为通常包括以下几种:

1. 目的性性行为,这就是性交。性交是性行为的直接目的和最高体现。一般说来,人们在性交以后,就满足了性的需求。

2. 过程性性行为,这是性交前的准备行为。如接吻、爱抚等,这些动作的目的是为了激发性欲,实行性交。性交后还要通过这样一些动作,使性欲逐渐消退,这也属于过程性性行为。

3. 边缘性性行为。它的目的仅仅是为了表示爱慕,或者是爱慕之心的自然流露,而不是为了性交。边缘性性行为有时很隐晦,例如表现为眉目传情,表现为一个眼神、一丝微笑,这眼神、这微笑有时只有两个人有所感觉、心领神会,其他人是无从得知的。"君家住何处?妾家住横塘。停舟暂相问,或恐是同乡",表面上是很一般的诗句,但是意在言外,流露出女子对男子的绵绵情意,这也是边缘性性行为。至于拥抱、亲吻,是过程性性行为还是边缘性性行为,要视其目的区别对待。当然,如某些西方国家,把拥抱、亲吻作为一般见面的礼仪,那就同性行为完全无关了。

那么,这三种性行为之间有着怎样的关系呢?过程性性行为是目的性性行为的必要准备,它和目的性性行为密切相关,夫妻性生活是否和谐,过程性性行为是否得当至关重要。目的性性行为是过程性性行为的延伸和发展。目的性性行为时间很短促,所以不仅在这以前要有过程性性行为作准备来激发性行为,而且在这以后还要以过程性性行为作为辅助与补充。人的目的性性行为必须和过程性性行为结合在一起,这就是人类性行为与动物性行为的区别之处。至于边缘性性行为,那更是一种文化现象,和人们的文化素质和精神状态分不开,所以边缘性性行为要掌握火候、张弛有度,该含蓄时含蓄些,该热烈时则热烈些,这是边缘性性行为和目的性性行为、过程性性行为有很大不同的地方。

人类性行为的唤起与反应

在非人类的动物中,性行为在很大程度上是由先天的生物因素(性激素)决定的,其主要动机就是繁殖后代。性激素的分泌对某些动物性行为的调控起到了非常重要的作用,但对人类性行为却作用甚微。对人类而言,雌激素对控制女性排卵和月经周期起到了重要的作用,雄性激素对男性性唤起和性能力非常重要,但男人在正常范围内激素水平的个体差异与性生活的次数、质量和性能力并无关联。

美国妇产科专家马斯特斯和心理学家约翰逊夫妇借助现代化的实验技术,通过在实验条件下直接观察和记录进行中的人类性行为所产生的生理改变,探索了性以及个体是如何反应和进行性行为的。他们从研究中得出了四个最重要的结论:(1)男女两性有相似的性反应形式;(2)尽管性反应周期的时相在两性中是相似的,但女性变化更多且往往反应更慢,而保持性唤醒的时间更长;(3)在相同的时间里,许多女性能有多次的性高潮,而男性却很少如此;(4)阴茎的大小一般与性能力无关。

通过研究,他们将人类的性反应周期分为四个阶段:兴奋期、平台期、高潮期和消退期,各个阶段分别有不同的生理表现。(1)在兴奋期,盆腔区域血管扩张、血流增加。阴茎会变大挺立,阴蒂会膨胀;睾丸和阴道会出现充血;身体产生潮红或性反应的红晕。(2)在平台期,心跳、呼吸和血压都有快速的增加,全身的性腺分泌以及有意识和无意识的肌肉紧张也快速增加。阴道润滑增强,乳房膨胀。(3)在高潮期,两性都在性紧张的释放中得到一种强烈的快感。性高潮时,生殖器官区域会发生周期约 0.8 秒的有节奏的收缩,这是性高潮的标志。此时,男性和女性的呼吸和血压都达到了一个很高的水平,心率加倍。颤动的收缩导致男性的射精。(4)在消退期,血压渐低,心率渐缓,呼吸渐平稳,身体逐渐恢复到兴奋前的正常状态。多数男性在一次性高潮后会进入一个绝对不应期(持续时间为几分钟到几小时),而许多女性会处于持续唤起的状态,能够非常快速而连续地获得多次高潮。

性规范——人与动物的区别

性规范是人类从社会中习得的性反应的内容,包括这样一些规定:该做什么;做的时间地点和方式;和谁做;为什么这样做等。一个人的性规范不仅包括从他(她)自身的角度出发哪些情节是合适的,还包括他(她)对性伙伴的期待。无规范的性行为,会消耗人们本可以用于创造生产力的精力,会侵害人的身心健康,破坏家庭和谐和社会稳定,使人类性行为无异于动物性行为。因此,尽管在具体内容、严格程度、人性化程度上存在差异,不同的社会都对性行为有所规范和制约。

人类性行为的标准

人类性行为规范,一般建立在四个主要标准之上:

(1)统计学标准。如某种性行为的普遍程度和发生频率。当然不普遍的性行为也不一定就是不科学的,但这是一种约定俗成的认可,也是一种性文化的表现。

(2)医学标准。如某种性行为是否健康。从这方面说,性混乱危害人的身心健康,是性病、艾滋病蔓延的主要渠道。无度的性行为和经期性交都是伤害身体的。

(3)道德标准。即是否符合社会道德,如人的羞耻感、自尊心以及是否侵害别人的权益、破坏别人的家庭、影响社会的稳定等等。

(4)法律标准。即是否符合国家的法律法规,如早婚(比国家规定结婚的年龄小)就是不合法的。再如,与幼女发生性行为(小于 14 岁)、乱伦、强奸、轮奸等都是违反国家法律的。

在现实的多元化社会中,对性行为的规范面临很多的困难。如对统计均值的部分曲解源自无知,而有些曲解却是故意的。人们有关性的医学判断经常缺少科学依据,认为手淫危害健康就是一个例子;有的时候,道德标准受传统和当权者的好恶左右;载入法典的法规和法令可能是模棱两可的健康宣言和道德结论等等。

人类性行为的羞耻感和自尊心

人类社会形成的性行为规范,进入社会成员的内心后,就成了自制力的源泉。大多数人避免进行社会禁止的性行为,并不是源于统计数字的含义,也不是因为对疾病和法律的恐惧,而仅仅是他们感到那样做会使自己感到耻辱、罪恶,丧失自尊或声誉扫地。道德对性行为的指导和控制作用基于个体在社会化过程中的经验或习得。

罪恶感是一种在童年阶段发展起来的心理机制。在不同程度上,我们都建立了对违背心目中正统的道德箴言会感到罪恶的特定能力。罪恶感使人质疑自身的完美和价值,令人痛苦。程度较轻的罪恶感只是对良心的轻轻扣击,严重的罪恶感会导致一些人产生自戕行为甚至走向毁灭。

羞耻感就是一种与罪恶感相关联的情感。羞耻感是指在重要人物眼里或公共舆论面前困窘不堪或觉得颜面无存的情绪感受。性问题造成的羞耻感有两种形式:一种与身体的表现有关,如身体被异性窥视、生殖器的暴露或是其他引起同样羞耻感的行为。另一种情形是,当羞耻感是由受责备的不当性行为引起时,它更像是罪恶感。

罪恶感和羞耻感常常在不当性行为发生后产生。但它们也可能在性行为发生前发挥作用,有效扼杀违禁的性愿望,阻止不道德性行为和性犯罪的发生。

自尊心是人特有的心理需求,面对违禁性行为,一个没有罪恶感和羞耻感的人是没有自尊心的,往往被看做一个会直立行走的动物而已。

维护人的羞耻感和自尊心是性道德的核心。

从约会强暴看男女两性的性规范冲突

约会强暴是指个体被熟人强迫进行性行为的情况。在一项以大学生为对象的研究中,341 名女生向研究者提供了关于她们遭受性侵犯的信息:大约 78%的女生曾经是某种形式的性侵犯的受害者;大约 15%的女生经历过一次约会强暴。

约会强暴的研究揭示,就象征性抵抗而言,很少有女性报告说有象征性抵抗,但大约有 60％的男人说他们至少经历过一次象征性抵抗。在谁应对约会强暴负责这个问题上,男生往往会责怪那些受害者,而女生很少这样。研究指出,男人相信象征性抵抗并不表示女人真正痛苦而只是性游戏的一部分。对男人而言,重要的是要了解女人很少报告说她们要玩这种男人心目中的性游戏,抵抗是真正存在的。

第二讲

儿童期的性健康

儿童心理的发展
儿童性身份的形成
儿童性欲的特点

人们生来就具有性的差别和性的要求,并且保持终生。但是,在一般人看来,人的性心理只是到了青春期以后,伴随性生理的成熟才逐渐产生。在儿童期,尤其是婴幼期,根本不存在性问题,性心理更无从谈起了。事实上,人生伊始就有性生理现象出现。所以,婴幼儿期也就相应存在着性心理问题,只是表现形式和认识程度不一样。儿童期的性心理特点鲜明,并且与一般心理过程和个性的形成及发展密切相关。伴随着儿童的感知觉、注意、记忆、思维、情绪情感以及自我意识的发展,儿童有了对自身性别身份的认识和性别角色的发展,这种认识的形成过程及其准确性对孩子日后的个性发展影响极其深远。

一　儿童心理的发展

儿童的心理是在生活环境中不断接受外界刺激和大脑皮质分析综合机能逐渐完善的基础上发展起来的。按照儿童心理发展的一般特点,我国将儿童的心理发展分为婴儿期(0—1岁),幼儿期(1—6,7岁),童年期(6,7—11,12岁)。儿童从出生后的第一年开始,感觉便有相当程度的发展,知觉逐渐产生,并且有初步识记能力和智力活动,情绪反应也开始发展起来。并且随着年龄的增加,不同时期呈现出鲜明的心理年龄特点。

感知觉的发展

感知觉是认识事物的感性阶段,是对客观事物的直接反映。

1. 婴儿期

婴儿的感知觉多半是在摆弄玩具以及使用其他物体的过程中形成和发展的。随着孩子出生后视觉、听觉、嗅觉、触觉等迅速发展,他们会对出现在自己面前的新鲜的玩具表现出极大的兴趣。他们会积极地去触及并摆弄它们,在摆弄和使用各种物体的过程中,逐渐区分出物体的各个部分,熟悉物体的各种属性。在把出现在眼前的事物的各种属性都加以感知后,形成对该事物的整体认识。大约1岁时,婴儿开始认识到事物的永久性,建立知觉的恒常性。婴儿知觉的目的性较差,不能使自己的知觉服从于既定的目的和任务,常凭兴趣而异。例如,2—3岁的婴儿,冬天看到遍地积雪,他当然知道雪是冰凉的,但却偏要兴高采烈地扒雪玩,似乎忘记了雪是凉的。

2. 幼儿期

幼儿在个体发育过程中,其感知觉迅速地发展。幼儿初期各种分析器的结构与机能已发展到了相当成熟的程度,为感觉和知觉的进一步发展准备了自然物质基础。在生活条件和教育影响下,幼儿通过积极从事各种活动,提高了各种分析器的分析综合能力,因而促进了感觉和知觉的发展。其特点表现在:幼儿的感觉和知觉在活动中发展;经验在幼儿知觉过程中的作用不断增大;词在幼儿感觉和知觉发展中的作用日益增强;知觉的目的性逐渐加强。

3. 童年期

儿童的视敏度和听敏度都随着年龄的增大而提高,语言听觉接近成人。由于手的操作越来越多,孩子的运动觉、精确度和灵巧性也进入一个新的阶段。儿童的空间知觉有了更新的发展,不仅可以根据自己的位置正确判断与各种物体之间的空间关系,而且能判断面对自己的人的左右关系。时间知觉也在发展,8岁的儿童就已经可以使用时间来感知时间。对短时间的知觉也随着年龄的增长而逐渐趋于准确。儿童的观察水平也有提高,从感知事物的表面特征到感知本质特征,从笼统模糊的知觉到较精确的知觉,从缺乏系统性的知觉到有目的、有顺序的整体知觉都是在这一时期发展完善的。

注意和记忆的发展

1. 婴儿期

婴儿的注意多半是无意的,在生活中随着活动能力的增强、范围的扩大,从周围接触到的新奇的、有趣的事物都会吸引他们注意,注意力也逐渐趋于稳定。如可以专心地摆弄新带给他们的玩具,专心地看姐姐的舞蹈表演,或专心地看电视节目。但是这带有随意性,注意集中的时间也较短。

婴儿有的是初步的记忆,短时记忆已经初步形成,并且逐渐可以分出熟悉的人和陌生的人。但此时的记忆终归还是一种无意识的不随意活动。

2. 幼儿期

幼儿在这段时间内,一方面无意注意高度发展;一方面有意注意能力开始形成。由于活动的领域进一步扩大,幼儿从周围接触到的新鲜事物日益增多,还从许多活动中发现很感兴趣的事物,它们以其本身的新奇性和趣味性深深地吸引着幼儿不自觉地对之加以注意,这使幼儿的无意注意达到了高度的发展。同时,在生活实践中及幼儿园老师的培养和教育下,有意注意开始逐渐形成。到学龄前,儿童已能自己设定目的任务,并自觉控制自己的注意力,去完成目的任务,初步形成有意注意能力,为入学做好充分的准备。

幼儿此时的记忆主要为无意识的记忆。记忆的时间进一步延长,2岁以后出现再现的能力,母亲的离开会导致幼儿伤心地哭泣,因为母亲的形象在头脑中形成,他们对母亲不在身边的事实不能接受。对于大人们提出的一些简单要求,孩子基本能够按照要求去完成。

3. 童年期

此时期无意注意仍起主要作用,有意注意有更大的发展。有意注意由被动变为主动,注意的内容由具体直观发展到抽象概括。注意的集中性、稳定性等也逐步提高,在正确的指导下,孩子可以学会系统地、全面地深入观察问题,为进一步获得良好的学习效果做好准备。

在幼儿期的基础上,记忆迅速发展,有意记忆逐渐成为主要的记忆方式,意义记忆上升到重要地位,机械记忆略有减少,词的抽象记忆发展迅速,与具体记忆共同起作用。

思维的发展

婴儿期思维最基本的特征是对事物认识的间接性和概括性。婴儿在解决问题的活动中已具有这两方面的特征。如球滚到床下,他会用小棍棒拨;东西放在高处,他会站上去拿;他们把各式各样的鞋都叫"鞋鞋",把各种东西都叫"玩玩"等。可见婴儿已经产生思维了。但这时的思维,仅是人的思维的低级形式,具有两个明显的特征:第一,直觉行动性。即婴儿进行思维时,是跟对物体的感知和其自身的行动分不开的,思维是在行动中进行的,他们不会想好了再行动,只是在行动中思考。第二,简单概括性。即对一类事物的概括性认识,只局限于他生活现实中所能接触到的熟悉的同类事物,因此概括的范围非常狭窄。同时,他的概括一般都是根据事物的外部特征,而不是事物的本质属性。

幼儿生活范围扩大,见闻日广,知识经验更加丰富,言语能力水平提高,这些使他们的思维有了新的发展。这一时期的幼儿思维已由婴儿期的直觉行动思维发展到具体形象思维了。其思维特征表现在：自我为中心，即幼儿还不能设想他人所处的情境，对事物唯一的看法就是他自己的看法；刻板性，即幼儿的注意力容易集中于情境的某一方面，而忽视了其他方面的重要性，结果产生不合逻辑的推理；不可逆性，即对时间的理解只能顺推下去，不易逆转回来；转导推理，即他们从一个特定的事物推论到另一个特定的事物，从不考虑一般；相对具体性，即幼儿依赖表象进行思维，是形象思维，还做不到进行抽象思维。

童年期的孩子一方面随着生活环境的进一步扩大，一方面由于学校科学的教育方法，在不断的学习和摸索中，思维得到很大的发展；但是这一时期还处在一个发展阶段和过渡阶段，思维活动仍存在自觉性不高，批判性、灵活性不够等特点。首先，概括能力进一步增强，并且由直观形象水平的概括上升到形象抽象和本质抽象水平的概括。小学低年级的儿童已能指出种类的规定定义，小学高年级的儿童已能指出种和属的特征定义。其次，判断能力也逐步发展，小学低年级的儿童以事物的外部特征为依据，对事物的单一联系进行判断；小学高年级的儿童则能对事物的多联系进行判断，认识到事物的复杂性，并能较独立地论证一些较复杂的判断。第三，在推理能力方面也有类似的提高，从以偶然联系为依据进行直接推理到进行较复杂的间接推理。并且通过学习和训练，他们能初步从许多个别、具体的事实中归纳出一般规律和结论。

情绪和情感的发展

1. 婴儿期

婴儿的情绪具有明显的社会性并进一步分化，其发展程度取决于生理需要是否满足及健康状况。婴儿情绪分化表现为两极性：积极的和消极的。进一步分化，可表现出多种多样的形式。例如，在积极性的情绪方面，孩子面对亲近和喜欢的人会产生不同形式的快乐表现：亲昵地依偎着奶奶，要求她讲故事；高兴地求哥哥给自己画画儿，等等。在消极性的情绪方面，会对不喜欢的示物表现出害怕或厌恶的举动，如看见一些陌生面孔的回避、对一些突然出现事物的哭闹反应。

婴儿也开始有情感体验。最初表现出来的是同情心,对故事中的大灰狼表示愤怒,对小白兔一类的小动物表示怜悯等。随着言语机能的发展,对美、丑、好、坏有了一定的分辨,萌发了人类高级的社会性情感。尽管这时的情感体验还不深,但在儿童情感发展中是一大进步。

2. 幼儿期

随着幼儿生活和需要的发展,他们的情绪和情感愈来愈分化,内容日益丰富,体验逐渐深刻,表现形式也就越见复杂。其表现特点为:冲动性,即处于激情状态,随时爆发不能自控;易变性,即情绪常常处于不稳定状态,表现出喜怒无常;受感染性,即本身的情绪常受到周围人情绪的影响;明显外露,即常常会毫无掩饰地表露自己的情绪。

幼儿期与社会性需要相联系的高级的社会性情感逐步形成,并开始发展。高级情感可以分为美感、理智感、道德感。幼儿美感表现在对现实生活中美的环境、服装有一定的感受,活动可以产生美的体验,能够欣赏美,具有一定的审美能力。理智感明显表现在求知欲上,如对周围的事物好奇、缠着父母或哥哥姐姐问问题。道德感则主要体现在参与集体生活和活动能逐渐掌握行为规则,维护道德标准,对“好人”、“坏人”也有鲜明的态度。

3. 童年期

儿童期情绪进一步分化,此时,儿童的高级情感得到发展。在小学的集体生活中,道德感逐渐形成和发展,儿童逐渐认识到个人与集体的关系,在学习中产生了爱国主义思想感情。通过教师的言传身教,儿童的道德品质和思想感情逐渐深化和提高。儿童在求知欲的发展过程中表现出理智感,对很多新鲜事物都产生兴趣,爱问为什么。通过音乐、美术等课程的学习和在生活中文艺作品、影视作品的影响下,儿童的美感逐渐发展和形成,对真善美和假丑恶有了基本的判断力。

自我的发展和自我意识的产生

我们知道,新生儿和早期的乳儿还不能认识自己的存在,连自己的身体与外界事物都分辨不清,他吸吮自己的手就像吸吮母亲的乳头或皮奶嘴一样。以后由于用手抓握、摆弄物体,再后来学会行走,在与外界事物的接触和相互作用中才逐渐分清自身和身外之物的区别,逐渐认识到自身是一个独立的实体,而有了自我感觉。婴儿期的儿童,学会自由行走以后,特别是掌握言语以后,词的中介作用对于其自我的发展具有重大意义。他们先是意识到自己身体的各个部分,然后是知道自己的名字,对"我"字的掌握促使了婴儿自我意识的产生。当然,这时的所谓自我意识,实际上只能算是一种自我感觉,还不是明确的自我意识,有时还不稳定、不连续。此外,到 3 岁时,在自我意识形成过程中,也产生了对自己能力的认识和自信,即独立性的萌芽。他们常常要自己干一些事情,不愿大人帮助。

幼儿期自我意识逐渐形成。自我意识反映着儿童对自己在周围环境中所处地位的理解,反映着幼儿评价自己实际行动的能力和对自身内部状态的注意。自我意识使每个幼儿形成具体、独特的个性。自我意识的表现形式是自我评价。幼儿自我评价出现以下几个特点:从轻信成人的评价到自己独立的评价;从根据外部行为评价到对内心品质的评价;从笼统的评价到细致的评价;从片面的评价到较全面的评价;从过高评价自己到懂得谦虚评价。上述幼儿自我评价的发展变化趋势表明了幼儿自我意识水平和个性品质的提高。

儿童在家长和老师的教育下,逐渐学会将自己作为观察对象,并在自我观察的基础上建立自我评价;学会将别人的行为作为自己的参照,把自己的行为和别人比较;同时自我有了批判性态度,能分析自己的缺点和错误。但是儿童的自我评价能力不高,需要成人的正确指导。儿童自我评价的内容可以从评价自己的外部行为发展到开始评价个性的内部品质;评价主要是针对自己的行为结果,对行为过程和行为性质的分析和评价能力较低。

二 儿童性身份的形成

性身份形成的过程

对于儿童来说,伴随着生理的发育、身体的长高,感知觉、思维、情感都有了一定的发展。其性身份的发展和形成,与其他心理过程的发展水平是相适应的。

性身份就是一个人的性别身份,是一个人感到自身是男是女的方式;而性角色则是性身份被人所描述或者被自身所证实的方式。一般性身份在3岁时就已确立,幼儿能够识别自己是男还是女,同时在家庭和周围的环境里开始意识到自己的性角色,也即自己应该扮演男性还是女性角色。

幼儿性身份和性角色的发育途径是比较复杂的。幼儿对性的认识受到父母、社会教育和文化熏陶的影响,其中包括父母亲对子女的态度、同龄儿童之间的相互影响以及幼儿本身的个性因素。经历三个重要的阶段:(1)儿童达到能使他们意识到自己是这种性别还是另一种性别的一定的认知发育水平;(2)建立自我认识后,儿童对生活中的重要人物产生认同并模仿其行为;(3)经过强化,一些行为被增强而另一些则被削弱。

我们已经了解,儿童的不同时期伴随着不同的感知觉和思维水平,这也决定了儿童对性身份思考的认知方式。大约在1岁半到2岁时,儿童能正确地认识自己是"男孩"还是"女孩",并在这个阶段牢固地建立了性认同。在2岁孩子的心目中,两性的差别只是一种形象而已,这和孩子不能正确认知事物本质的认识水平是一致的。幼儿更多地意识到他们自己和其他人在衣着打扮上的差异,比如,小女孩的衣服总是很鲜艳,头发总比男孩长,喜欢玩布娃娃等;而小男孩的衣服多很随便,短短的头发很利落,喜欢玩枪、车等玩具。只要改变发型和穿着打扮就能改变一个人的性别,这是这一时期孩子心目中的普遍想法。这时性身份的认定一旦完成,性角色的形成就开始了。

第二个过程是认同和模仿,指孩子认为自己身边某个熟悉的人的特征属于自己时,即对其进行全方位的模仿。这样的被模仿者包括他们的父母、兄弟姐妹、亲戚及伙伴等。模仿的范围包括思维、行为以及各种反应,会试图一起分享他们的快乐、痛苦、成功以及失败等等。

毫无疑问,父母是儿童最重要的模仿对象。因为父母是儿童最重要的抚养者,也是儿童精神世界里最有力量的人,他们是儿童最容易认同的人。儿童具有天生的模仿能力,自然会想象着像父母那样,成为成功的、有力量的人,得到自己想得到的东西。

儿童性角色的形成来自于他们对男性和女性的观察和模仿。父母等被模仿对象为孩子提供了男人和女人的行为方式的明确的角色模型,这种信息也在生活中被传达和暗示。我们可以看到,书、音乐、电影等讲述的故事都模式化地一致刻画了男孩的、女孩的、男人的、女人的角色行为特点。男性一般是主要人物,表现得聪明、勇敢、冷静、敢于冒险,并且获得成功,而女性则是陪衬人物,她们安静地坐着观看,要求他人为自己解决难题并提供保护。

儿童通过对这些模型进行观察和模仿,学到了恰当的行为方式。如,一个男孩和父亲一起运动,就自然会模仿父亲的运动方式,女孩和母亲一起做家务,就会模仿母亲专注而细致的工作神态。通常情况下,男孩会与父亲更相似而女孩会与母亲更相似。当然,孩子和双亲生活在一起,难以避免会选择两者的思考方式、说话习惯、情感表达和行为等,从而具有双方的一些特征。

最后是强化过程。强化就是让人学习做受到鼓励的事,避免做不受鼓励的事,这是性别形成中的最后一步。父母强化孩子的行为有很多方式。有时父母给孩子一个微妙的信息,有时直截了当地告诉孩子应该如何去做;孩子的行为恰如其分时就给予表扬,有所不妥时就给予批评。通过这种方式来使孩子成为他们想使之成为的人。曾有学者做过一项研究,从五个方面调查男孩和女孩所接受的训练是否相同:义务和责任训练、照料训练、顺从性训练、自我信任训练、成就训练。结果发现,在大多数社会里,女孩子被教导要照料别人、负责任和顺从,而男孩则被鼓励做出成就和自我信任。这表明我们的社会其实是从不同角度去鼓励男孩和女孩分别形成自己的性角色的。女孩被要求温柔,有表达爱和亲切的特长,男孩则要有理智、克制和做出成就。但这种要求上的差别并非非此即彼的,尤其是在孩子小的时候有重叠,父母往往给他们同样的鼓励和允许。麦柯贝和杰克林在1974年进行的一项对孩子培养方式的调查中就发现,男孩和女孩在小的时候的培养方式是有一定相似性的,至少在5岁前,基本是受一样的待遇。主要的差异表现在男孩更喜欢参与一些剧烈的活动。

现代社会对男性和女性的行为标准并非是一成不变的,特别是在当今的中国。由于计划生育政策的推行,使得很多家庭只有一个孩子,尤其是在一些城市里。这种变化使父母的培育观点和养育方式发生了很大的改变。尤其是对男孩的态度,普遍像对待女孩那样去关心、呵护。男孩较少受鼓励去从事剧烈的、带有危险性的活动,孩子跌倒时,也较少听到鼓励孩子勇敢站起来的话语,而是急急忙忙把孩子拉起来,仔细查看孩子有没有摔伤等。更有一些家长,由于内心偏爱女孩,对男孩进行女性化打扮。独生的女孩也面临着教育方式的变化,作为家庭中唯一的子女,女孩从小就被教育要自立自强、尽可能少地依赖他人、大胆有为、勇于进取等,和以前的女孩要温柔体贴、贤惠淑良的要求有所不同。这些改变对男孩和女孩的性角色的形成都有着一定的影响。

儿童性别角色观的发展

在幼儿的性别概念的发展中,对性别标志的识别起着重要作用。儿童常根据衣服、头发、胡须、称呼等认识自己和他人的性别。如穿花衣服的是小女孩,而有胡须的是叔叔等等。如果孩子把自己或他人的性别搞错了,人家就会笑话或纠正他,使他得到正确的认识。曾有心理学家用实验来研究儿童和成人都是用哪些线索来识别性别的。该实验内容是提供8个特制的裸体娃娃,分别有三个性别特征:生殖器、头发长度、体形。三种特征是混合的,要求被试从中区分出娃娃的性别。结果发现,当性别特征出现矛盾时,成人会将生殖器作为主要的判断依据,而幼儿则把头发长短看成最重要的线索,然后是体形特征,最后才是生殖器。比如说,有男性生殖器、长发和女性体形的娃娃被他们认为是女孩。这个实验说明幼儿在性别的认知结构上还不完善。

性别角色观是指儿童对不同的性别行为模式的认识和理解。性别角色观的形成也是个发展的过程。随着年龄的增长,儿童对抽象概念的认识进一步加深,思维灵活多变,对事物的认识由小时的表面化而变得深刻化、本质化。3岁时孩子就有了相当多的关于社会对男性、女性的期望的知识,形成了对性别行为模式的认识和理解。他们知道女孩应该玩洋娃娃,要穿得像女孩一样,男孩则应该去玩卡车、扮演救火员等。到4—5岁时,他们知道了大部分有关成人职业的条条框框,比如期待女孩成为教师或护士、男孩成为警察或军人。此时的儿童对这些性别行为的划分是很刻板的。到5岁时,儿童开始从心理意义上理解不同的性别行为模式。比如认为男性应该身材高大、说话响亮、富有进取心、独立、自信、有能力,而女性应该娇小、顺从、文静、善良、富有情感等。

儿童性别概念和性别角色观的形成使得儿童性别化的行为得以发展。他们喜爱社会期待他们的性别所从事的活动和所扮演的角色,并且表现出与此相符的行为。2岁时,儿童就选择适合自己的玩具和游戏,男孩更喜欢卡车坦克之类的玩具,女孩则更喜欢洋娃娃。在学前期,儿童的游戏也是性别化的,男孩偏爱竞赛、打仗等游戏,女孩则喜欢过家家。男孩和女孩在性别角色化的过程中具有发展上的差异,比如男女儿童对同性同伴的偏好出现的时间早晚并不一致。

儿童特有的性别分离现象

儿童对同性玩伴的偏好在很早的时候就已经显现,2岁时女孩喜欢和其他女孩玩耍,男孩则在3岁时稳定地选择男孩作为玩伴。6岁半时,儿童与同性别的伙伴相处的时间超过与异性伙伴相处的时间10倍以上,而且青春期之前的儿童一般都会觉得和异性相处得不是很愉快,他们对待异性同伴不像对待同性同伴那么友善。儿童一旦把自己标签为男孩或是女孩,开始获得刻板印象,就会偏爱自己所属的团体,而将异性看做是不好的团体。往往回避异性的儿童在孩子中被看做是有社会能力的、受欢迎的,而那些违反了"性别分离"原则的孩子则会被视为"背叛",遭到同性伙伴的拒绝。儿童这种喜欢和同性伙伴玩耍的特点可以一直持续较长的一段时间,并具有跨文化的一致性。

那么为什么会产生这种现象呢?有的学者认为,这一现象反映了男孩和女孩不同的游戏风格。男孩和女孩互不相容的游戏风格可能是由于男孩具有较高的激素水平,因而喜欢活泼、打闹的行为所致。发生在同性玩伴之间的互动通常积极而友好,而异性之间就没这么和谐了。比如,女孩在男孩的游戏中显得较为退缩,不喜欢打闹,更愿意采用协商而不是命令和武力的手段解决与玩伴的冲突,而男孩常常过于专横,不易与女孩协调。

认知发展理论

科尔伯格等人主张,性别角色的发展问题要从认知发展的角度来解释,一个孩子之所以想做"男孩的事"或者"女孩的事",是因为父母鼓励他们做出与性别相符的行为,从而学会了与性别相符的行为。他们的发展理论中有两个基本的观点:(1)性别角色的发展取决于认知发展,特别是儿童对性别及自我意义的理解;(2)儿童积极地使自己社会化,而不是被动地接受社会的影响。

性别的同一性是指关于一个人是男是女的分类,是性别角色价值和态度的基本结构,是决定儿童表现出符合性别角色的行为的关键因素。性别的同一性是儿童早期作出的认知判断的结果,并且在儿童期、青少年期和成年期有所发展变化。儿童的性别同一性的形成主要包括三个阶段:性别认同、性别稳定性、性别恒常性。性别认同出现得最早,约2—3岁;然后是性别稳定性,约3—4岁;最后是性别恒常性,约6—7岁。

性别认同是指儿童对自己和他人性别的正确认定。2岁儿童的性别认同发展水平还很低,他们开始理解男人和女人这些词的含义,开始知道一些活动和男性有关,而另一些同女性相联系,但是他们不知道自己与其他人是属于同一性别类型的。到2岁半时,儿童不但能正确回答自己的性别,还能区分其他人的性别,也知道自己与同性别的人更相似。性别稳定性是指儿童对人一生的性别保持不变的认识。3—4岁的儿童已经可以认识到,人的性别不随其年龄、情境等的变化而变化。儿童对自己性别稳定性的认识要早于对别的孩子的性别稳定性的认识。一个4岁的孩子已经能够清楚地认识到自己长大后是当爸爸还是妈妈,他们知道,不管怎样,他们是不能变成相反性别的人的。性别恒常性是指对人的性别的认识不因其外表和活动的改变而不同。大部分儿童在六七岁时就能够达到这样的认识。女孩即使穿男装也是女孩,男孩即使留长发也是男孩。

三　儿童性欲的特点

人们曾经普遍有一种看法，认为在儿童时代，尤其是婴儿期，性冲动是不存在的，所谓性冲动是孩子在青春期才出现的一种现象。第一个对幼儿性心理进行系统探讨的人当属精神分析学派大师弗洛伊德。他对幼儿性欲的阐述和相关观点无疑对我们更好地认识这个问题具有启发性和借鉴意义。

弗洛伊德的理论认为，就人的个体来说，他的性冲动早在婴儿期就开始了，而不是从成熟期才开始的。幼儿的性冲动的胚基是与生俱来的，在出生后持续发展一段时间之后又遭受一段时间的压抑。在这段潜伏期内，精神力量的发展抑制了性冲动，包括厌恶感、羞耻心以及道德和审美上的理想化要求。到了青春期，性发展达到旺盛的程度，个人体质极为强壮时，性的抑制才会被突破。一个人自出生起，他的身体上就有几个特殊的部位"性"感受能力特别强。在孩子的成长过程中，他们会无意中找到这样的区域，通过刺激这些区域而带来快感。久而久之，他们便习以为常，偏爱着这些部位，使之成为性敏感区。

生殖区，开始似乎并不是一个很重要的位置，但这一部位和排尿有关，分泌物和其他不经意的刺激都能激起性的兴奋。这种不经意的刺激包括多种可能，如身体的沐浴和擦洗、手在无意间摩擦、大腿的闭合碰触等等。孩子发现了身体的这一部分的愉悦感觉，每逢刺激时即留下印象，并唤起一种想重复这种感觉的欲望。许多学者通过观察发现，1周岁左右的男孩和女孩常出现生殖器官的手淫行为。

幼儿的一个特点就是他们处在一个各种精神堤防尚未建立起来的阶段，不知羞耻为何物，对自己的好奇心尽量去满足。一方面，他们不介意自己光着身体，甚至展示自己的生殖器；另一方面，他们想去观看阴部，或者注意到别人的性器官，发展成为窥视癖好，或者注意自己的性器官，表现为自淫，直到他们的情感道德得以分化，在羞耻心、厌恶感、道德感的作用下逐渐阻止这样的倾向。

但是对大多数人来说，并不会记得小时候发生的这些事情。因为对童年期以前的事情，人们几乎会全盘遗忘。我们都知道，在看着孩子一点点长大的时候，可以从他们的言语、动作以及表现出来的情绪中，发现孩子理解力、判断力等各种能力进步的痕迹。但是孩子真正长大后呢，却对自己的过去一无所知。弗洛伊德认为，这种我们原本认为忘却了的事情其实都深深地在我们的精神生活里留下了印象，童年期的遗忘并不是真正的遗忘，而是一种因潜抑作用而远离了意识的结果，"早已存在的一股远离意识的往事，它们经由联想的关系，与当前意识领域中的某一行为相符，从而看上去似乎进入遗忘的境界"。理解了这种遗忘，才能理解幼儿期在人类未来的性心理发展中所起的作用。

儿童性欲的发展

弗洛伊德认为儿童性欲的发展经历三个阶段。

第一个阶段是所谓口欲期。这开始于婴儿降生后的最初阶段。因为吸吮动作在这一时期最重要，所以，口部性本能占主导地位。将近2岁时，幼儿自我意识生长了，性本能开始向着自己，把自己当做爱的对象。

幼儿性欲的一个重要表现就是拇指吮吸现象。吮吸手指的习惯多半发生于哺乳期中的小儿，但有时也可持续到成熟期，甚至终身都保持着。本来，婴儿吸乳只是生来所具有的一种本能反应，作为提供营养的一种自然手段。婴儿在吸乳时，其嘴唇与母亲的乳头发生接触之际，婴儿能感觉到极度的愉快。对于哺乳期的婴儿来说，吸乳是防止婴儿哭闹的最好办法。婴儿吸不到乳头时，吸大拇指就成了一个极好的替代。吮吸的乐趣可以使儿童达到浑然忘我的地步，有时渐渐进入睡眠状态，有时又引发出一阵类似性高潮的反应。吮吸之乐还常伴有一些敏感部位的接触和摩擦。很多学者认为这种行为可以给婴儿提供一些快感，并把口部作为婴儿期"性欲"快感中心。

婴儿吮吸手指时，他正在追寻某种记忆犹新的愉快体验。反复地吮吸皮肤粘膜，原是一种最为简单的性的满足方式。吮吸母乳是孩童生活中体验最早的一种愉快动作，也是最重要的愉快动作。母亲奶汁的温暖之流能给孩子的嘴唇带来一种惬意的快感。当孩子长大了，因种种原因不能再吮吸母亲的奶时,孩子会用自己的皮肤来作为取代,因为这样做比较方便,并且指头也有可能是另一个较弱的快感区。弗洛伊德认为喜欢吮吸指头的小孩,其嘴唇快感区天生敏感,他们长大后往往喜爱接吻,甚至会导致一种错乱性接吻的倾向。

第二阶段是2、3岁左右。这时,母亲发挥权威,要求儿童控制便溺,这就造成了肛门快感区的自我满足。

从8个月至3、4岁为幼儿性心理发育的"肛欲期"。这一时期,幼儿从排泄物的充足和排放两个过程中得到满足。儿童喜欢控制自己的大便,直到非用强烈的肌肉收缩不能排便为止,他们喜欢玩弄大便,喜欢摩擦肛门,大小便时总爱磨蹭,断断续续不愿很快结束,从中可以获得肛门快感区的快乐感受。排泄行为对肛门粘膜造成的刺激,对孩子们而言也有一定的快感。如果平日的大便行为很自然、很顺利,并没有便秘,则这种由肛门形成快感中心的机会并不多。否则,排泄的行为势必引起一种通畅与愉快的感觉,日久天长就会成为一种习惯。

第三阶段就是俄狄浦斯潜意识情意综合期。这是幼儿性欲发展中最重要的阶段,它的发展将决定着一个人的心理特性。

随着探索和求知欲望的发展形成,儿童开始向外界寻求爱的对象,并且探讨性的本质。他们所考虑的第一个问题就是——"我"是从哪里来的。儿童虽然会接受两性存在的事实,并发现男孩和女孩性别上的区别,知道男女性别角色,但他们也会不假思索地假定每个人都有和他或她一样的生殖器。当这种想法在现实生活中被推翻时,震惊是不可避免的。小男孩在经过心理挣扎后不得不面对这样一个事实,不是每个人都有阴茎,并且他们会非常害怕自己的阴茎也因为某种原因失去,弗洛伊德称之为"阉割情结"。小女孩的第一反应并不是像小男孩那样否定,而是立即承认这一事实,不久便对男孩拥有男性生殖器羡慕起来,并希望自己是个男孩,弗洛伊德称之为"阳具羡慕"。男孩会因为有阴茎而感到自豪、得意,常喜欢光着屁股和玩弄生殖器;女孩则羡慕阴茎,常因自己缺少像小男孩那样的生殖器而感到羞涩。

精神分析的社会文化学派学者霍妮指出,"阳具羡慕"其实是代表了在当今这个男性主宰的社会里,女性对与"阴茎"相联系的社会特权和地位的嫉妒；女性想获得文化意义上的男性优越感，而不仅仅是生理上的。

这一阶段，幼儿的性欲并不强烈，常常和父母的亲情混在一起，在与父母的亲切感情之中带有性的意念。男孩常常偏爱母亲，极端的幼儿甚至想独占母亲而仇视父亲，女孩则存在"爱父仇母"的相应情形，弗洛伊德称之为"恋父情绪"或"恋母情绪"。如果幼儿时期的这种恋父、恋母情绪太深，不能及时割断，会有碍于幼儿性欲和性心理的健康发育。

儿童性欲的来源

性兴奋永不枯竭，那么其产生有哪些来源呢？弗洛伊德对这个问题进行了阐述。第一个来源是机械性兴奋。儿童能从身体的机械性、规律性的摇摆中获取性兴奋，这主要是因为摇动对平衡神经、皮肤以及深层部分的组织产生作用，引起儿童极为愉悦的感受。这从一些包含被动性的游戏较受儿童欢迎可以看出，比如轻轻摇晃是使哭泣的婴儿入睡的一个较好的方法。第二个来源是肌肉的活动。儿童喜欢较为激烈的肌肉活动，比如摔跤和打闹玩耍等。很多人承认，他们的性器官的首次兴奋是在和同伴们打架玩耍之时出现的，其时他们全身肌肉紧张用劲，双方的肌肤还有接触和摩擦。在这种方式下建立起的打闹和性兴奋的联系，对一个人日后的成长有着重要的影响。第三个来源是情感过程。弗洛伊德认为，一切比较强烈的情感过程，包括惊恐，都与性活动有关。儿童大多害怕考试，也不喜欢做作业，当他们的这种负面情绪积累到经受不住时，就会在性方面有所表现。一种兴奋的感觉常常驱使他们去触摸性器官，并获得某种程度上的性兴奋。现实生活中，有些人热衷于去经历一些类似惊惧、战栗、恐怖的感情，是因为他们能从这样的感觉中体会到性兴奋。有些人有以痛楚感为目的的性兴奋，这正是虐恋的根源。最后一个来源是智力活动。即绞尽脑汁将精力集中在智力操作上，也能获得性的兴奋。

性的构造生来就是多样性的，性欲的不同来源对每个个体都有所贡献，但是每一个因素却不是在任何人身上都一样的强，每个人的发展过程都有着独特的过程。

生物学因素的影响

有统计显示，男性在一生中更容易生病，女性出生时比男性发育得更为成熟，女孩学步和学说话比男孩更早，比男孩更早进入发育期。两性在生物学上有着最根本的差异。这种差异和儿童性心理的形成和发育有联系吗？

一般认为，激素对性别角色的获得起主要作用。动物实验中，给怀孕的母猴注射雄激素会使得生下来的雌性小猴雄性化，不仅生理上雄性化，在行为模式上也更像雄性而不是雌性。给出生后的小猴注射雄激素，也能导致其行为模式的改变。这些实验提示我们，激素和动物性别化类型之间存在着联系。一些学者研究了一些胎儿期雄激素过量的女孩，并和她们的姐妹作对比。这些女孩的母亲当时为了避免流产而进行了激素治疗，使得这些女孩有些男性化，并且喜欢男孩子的活动。

其次是遗传因素的影响。两性在第二十三对染色体上的差异决定了胎儿性别发育的不同。男性也因此比女性更容易患上一些性连锁的遗传疾病。

大脑两半球的功能差异也和两性有一定联系。一般来说，右半球对空间信息加工具有更多的能力，男性更占优势；左半球擅长语言信息的加工，女性更擅长。这就造成了两性在语言、思维和空间识别等能力方面存在差异。有些研究认为，这种不同是由于儿童脑发育的情况有所不同。女孩的大脑左半球神经细胞的生长和髓鞘化的完成比男孩早，而男孩右半球的神经细胞的生长和髓鞘化的完成比女孩快一些；直到青春期，这种差别才趋于平衡。

关于大脑单侧化的研究理论并非十全十美，很多结论往往是矛盾的。这提示我们，在如何发展性心理和进入性角色这个问题上，后天的学习会起重要的作用。

性角色错位

来自于父母的正确的性教育对孩子日后形成健康的性角色观念非常重要。如果儿童时期孩子的性角色和性心理不能得到健康的发展和有效的引导,会对其一生造成不可估量的巨大影响。

幼儿性心理发育具有两个特点,即自发性和好奇性。人们常常看到3—4岁幼儿玩弄、触摸或暴露性器官,如男孩用手摸阴茎,女孩用桌子边角或其他物体去触及阴蒂而感到快感,这并没有性目的,而是一种自发现象。幼儿还常常喜欢观看和触摸其他同性或异性幼儿的生殖器,或者裸体向异性小伙伴显示生殖器,甚至进行性接触游戏,这是好奇心的驱使。随着年龄的增长,自我意识产生,幼儿开始意识到自己的性身份和性角色。尤其是发觉男孩与女孩的性别差异后,他们就会有意识地表现出对性的好奇和关心,也就会不断地提出各种关于性的疑问,例如人的妊娠、人的出生、男女身体与特征的不同、与父母的关系等。

美国性教育专家玛丽考尔德伦博士认为,建立健康的性心理要在早期,"尤其是五岁以前",这是"特别紧要而有效的时期"。在此过程中,父母的态度及他们与孩子的关系对性角色的识别起着重要作用。父母的正确引导与教育,周围环境的积极影响,能够使得幼儿性心理正常、健康发育。如果父母不能恰当地教育孩子,儿童早期形成的不健康性心理将影响孩子的一生;儿时性心理的扭曲,往往在长大成人后会显露其恶果。

婴幼儿首先是建立性角色的认同。孩子要在社会化过程中,了解人是分男女的,要承认并接受自己的性别,按照社会对性角色的要求,去规范自己的言谈、举止。大部分父母给孩子取名字,买衣服、玩具,梳妆打扮,都按男孩或女孩的要求分别对待,这就使孩子能顺利地建立性角色的认同。但有的父母以自己的好恶为转移,给男孩取女性化的名字,服装打扮都是女孩标准,玩具、游戏是女孩的,说话走路要求是女人腔、女人姿势,对其行为的要求不能以幼儿正常性角色去强化,最终造成孩子性角色识别障碍,成年后往往导致性变态。同样,有的父母重男轻女,把女孩打扮成男孩,长大后出现性变态者亦不乏其人。

婴幼儿的性好奇是性认知的一部分。传统的性观念是封闭的、压抑的、神秘的。一旦婴孩出现玩弄外部性器官以满足求知欲时,父母怒气冲天地制止说:"脏死了!"婴孩提出男女外部性器官为什么不一样、小孩从哪里生出来等有关性的问题时,父母不但不予讲解,还训斥说:"不要脸!"这对儿童早期性心理有很大的危害,无疑会使孩子从小形成外部性器官脏、性活动丑恶的概念。我国的性教育专家大多认为,要客观、科学、委婉地告之"人是从哪里来的"这类问题,而不要欺骗孩子,当然是在孩子已经提出问题的前提下。扭曲的性心理、性压抑、性恐惧一旦形成,对人的一生都可能造成不良影响。女性的性冷淡、性欲低下等性功能障碍,男性的阳痿、性恐惧、早泄等性功能障碍,大都与幼童时的性经历密切相关。孩子的性好奇无可指责,父母应创造更多的机会,扩大和加深孩童的性认知。

青春期的性健康

在人一生的经历中都有这样一段难忘的时期,他们原本还是个孩子,很快就从身体和体形上开始经历一些巨大的变化。他们的心理也开始令人捉摸不定,好像充满好奇,好像欲言又止,好像有些东西不吐不快,好像又有些话题难以启口。他们开始懂得一些新的东西,渐渐地要准备经历一些刻骨铭心的感情,这个时期,就是青春期。青春期的孩子首先经历身体上的变化,生理上的一些困惑不期而至,性意识进一步萌动,性心理也发生了相应的变化。青春期的孩子第一次真切地体会到了终身难忘的性冲动,同时也伴随着社会环境造成的性压抑。早恋问题成为当今青少年的一个较为常见的现象,正确认识并恰当处理这个问题对青少年的成长有正面影响。

一 奇妙的身体变化

青春期大约起始于 10—12 岁,但是变异很大,最早的可提前到 5—6 岁,晚的也可延迟到 15—16 岁。在这个时期,由于某些至今还未能完全弄明白的因素,人体中下丘脑的生物钟开始启动。垂体腺陆续分泌多种激素,分别作用于两性的生殖器官,产生生殖细胞和性激素。高水平的性激素对男孩和女孩的身体产生巨大的影响,使之发生深刻的变化。

女性的青春期始于 9—12 岁,较男孩早。其身体变化最开始是乳房在雌激素的作用下发育,出现乳房初芽,乳晕增大,乳头开始突出。由于乳头下的乳腺管和乳房本身的结缔组织、脂肪的增生,乳房持续地增大和隆起,成为女孩身上最明显的变化。在乳房出现后不久,女孩开始长出阴毛。起初阴毛柔软色淡,随着发育逐渐增粗、卷曲、颜色加深,最终长到耻骨区,呈倒三角形分布。与此同时,女孩的身形也出现显著变化,她们迅速增高长大,骨盆也同时增宽,髋部、臀部、大腿和背部的脂肪增多,呈现女性特有的体形。

在生殖系统方面,内外生殖器在雌激素的作用下迅速发育,输卵管、子宫、宫颈和阴道都迅速增大,子宫肌层变得肥厚,阴道也增厚了。阴阜脂肪组织增厚,小阴唇增大,大阴唇增大并且更加丰满,前庭正中合拢并掩盖了增宽的阴道入口。在肾上腺分泌的雄激素的作用下,阴蒂增大变得更加敏感。

男孩的青春期较女孩来得晚,约 11—13 岁左右,但是持续的时间更长。最先开始变化的是睾丸和附睾,在雄激素的作用下开始增大,阴茎也开始有了生长。12—13 岁的时候阴茎的基部出现阴毛。到 13—14 岁时,男性青春期身体变化则以更快的速度进行,睾丸增大了一倍多,分泌雄激素的能力随之增强。生殖系统开始迅速发育,身形也开始变化。男孩的身高到 18 岁以前增长很快,一般会延续到 20 岁。男孩的发育特点是骨骼和肌肉发达而皮下脂肪较少,肩膀和胸部宽阔。

男孩到了 14 岁左右才会出现腋毛、体毛和胡须。起初,胡须很软、很淡,如同桃子上的绒毛一样,只限于口唇上方。到了 17 岁左右,出现又黑又粗的成人的胡须。男性另一个显著的标志是喉结,也是在 14 岁左右,受雄激素作用而出现。

青春期性生理发育成熟的速度也因人而异,一些女孩只需 1 年左右,另一些长达 5—6 年或更久。青春期发育受许多因素影响,如遗传、种族、社会、经济、文化、地理、营养、气候、身体脂肪的比例以及其他因素等。

二　青春期的符号

男孩的困惑——遗精问题

男子在没有性交或手淫情况下的射精,称为遗精。这是在青春发育期,生殖系统逐渐发育成熟后,睾丸产生的精子与前列腺、精囊腺和尿道球腺的分泌液混合而成的精液,在性欲冲动或生殖器受到外界刺激后,不自觉地排出体外的一种生理现象。伴随着睡梦而发生的遗精,称为梦遗。

首次遗精的年龄在不同国家和不同地区都有差异,并且有提前的趋势。在 1980 年代初期,初次遗精的平均年龄是:美国 12.5 岁,日本 13 岁,苏联 15 岁。据北京市 1980 年对 180 名男性青少年的调查,首次遗精的最小年龄为 12 岁,至 18 岁时 97％的男生都有首次遗精发生。平均首次遗精年龄为 15.6 岁,比女性月经初潮约晚 2 岁。

尽管遗精是完全正常的生理现象,但由于受错误的性观念的影响,不少人认为遗精会失去身体的精华,伤元气,因而产生一种遗精有害健康的错误看法。有报告显示,在其调查对象中,仅有 25％的人认为遗精是完全正常的。许多人认为遗精可导致以下的疾病:心理疾病、神经官能症、阳萎不孕症,甚至是性病。还有许多人在遗精后觉得身体不舒服,甚至感到头痛、不能集中精力、疲劳、虚弱。其实这些与遗精没有关系,只不过是由于对遗精的恐怖而引起的。

向青春期的男孩讲述有关遗精的知识是我们教育者的一项重要工作。

应该使他们懂得,男性生殖系统发育成熟后,时时刻刻都在产生精子。精子在体内贮存至一定数量后,不是被身体吸收,就是排出体外。遗精似乎起一种安全阀的作用:周期性地排出精子,是为了让新产生的精子有生存之地。这也就是俗语所说的"精满自溢"的道理。还要使他们懂得,精液的主要成分是水,其次是极微量的纳、钾、维生素 B 等,还有极少量的蛋白质。因此,所谓精液是人体的"精华"、"元气"之类的说法毫无科学根据。

女孩的困惑——月经问题

月经之所以称为"月经",是因为这是妇女每月必然发生的周期性的经由阴道的流血。月经开始于性成熟时期,但此时并不是有规则的。随着性发育的完全成熟,它获得了周期性的特点:两次月经第一天的间距(月经周期)约为 28—30 天,整个月经期约持续 3—5 天。

当前,在世界范围内普遍出现了月经初潮提前的现象。世界卫生组织的资料表明:欧洲女孩子月经初潮的平均年龄在 19 世纪中叶是 16—17 岁,到 20 世纪中叶是 12—13 岁,提前了 4 岁。美国女孩子初潮的平均年龄,五十年前是 15—16 岁,现在是 12—13 岁,提前了 3 岁。日本女孩子 1945 年平均初潮年龄是 15.3 岁,1981 年是 12.39 岁,约提前了 3 岁。

尽管如同男子首次遗精是男子性成熟的标志一样,女性月经初潮标志着女性性成熟,是一种正常的生理现象,但由于性心理卫生学知识的匮乏,使得相当一部分女性青少年对此产生消极的情绪体验。如据姚佩宽(1985)对上海市 893 名女中学生的调查,有 67.1% 的女生初潮时产生消极色彩的情绪体验,如不愉快、悲伤、讨厌、羞耻、紧张、恐惧、担心等。除了月经初潮外,在一般情况下,月经也会使相当一部分女性青少年产生不适应反应。一些研究指出,上述各种月经期的不良情绪反应,倘若处理不当,会引起月经紊乱乃至痛经、闭结等心身症状,并对女性的身心健康造成不良影响。因此,正确地进行月经期的性心理卫生教育,使青少年能及早地掌握有关知识,对于增进其身心健康是十分必要的。

1. 月经初潮。当一个 12—13 岁的女孩初潮来临时,如果她思想上毫无准备,常常会心烦意乱、惊慌失措。如果再受到社会上一些错误看法的影响,例如认为来月经是难为情的事,则会产生羞愧的情绪;或者认为月经是"脏血",则会产生厌恶的情绪;甚至认为月经是"流血",因而产生痛苦的情绪,等等。如前所述,约有 67.1% 的女孩对月经初潮有各种不同的消极情绪反应。向少女做好青春期教育工作十分重要,少女是否在心理上对月经的到来做好准备并愉快地接受,直接影响其生理、心理状况。不仅如此,最初经期的感受会形成条件反射的泛化,因而也会影响到日后经期的心身状况。因此,要给青春期的女孩做好性教育,这样可以使她们从心理做好准备,不再对突如其来的流血手足无策,让她们对月经初潮从不希望变为期待,从而避免心理上的冲突和恐惧。

初潮以后到下一次月经的间隔时间个体差异很大,据调查,间隔 1 个月的占 76.4%,2 个月的占 14.22%,3 个月的占 6.25%,4 个月的占 12.5%。有过初潮的女性往往认为这种不规则是不正常或病态现象,因而感到焦虑不安;又由于下一次月经何时来难以预测,所以常常对参加正常的课外活动产生担心,甚至逃避活动。对此,家长和老师也要向她们解释其中的科学道理,这是由于刚进入青春期,卵巢功能尚未健全,内分泌系统之间欠协调,初潮之后,月经在半年之内不规则是正常现象,随着卵巢功能日趋完善,月经即可正常。

2. 痛经。痛经是指在月经期内以下腹部为主的,伴有神经、消化等系统异常的综合症状。这种疼痛可以是剧烈的绞痛,也可以是坠胀感或小腹、腰部、骶骨有压迫感似的隐痛、酸痛。少女在此期间常表现为抑郁、焦虑、容易激怒或寡言少语;还有的人在疼痛时会伴有恶心、呕吐、头痛、便秘、腹泻、食欲不振等症状。患有痛经首先要到医院检查排除生殖系统的器质性病变如盆腔炎、子宫内膜异位症、子宫肿瘤等。再如体弱多病、贫血、子宫颈口或子宫颈管窄、子宫过度倾屈、子宫发育不良等,都可能引起痛经。同时,心理因素也可能加重痛经,例如积极、乐观、愉快等情绪会削弱疼痛的刺激强度;反之,消极、焦虑、恐惧等情绪会增强疼痛的刺激强度。痛经与女孩子的神经类型有一定的关系,多见于弱型和强而不平衡型的人。痛经还具有暗示性,即本来没有痛经毛病的人,因看到同伴痛经的痛苦,也会发生痛经;或者原来痛经很轻的,由于别人痛经严重的暗示,痛经也加重了。因此,我们在教育女孩时不仅要让她们把月经看成是青春期"每月必经"的正常现象,从而解除许多不必要的猜疑和困惑,还要告诉她们要精神愉快,情绪放松,使自己的心胸开阔些。临床实践让明:心胸狭隘的人痛经较多,而性格开朗者痛经较少。

3. 经前期综合症。经前期综合症是由于神经—内分泌功能失调造成的,心理因素在发病中占有重要地位。在经前期,约有 1/3—2/3 的妇女会出现这种常见的生理机能变化,其主要表现是头痛、眩晕、恶心、呕吐、心悸等。这些症状也会引起女孩子的心理变化,但表现各异:如有些人易怒、好攻击,对周围的人苛求;有些人烦躁、事事不如意、坐卧不安,易与人发生口角;有些人孤僻、忧郁、多愁善感、多疑好猜、好哭;此外,还有些人感到乳房胀痛、失眠、记忆力减退、注意涣散等。一般月经过后,症状即减弱或消失。但也有少数人为此造成心理紧张,每到月经前几天,即害怕出现上述症状,因而焦虑恐慌、烦躁不安。这种消极的自我暗示,反而加重了经前期综合症的症状。长此以往,还会影响生殖系统的正常机能,并造成其他疾病。

三　性意识的萌动

青春期是童年向成年过渡的重要时期,主要标志是性发育和性成熟。这一期间孩子们要经历躯体和心理上的急剧变化,是青少年社会化的重要时期。随着身体的发育和变化,青少年的心理上也开始有了性意识的萌醒,表现在行动上有以下几个方面:

1. 对性知识的追求。青少年由于性成熟而对性知识、生育现象有了探求的欲望和浓厚的兴趣,这是青少年性心理发展的正常表现。有些青少年受传统观念的影响,把这种现象看做是羞耻、下流的行为,甚至是罪恶的心理,影响了性心理的健康发展。个别青少年在青春期没有从学校和家长那里得到科学的性知识,而是凭着兴趣秘密地探求性知识,从社会上得到了一些非科学的、不健康的性知识,对其个人的身心发展极为不利。

2. 对异性的爱慕。青年男女彼此之间互相爱慕,是青少年性心理发展的一个重要表现。并且,爱慕异性是青少年恋爱成功与婚姻美满的性心理基础。一般来说,青年男女追求异性的情感特点不同。男青年对爱情往往表现得外露、热烈,显得热情奔放,但稍嫌粗犷。女青年对异性的爱慕情感往往内含、深沉,表现得娇媚、自尊,而略嫌羞涩、被动。

3. 性欲望和性冲动。性欲望和性冲动是青少年发育中的正常生理现象和心理现象。青少年的性欲望的生理诱因是性激素的刺激作用,性激素控制和促进了人的第二性征和附属器官的发育。与性有关的感觉、情感、记忆与想象,是引起性欲的心理因素。在青春期,每个生理发育正常的人都会有性心理的欲求,每个热恋中的青少年都不可避免地会伴有性冲动,但人是有理智的,可以自觉地控制、支配自己的冲动。因为爱情包含着性欲望,但是性欲不等于爱情。努力培养自己的高尚道德和自制能力,正确看待和克制自己的性欲望和性冲动,对青少年来说十分必要。

四 性心理的变化阶段

人的性心理从儿童时就具有,当发展到青春期后,发展的步伐突然加快,并趋向成熟。性心理大致经过了这样几个阶段:

1. 两小无猜阶段。一般在青春期之前,孩子虽然有了"性别自认",即认识到自己是男孩还是个女孩,同时也认识到别的孩子是男孩还是女孩,可是这种异性的差别心理并不明显,男孩和女孩在一起玩并没有什么顾虑、羞耻和不安,一切都是天真烂漫的。

2. 疏远异性阶段。一般在青春期之初,随着性的发育,孩子们性别差异的心理增强了。女孩束胸怕显露日益增大的乳房,男孩怕别人看见自己长了阴毛,这时男女两性界限分明,男女同学间很少在一起。尤其在初中阶段,很多男孩和女孩在一起玩会使得双方都产生一种羞耻不安的感觉,个人之间接触稍多就会遭到非议,即使童年两小无猜的朋友,这时也自然回避而疏远了。这在初中学生中表现得较为明显。心理学家认为,异性疏远阶段对孩子的成长发育是十分必要的。这个时期的男孩和女孩都以同性为群进行活动,而对异性充满排斥,这种环境十分有利于男女不同气质的孕育。由于个体具有不同的气质,到了成年以后才会进行互补,对异性充满吸引力,进而彼此爱慕。如果不能正常地经历这个阶段,则有可能给孩子的未来带来一定的麻烦。比如,一个 8 岁的男孩偏偏喜欢和女孩一起玩,则他的气质很可能就会因为这个环境的影响而女性化。这种现象有两种变异形式:一种是厌恶同龄的异性,在学校里男女同学互相攻击指责;另一种是喜欢接近年龄很大的异性,似乎是一种代偿。

3.接近异性阶段。在青春期开始 1—2 年之后,性机能的发育成熟导致性意识的发展,两性间开始出现一种关注和情感上的吸引,有彼此接近的需求和倾向。他们逐步摆脱心理上的隔离状态而趋向于了解、认识和接触异性的心理状态。最初,往往表现为美化和崇拜以及对年龄稍长异性的热情;随后,则表现为对同龄异性的爱慕,这时在对方面前的自我显示往往是极不自然的,有时甚至是笨拙的,但却充满天真。这种天真的表现,包括有意打扮自己,总认为异性的眼睛盯着自己,因而一举一动都觉得又紧张又有意义。女子显得羞涩、腼腆、温柔;男子有意显示自己的能力和威严,说话、办事都要让对方认为是"好样的"。在自我显示和被异性吸引的同时,有可能有意接近对方,找借口与对方讲话,主动帮助对方做事或求对方帮忙,以此试探对方有无爱的反应等等。这一阶段对异性的亲近,其对象往往广泛而不专一,处于幼稚期而情感强烈,易冲动而失控,所以给以指导和教育是十分必要的。

五　青春期的性冲动

青春期性冲动与心理困扰主要表现为以下几种:

1.青春期性幻想。性幻想是指人在觉醒状态时,通过幻想方式获得性快感的现象。一般特指不伴有明显性行为活动的情况。性幻想是一种相当广泛、普遍的人类特有的性现象。性幻想对象的内容多种多样,有时可以是纯性的,有时则完全没有直接的性的成分,但都与某种性快感的获得相联系,有时会导致性兴奋、性器官充血及出现性高潮。性幻想在青春期是性冲动的一种发泄形式,是正常的心理现象,不应因此而自卑或自责;但是如果不能控制自己,过分沉溺其中,则有害于身心健康。

2.青春期性梦。性梦是指人在睡梦中与性对象(通常为某种理想化和幻想化的异性)发生性接触而出现冲动或性高潮的现象。其机理尚不明,一般认为与性激素达到一定水平及睡眠中性器官受刺激有关。目前性心理卫生学界认为,在多数情况下性梦是正常的生理心理现象,一般伴有性高潮。男性性梦常导致遗精(梦遗),女性性高潮的出现则并不普遍。性梦常有使人醒后清心舒泰、心旷神怡的效应,越是生动逼真,肉体的快感愈大,醒后愈感到轻松。女性醒后往往可以回忆梦境详情,并影响其情绪和行为。《红楼梦》中贾宝玉在秦可卿房中午睡,梦游太虚幻境,因云雨情而梦遗。性幻想、性梦是正常生理状态的一种心理的反映,青少年要懂得这种现象的实质,不必因此而苦恼或惶恐不安。

3.青春期手淫。手淫是指性欲冲动时,用手或其他物品摩擦、玩弄生殖器以引起性快感、获得满足感的行为。它是人对性冲动和性欲的一种处理方式,是暂时的自慰行为。国内外的许多研究材料显示,青少年对手淫问题仍有许多不正确的看法,以致不同程度地影响了他们的身心健康。手淫究竟有无害处,还需要对发生手淫的生理原因有科学的认识。进入青春期后,在性激素的刺激下,性器官和副性腺都开始发育和分泌,此时便会产生一种胀满感,随之就会产生一种通过排泄的方法把这种胀满感消除掉的强烈愿望。对于已婚者来说这种涨满感可以通过性生活来解除,而未婚青年没有性接触的机会,便自觉不自觉地通过手淫来解除。由此可见,这乃是性生理活动中的正常现象。日本学者大山博山说:"除非是性器官异常或有特殊疾病无法引起性欲外,所有的男性青少年都会手淫。"当然,上述这种性器官的胀满感并非男性才有,女性也有。由于阴道和副性腺的分泌增多,以及性欲冲动引起的生殖器官和盆腔充血,女性也会出现自然充满的感觉,随之也会出现缓解欲,这种缓解欲便是女性手淫的生理原因。

总之,从以上关于手淫的简要介绍中,我们可以得出这样的结论,即手淫无害。适度的手淫可以缓解性生理、心理的紧张,起着对性不能满足的补偿作用。尤其在婚前性行为不被道德和法律所接受的文化背景下,手淫是一种可以接受的性行为。

六 青春期的心理特征

青春期心理主要表现出以下特征:

1. 自立感。青春期的少男少女们由于生理和心理的明显变化,感到自己已经长大成人,不再是小孩子了,他们要从父母的怀抱中独立出来,进入所谓心理上的断奶期。这个时期他们的心理从依赖转变为自立,从盲目信任父母转变为只信任自己,从尊重父母转变为十分自尊。青春期的孩子们常常过分自信,口气很大,有意地贬低一切,借以提高自己,获得一些自我欣赏和安慰。曾有一篇漫画生动地反映了这样的一个心理过程,漫画的旁白是:5 岁时:爸爸真了不起,好像什么都懂。10 岁时:爸爸很能干,我长大了要像他那么能干。15 岁时:爸爸没什么了不起,他似乎也很平凡。20 岁时:老头子是个笨蛋,老保守,死脑筋。30 岁时:虽然有时话不投机,但是他似乎也知道不少道理。50 岁时:爸爸真的十分聪明,如果我早一点儿向他请教该多好啊。

2. 自尊心。男孩女孩在过了心理的断奶期后自以为已经长大成人,不满于父母处处管着自己的做法,要求受尊重、受信任、被理解。父母则恰恰相反,他们往往没有注意到孩子心理上的变化,还是从习惯思维出发,依然用孩子小时候的管教方法,事无巨细,样样管束。从在家出门上学到学校里发生的种种事情,从孩子的学习成绩到孩子身边的朋友,他们都试图弄清搞懂。更有甚者,以为自己是孩子理所当然的监护人,有权了解孩子的一切,在未经允许的情况下偷看孩子的一些个人隐私,如翻看日记、私拆信件、偷看手机短信等等,往往给孩子的自尊心造成极大伤害。这种过分的管束、监视,结果只能是适得其反,使孩子产生逆反心理。

3. 交友需要。人不可以无群,交往是人类的普遍需要,尤其是进入青春期的少年,这种需求随着心理、生理的发育变化而更为强烈。本来他们可以找父母、老师来谈这个问题,但是有很多父母和老师并不太了解孩子的心理变化,不习惯和他们平等、民主地沟通和交流,同时孩子的"自我"又过于膨胀,于是他们觉得和父母、老师交流总是谈不来,好像隔着什么东西。就这样,和朋友进行交流和沟通思想就成了一种迫切需要,他们在遇到问题不能解决或者情绪低落时,十分需要同龄的知己朋友的同情和安慰,以使自己从沉沦中振作起来。比起父母长辈的劝告、教导,同龄人之间的内心倾诉能够使他们获得思想上的放松,忘记不愉快的事情,从而达到意想不到的效果。可见,正确的交往对少年的成长是大有裨益的。

交友,自然是同性、异性都要交往。我们这个社会原本就是由两性构成的,和同性朋友交往、也和异性朋友交往是很自然的事情。在学校里,既有男生也有女生,男女生同班、同校,彼此之间产生深厚的友谊也是十分正常的。但是当前社会,很多家长和教师对两性交往还不是很了解,性的神秘色彩深深地影响了这些教育者,他们一看到少男少女在一起就认为是在谈恋爱,是早恋,要及早防范。这种观念给孩子们造成很大的思想压力,甚至使得孩子们的性心理向着畸形的方向发展,背上沉重的思想包袱而无法解脱。

4. 情绪动荡。青春期孩子们的心境常处在剧烈的动荡之中,在顺境时心情愉悦、精神振奋,而在逆境时则心灰意冷、郁闷颓废。这个时期的情绪往往表现出这样一些特点:

一是强烈性。青年不同于少年和成人,少年的心扉是敞开的,进多少出多少,有委屈和痛苦可随时发泄,没有情绪的积累,因而不至于发展到悲痛欲绝的强烈状态。青年则在见到钟情倾慕的异性对象时爆发出热烈的情感,渴望永不分离。其强烈性从《红楼梦》"慧紫鹃情辞试莽玉"一章中宝玉得悉黛玉要南行的痴呆状可见一斑。

二是丰富性。青年情感的丰富性不但表现在内容的复杂多样上,而且表现在表达形式的多彩上,各种渠道所收集到的表达爱情的方式,在青年人看来,都值得去大胆一试。

三是波动性。青年情绪易走极端,顺利时兴高采烈甚至忘乎所以,挫折时灰心丧气乃至悲观绝望,情绪的波动性和行为的冲动性往往导致其在失意时行为越轨,铸成大错甚至犯罪。

青年应认识到自身这种情绪特点,发扬强烈性的合理成分,抑制其破坏成分;利用丰富性的有益成分,克服其消极成分;将其波动性引向积极、健康的方面,进行正确的自我疏导。

5. 性意识的萌生。青春期的少年由于性机能的迅速发展和渐趋成熟，心理上发生一系列重大变化，逐渐意识到两性差异和两性关系，并对此产生兴趣。随之产生的是对异性的爱慕，并开始寻找异性朋友，萌生出最初的性意识。这时候的青少年，异性爱和友谊在很大程度上是结合在一起的，他们往往是从志同道合、兴趣相投的友谊开始，到相互信任、相互忠诚的爱情。相互交往和接触，以至互相了解是亲密的爱情必经的阶段，是互相信任、爱慕的基础。因为无论男女，到了一定的年龄都要考虑自己的恋爱和婚姻问题，正确而明智地处理好这一时期的感情问题，就能为日后建立美满幸福的婚姻打下良好的基础。青少年还要懂得维护这种心理健康、稳定地向前发展，有利于自己的工作和学习。

6. 群体效应的影响。青少年处于一个心理不成熟、不稳定，性格可塑性强，渴望交友的时期，因此其心理，尤其是性心理受环境、社会风气以及朋友的影响极大。影视和文学作品等大众传媒工具也给青少年带来特殊的影响，一些男女亲昵的行为和镜头使得他们开始跟着去模仿，但是这种模仿又具有很大的盲目性，随波逐流，不知所以。

七　性压抑的转移与升华

性压抑是青春期相当普遍的一种性心理现象，既有合理、必要的一方面，也有有害的一方面。对人类而言，适当地压抑性欲是符合社会安定和发展需要的，是人类文明的需要。为了适应社会行为规范，对成熟性欲的适当压抑是合理的，对未成熟性欲的压抑也是必需的。一个社会化的人，应当学会适当地压抑自己的性欲，掌握科学的方法，运用意识的力量，使压抑性欲造成的心理不平衡降到最低程度。这种压抑虽与性本能相抵触，但不论对社会还是对本人健康都是有益的，而且，其本身也是纠正性偏离的一种有力措施。

但性压抑也有有害的一面。许多临床资料表明，性压抑可引起躯体性症状，如夜晚失眠、恶梦不断、头晕头痛、胃肠不适、腹痛腹泻等，有人认为这是性欲能量躯体化转换的结果。同时在心理上，压抑性欲多伴有痛苦体验，其强度与性欲强度是一致的。对微弱性欲的压抑基本上不会引起感情痛苦，而对强烈性欲的压抑引起的感情挫伤则十分明显。波兰性心理学家依莫林斯基指出，长期的性压抑会表现出性情绪的失调——常导致在提高性兴奋基础上的性神经官能症，在某些情况下会发生性偏离。弗洛伊德也认为为，性压抑会导致性冷淡，是心理症的根源，因为禁欲抑制了个性的发展、创造力的开发、大无畏精神的发扬和对人生积极进取的态度。

进一步的研究表明，性压抑作为一种制约青少年心理和行为的深层次因素，尤其对两类人的身心健康影响较大：一类是性冲突感明显、强烈而心理素质又比较脆弱，难以找到转移、代偿等途径的人。他们往往焦虑不安、苦恼，形成一种压抑情绪，长此以往易导致心理异常，还可能出现生理上的不良变化。另一类是对性反感、厌恶、冷漠的人。他们往往背离正常人性心理发展的规律。他们心理上对性的这种态度，会导致生理上的感应失灵，从而陷入无法得到性满足的不幸之中，并很可能会引起一系列心理健康问题。这类人尤以女性居多。前者是能为个体（也包括外界）所感知的压抑，即显压抑；后者则是一种变相的压抑，是性发展不健全的结果，但这种压抑甚至都不能被清楚地意识到，故称隐压抑。

既然过分地压抑性欲对人的身心健康非常不利，那么，我们就应该既要看到性放纵所带来的恶果，也要重视性压抑所产生的不良影响，对青少年的性冲动加以科学的治理和调节。这种调节主要包括以下三个方面的内容：

1. 性教育。许多研究资料表明，青少年的性压抑在很多情况下是由于缺乏必要的性教育。不少青少年由于不清楚伴随着性成熟而来的一系列变化，包括生理上和心理上的变化，尤其是缺乏性道德、性情感的教育，缺乏处理两性关系和性问题的方法指导及帮助，因而在性问题上往往是自我摸索。他们对性问题既好奇又迷茫，既有兴趣又有罪恶感，既感到神秘又感到恐惧。生理成熟的提前与心理成熟的延缓之间的矛盾更加剧了他们在性问题上的困惑。性教育的意义就在于让青少年对性问题有一个与其年龄相适应的清楚而又理智的认识，实践证明，这对帮助他们解除性压抑、促进性心理健康发展是大有裨益的。大学开展性心理卫生教育后，大学生普遍认为非常需要这方面的指导。很多大学生反映，过去缺乏这种教育，常胡思乱想；

现在知道了一些过去迷迷糊糊的东西后,将有利于自己正确对待这一问题。众所周知,手淫是青少年宣泄自己性压抑的一种手段,曾有学者在授课前后用同一张表格对手淫问题进行了调查。授课前调查时,有些学生不敢承认自己手淫,不少人把手淫看成是可耻、堕落、下流的事。听完课后,有些同学对这种观点作了修正,正视了自己的手淫问题,改变了对手淫的不正确认识,起到了良好的教育效果。当然,性教育不仅仅是性生理、性心理的教育,也包括性道德、性卫生、性情感等方面的教育。青少年接受了这方面的教育,就为他们正确处理这类问题,用宣泄、转移、升华等方法来调节自己的性冲动打下了良好基础。

2. 性转移。所谓性转移,是指通过学习、工作、文体活动、男女交往等多种合理的途径,使性能量得到正当的释放和有效的转移。转移之所以有利于解除性压抑,主要有两个方面的原因:其一,性心理卫生学的研究表明,一般日常生活压力与性驱力呈负相关性,生活压力越重,性驱力越低。所以,给青少年适当的学习、工作等压力,对于避免性压抑的不良影响是有利的。其二,对异性的爱慕和向往是青少年性心理的正常表现,两性交往其实也是满足性欲望的一种方式,交往双方都可以从中减缓性紧张和神秘感,有利于互相取长补短。不言而喻,这些也将有利于恋爱的顺利进行和未来的家庭幸福。反之,与异性的关系处理不好,往往有可能导致性挫折而引起性压抑。

3. 性升华。性升华是指当性欲在环境限制下难以发泄时,当事者将其转化为另外一种积极的、建设性的欲望,使其在创造性的活动中得以发泄。性心理卫生学的研究表明,性欲转化为其他欲望或被其他欲望替代不但是可能的,而且是确实可行的。歌德在遭受失恋痛苦,不堪压抑而企图自杀之际,终于抑制了这种轻率的行为,以自己破灭的爱情为素材,写出了世界名著《少年维特之烦恼》就是一例。概言之,性升华可以使青少年的性欲转化为进取和动力,成为工作热情和创造性的源泉,从而把满足性心理需求和社会公众利益最大限度地统一起来,不失为解除性压抑的最佳方法。

八 对早恋的解析

早恋是青少年性心理的外化,是性心理转化为性行为的一种实践。早恋是一个极不确定的概念,属于社会历史范畴。根据我国目前的情况,可以把早恋界定为"不到恋爱年龄而进行的恋爱",属于一种不适时的失控行为。法律上并无关于恋爱年龄的具体规定,但人们习惯上以下述两个标准作为参照:一是生活自立程度,二是与法定最低婚龄相差的程度。如用这两个标准进行甄别,则中学生所进行的恋爱都可以叫做"早恋"。

早恋是一个世界性问题。1984 年世界银行的调查统计资料表明,青少年怀孕无论在发达国家还是发展中国家都很常见,约占全世界出生率的10—15％。

早恋的特点

1. 朦胧性。青少年早恋往往是一种模糊不清的感情,似乎是爱,似乎又不是,有时像爱,有时又不像,彼此间的爱在一种似爱非爱的朦朦胧胧的状态下进行,有的是把异性间的好感当成了爱,有的和异性交往则仅仅是出于好奇。

2. 单纯性。和成人的恋爱相比,青少年的早恋是很单纯的,爱就是一切,不附加任何条件,并且感情比较纯洁,很多青少年往往追求一种近似于柏拉图式的精神交往,而排斥肉体接触。

3. 盲目性。由于青少年的身心发展尚未完全成熟,他们还不能很好地把握自己,把握对方,真正理解爱情的深刻内涵,因此早恋带有很大的盲目性。有的是受好奇心的驱使而被异性吸引,有的是被同学起哄哄到了一起,有的是由于某种偶然事件或出于对对方某方面的羡慕走到了一起,真正经过理性思考的不多。

4. 不稳定性。青少年的身心正处于一个急剧变化的过程中,可塑性强,变化较大。他们的理想、志趣、爱好、性格等往往会随着身心的不断成熟而发生变化,而这种变化常常会引起爱情的变化。同时,青少年早恋过程中的盲目性和工作的不稳定性,导致了青少年恋爱的不稳定性。由早恋开始而最终成功,双方白头偕老、永结同心的人是不多见的。

早恋的类型

1. 模仿性的游戏型:这些人大多是初一年级学生中年龄较小者。他们情窦未开,即男生尚未有梦遗,女生尚未有初潮,由于接受了不健康的性信息,便开始向异性同学"求爱"(写信、约会等)。这些孩子的行为并非受成熟的性欲望所推动,其"恋爱"是纯模仿性的,且带有游戏性的特点。这种"早恋"在小学高年级就可能出现。由于受好奇心的驱使和带有很强的游戏性,这些"早恋"者在和异性的接触中,往往不考虑时间和地点,随心所欲。

2. 孩子般天真型:这些人大多是初一年级中年龄较大的学生,初二、初三年级中年龄较小且社会成熟度又相对较差的学生。他们性发育已经开始成熟,由于受性欲望的驱动和渴望探寻性的奥秘,而向异性眉目传情、暗送秋波、递字条、订约会或互相发出一些天真的山盟海誓。这些早恋者虽然互相传递着爱的信息,但其行为的主要内部动机是一种捉摸不定的亲近欲和难以自控的好奇。尽管他们口口声声说"我爱你",但并不理解爱的意蕴,多数人是把对异性的好感误作爱情,尤其未能认真考虑为什么要恋爱,以及恋爱会给自己带来什么后果等问题。选择对象亦无明确的标准,几乎遇到谁都可以谈。这些早恋者的恋爱并不具有自觉的婚姻目的,也做不到情有独钟,因此带有盲目性和非专一性。

3. 少男少女的认真型:这些人大多数是初三年级中年龄较大的学生及高中学生。他们的性意识已超越了朦胧阶段,开始对爱情有了自觉的追求。他们之所以恋爱,大多是出于对对方的学业优异、身体强健和容貌秀美的爱慕,并且把求爱的目标集中到一个人身上,希望和对方单独相处或幽会。他们虽然还不能全面理解恋爱和婚姻的全部内涵和对对方应尽的责任和义务,但双方在内心深处都憧憬着未来夫妻生活的幸福,其恋爱是以婚姻为目的的。

在上述三种类型中,第一种类型的人数较少。这类早恋虽然缺乏性欲的动因,但也应该引起教育者的重视。因为这些学生年龄小不懂事,行为往往不计后果,在不良诱因的驱动下,很容易发生令人震惊的过失行为。调查表明,许多少女的性罪错,就是在初潮前一年开始的。由于年龄小,这些学生还未超越"他律"的发展阶段,其教育工作还是比较好做的。第三种类型的人由于年龄较大,心理发展渐趋成熟,行为有更多的理智成分,因此,这部分学生的早恋就较少会导致性罪错,也比较容易接受教诲。相比之下,容易发生问题的是第二种类型的早恋者。这一类型的人正处在青春萌动期,由于性开始发育成熟,性激素分泌增多,他们内心深处已经出现了一种狂风暴雨般的性骚动,不仅对性的问题有着强烈的好奇性,且常常产生进行性尝试的愿望。但是,由于社会心理发展不成熟,他们虽然在恋爱,却不懂恋爱的真正意义。其中一些人甚至错误地认为,只有性行为才能表现出爱情,性行为完全是个人或相爱者双方的事,丝毫无碍于他人和社会。这类早恋者被动地受着性冲动的驱使,盲目地探求性的奥秘,同时理智水平差,常常难以控制自己的情绪。因此,不仅容易发生荒唐和失礼的行为,且潜隐着性失足的危险。

青少年早恋的防范策略

在实际工作中,我们应该正确教育青少年,防止早恋现象的产生:

1. 加强教育,防患未然。英国哲学家培根说过:"知识就是力量。"确实,只有当人们对早恋的危害有了清晰的认知后,才能自觉地与早恋告别。从性心理卫生学的角度来看,中学生之所以不宜恋爱,主要是因为:

(1)思想尚未定型。中学生由于世界观尚未形成,对世界、对社会、对人生的看法还较幼稚、片面,各人的思想、道德品质在今后的人生道路上时有变化。今天可能一致,明天就可能有分歧,几年后更可能分道扬镳。在现实生活中我们也不难发现,中学时代谈恋爱者失败的居多,后来能结为伴侣的为数极少。

(2)心理上尚未成熟。中学生的心理尚处在发展阶段。在自我意识方面,他们存在着一种"盲目的成熟感",喜欢自以为是;在情感发展方面,他们好冲动,易转移;在意志发展方面,他们自制力较差。所以,在恋爱时极易感情用事,做出"越轨"的事情来。而一旦"越轨",对女同学来说,所造成的心理创伤是终身无法弥补的。也许她们当时并不觉得什么,但日后伴随而来的挫折感、自卑感、悔恨心情会伴随终生。

(3)经济上尚未独立。中学生的经济主要依赖父母或他人,自己尚不能自力更生。而从恋爱到结婚、生育,这一切都需要有一定的经济基础,这也是一般人都在工作几年后才恋爱结婚的原因之一。而中学生由于无力支付恋爱期间的物质需要,甚至不惜铤而走险而误入歧途,就是证明。

(4)事业上尚未定向。中学时期是打基础的时期,将来从事何种职业尚未定向。青少年时代又是读书学习的黄金时代,在这一时期,人的精力最充沛,求知欲最旺盛,观察、记忆、思维、想象等认识能力也最强。因此,中学时代是积累知识、增长才干、奠定人生基础,为自己未来的事业逐步定向的关键时期。中学生谈恋爱后,感情往往为对方所牵制,学习上自然分心,成绩也就下降了。目前的青少年尽管生理成熟提前,但心理成熟却远滞其后,不具备恋爱的条件。据美国社会心理学家研究,在离婚案件中,男子在23岁之前结婚所占的比例最高,其中又以19岁前就早婚的为巅峰。可见,理论和实践都证明,中学生一到生理成熟就匆匆踏上恋爱之路,是不适宜的。

2. 鼓励交往,加强指导。要有意识地开展和增加男女青少年之间的交往,这样可以淡化彼此对异性的好奇,有助于他们更稳妥地把握自己的情感。当然在此过程中要有效指导,使他们了解,什么可以去做,什么不可以去做,避免大错铸成。

3. 抓住苗头,防微杜渐。部分研究表明,中学生的早恋大多是秘密进行的。但是正像古语"月晕而风,而雨"说的那样,任何事情既然要发生,就会有先兆,就会有蛛丝马迹可寻。教师和家长要通过认真观察,把握每个学生性心理活动的每个细节。一般说来,中学生早恋的"先兆"包括:突然过分地喜欢修饰打扮;上课失神,甚至精神恍惚,学习成绩突然下降;活泼好动、喜欢与别人交往的学生一下子变得沉默寡言,不愿与他人接触;经常瞒着父母与同龄异性一起去看电影;突然有人寄信来,且寄信人不留地址;手机短信增多,收发短信时间变长;迷恋于网络聊天,等等。上述情况应该引起教师和家长的关注,这些学生可能是在早恋了。当然,事情并不是绝对的。例如,"爱美之心,人皆有之",青年尤甚。过分追求修饰打扮,也可能出于其他原因,未必是早恋所致。故对于上述种种表现,必须根据学生个性发展的历史和现实的心理状态进行认真的研究和分析,才能得出正确的结论。发现了学生早恋的端倪后,教师和家长的态度应该不是为了进行责备,而是为了教育;其教育的最重要原则是理解和信赖;其教育工作的出发点甚至不是自己所处的教育者的地位,而是以经历过类似问题、体验过类似困难的长者的身份,帮助学生解除困扰和恢复常态;教师和家长的态度必须真诚,因为只有真诚,才能得到学生的认可、达到教育者的心理世界与学生的心理世界进行双向交流的目的。此外,由于青少年情绪的发展往往先于认知领域的发展,对长者的教诲,他们往往是先有情绪的震动,后有理智上的感知,这就决定了教育者不仅要对他们晓之以理,更重要的是动之以情。正像成语"通情达理"所表述的,只有使学生"动情"之后,才能开启学生的心扉,提高道理的说服力和可信度,从而引起他们的自我反省,将隐患消除在萌芽状态。

4. 提高素质,加强理解。这里所谓的素质是指教育者的性文化素质。国内一些成功的性教育实践证明,教育者必须摆脱落后的性文化观念的羁绊,理解青春期男女的心理、生理发展特点。不要轻易地把一切涉及到性的问题都看成是道德问题,更不要将其看做比任何其他道德问题都不可饶恕的问题。一个学生早恋了,或者向异性同学表示了爱恋之情,这实在与上课交头接耳、做小动作等一样,并无特别值得教师更加"深恶痛绝"之处。教师和家长在教育工作中需要让学生理解:他们之所以要对早恋学生进行教育,绝非由于视早恋为罪孽,而是出于对学生的真诚关心。正像前面已述及的那样,早恋不仅影响了学生的学习和身心健康发展,而且难以达到婚姻的目的;即使达到了婚姻的目的,也多以悲剧告终。教育者另外需要注意的是对待学生的早恋问题,必须采取正面疏导的原则,帮助他们除难解忧,以顺利地度过躁动不安的青春萌动期。反过来,对早恋问题采取组织措施,处处防范,甚至禁、堵、卡、压,则不仅会造成社会性的性压抑,而且会强化青少年对性的神秘感,驱使其去探性的底蕴,甚至会激起他们的逆反心理,一不做二不休,干脆从恋爱的"地下游击队"转为"正规军"。

青春期对性知识的态度是好奇伴随着羞怯。青春期的好奇和对性知识的需求是性发育和性心理发展的必然产物。在这一时期他们突然遇上身体的各个方面如此之大的变化,震惊、迷惑、想得到正确解释的心情是在所难免的。性心理的觉醒几乎总是伴随着羞怯的,因为这些涉及的都是孩子最隐私的地方。我们所要做的是让孩子懂得性需要是正常生理和心理的表现,既非可耻,亦非罪恶或下流。获得科学的性知识,会促进青少年性心理的健康发展,改变对性的愚昧无知状况,破除对性的神秘感和好奇心,为生理和心理的进一步成熟打下良好的基础。

青年性健康

青年性生理的特征

青年性心理的发展

青年性心理的表现

大学生性健康

青年期是童年向成年的过渡时期,是性意识萌发与发展的阶段,是身体发育日渐成熟与心理健康定型的阶段,也是精力充沛、兴趣广泛、对人生充满幻想的时期。所以一些心理学工作者把青年期的到来称为"人的第二次诞生"。

关于青年的年龄划段,在不同国家、不同时期有不同的界定。联合国教科文组织把从青春期性发育成熟到45岁这一年龄层的人定义为青年。这个定义是广义的,它较适应发达国家的标准。较早的、狭义的青年概念,是指从十六七岁到二十三四岁的年龄层,这一阶段是由少年过渡到成人的阶段。从现代心理学来看,由于人类社会的开放性、复杂性程度越来越高,人们花在适应这些社会特性上的时间也就越来越长,从生理发育成熟到心理完全成熟的时期也会延长。从我国和其他一些国家实行的标准来看,把生理发育成熟(特别是性生理发育成熟)到 30 岁这一年龄层定义为青年,具有较广泛的适应性。

随着青年期的到来,青年人首先遇到的是性的问题。在青年期,性心理的健康发展对促进青年的学习、生活和工作,保证恋爱的成功与婚姻的美满、家庭的幸福,以及培养高尚的性道德品质有重要意义。

一　青年性生理的特征

人一出生,生殖器官已经完备,但不成熟。随着青春期的到来,人的性机能开始逐渐走向成熟,到青年中期,已基本发育成熟,因此性机能的成熟是进入青年期的一个重要特征。在青春期,性激素分泌增加,位于大脑的"下丘脑"部位的性中枢神经细胞开始分泌"促性腺释放激素",它将促使脑垂体的另一部分——腺垂体分泌促性腺激素,于是,就引起了人的生殖器官中的性腺的发育(男性的睾丸和女性的卵巢),并分泌性激素。于是女孩有了月经,男孩开始梦遗,主性器官和副性器官也开始发生变化。这称为第一性征。

同时,随着性的成熟,身体外部也会发生一些生理变化。男性表现为喉结突起,声音变粗,出现胡须,肌肉发达,运动能力佳。女性则表现为乳房突起,声调变高,皮肤变得光泽,体态变得丰满,显露出女性特有的妩媚姿态。男女间出现的这些性别上的差异,称为第二性征。第二性征的出现标志着身体正在逐步成熟,从十六七岁开始,大多数男女性发育成熟,进入青年阶段。在这一阶段,青年男女的性器官发育成熟,第二性征的发育也已完成,各种功能都逐渐过渡到鼎盛时期。

二　青年性心理的发展

进入青年期之后,随着年龄的增长,生理机能进一步发展与完善,并且随着知识日益增加,生活视野日益扩大,个性不断成熟,青年男女对性爱意识的理解和认识越来越全面和深刻,对异性之间的关系也开始有了正确的态度,他们逐渐树立起自己的理想和追求,明确了自己今后的生活道路。男性青年往往喜欢显露自己的才华来博得所要追求的女性的欢心,女性学会在外表上打扮自己,吸引异性注意。总之,此时无论从身体发育、心理素质,还是从理想认识、道德观念和人生态度等方面分析,都可以说,青年已经基本具备了恋爱婚姻、组织家庭的主观条件和可能性,进入了异性爱恋期。

青年性心理的发展与演变过程,说明了青年男女之间产生的追求异性、选择配偶的心理体验,是一个人在特定时期必然出现的客观现象,并不是任何人的凭空猜想和主观判断。

心理学研究发现,青年性心理的发展有三个特点:

1.青春期来临后,内心对异性的关注、探索兴趣浓厚,接近异性的欲望强烈。

2.女性在性意识成熟方面往往比同年龄男性更早一些,表现出对异性的浓厚兴趣。一些少女喜欢打扮自己,以引起异性的关注,而同龄男孩仍在玩着在她们看来十分幼稚的游戏。

3.男性获得某些性感的体验比同龄女性早。

青年期,在睡眠中出现刺激性欲的梦境,男女往往都会达到性欲亢奋的状态。

三 青年性心理的表现

对性生理发展的关注

青少年进入青年期之后,在生理上发生了一系列变化,这些变化将男性和女性进一步区分开来,但是它们不仅仅是区别不同性别的标志,还是显示生殖系统开始运转的信号和两性相互吸引的重要根源。因此青少年到了这个阶段就会格外关注发生在自己身上的各种变化,如性生理功能的变化,最主要的是男性对于遗精的关注和女性对于月经的关注。同时,青年往往关注自己在第二性征上与异性的不同。在青少年进入青年期之后,许多人都会不同程度地出现自我欣赏的心态,常常在镜中端详自己的外貌,与他人进行比较。每个人都希望自己能对异性产生极大的吸引力。对于青年来说，越是接近恋爱、结婚的年龄，这方面的烦恼和焦虑的可能就越大。对于某些青年来说，甚至成为他们在性生理发育问题上一个十分重要的心理负担。

对性知识的探求

青年人由于性成熟而对性知识、生殖现象有了探求的欲望，产生对性知识的渴求和浓厚的兴趣，这是青年性心理发展的必然现象。他们非常关心自己和周围伙伴的发育变化，对性知识既好奇又敏感。他们心目中有很多疑惑需要寻找答案，想知道发生在自己身上的变化是否正常。所以他们会有意识地通过一些途径来寻求相关的知识，比如翻阅医学杂志书刊、收听专栏节目、上网查询等等。有些青年受封建意识的影响，把探求性知识的兴趣看成是羞耻甚至罪恶的心理，影响了性心理的健康发展。个别青年不能从学校和家长那里得到科学的性知识，于是从一些黄色书刊、淫秽录像中得到一些非科学、不健康的所谓的"性知识"，害人害己，造成严重后果。青年对性知识的需要是青年性心理发展的必然，既不是羞耻更不是罪恶。家庭和学校要帮助青年获得科学的性知识，使他们对性有正确的认识，消除对性的神秘感，了解自己，这样才有助于他们身心的健康成长。

对异性的兴趣与爱慕

在进入青春期后，青少年就开始欣赏、爱慕异性，希望引起异性的注意，青年男女彼此向往、追求是青年性心理发展的正常表现。爱慕异性是青年恋爱成功与婚姻美满幸福的性心理基础。进入青年期后，青年们逐渐进入了性爱恋期。此时，青年男女会明显流露出想和异性相处的意愿，在行为上也会表现出一些主动接近异性的举动，在共同生活中相互结识、建立好感，最后形成单独接触。一般来说，男女青年追求异性的情感特点有所不同：男青年对爱情往往表现得外露、热烈，显得英姿勃勃；女青年对异性的爱慕往往含蓄、矜持，表现得娇媚、自尊，而略显羞涩、被动。

从性心理来看，青年时期的男性一般有以下基本特征：

1. 钟情。钟情是成熟男性最典型的心理特征和表现，它指男性青年对女性的注意力增强,并越来越希望和异性交往,通常体现的是男性对异性的思念,带有强烈的和浪漫的渴望,而不能完全理解为性的欲念。一般男性大多羞于表露对异性的钟情,但其中也有少数不避讳自己的情感,与自己钟情的异性频繁接触,大胆表露心意。

2. 自我表现。男性青年在钟情心理的作用下,愿意和自己钟情的异性接触,产生了以引起异性注意为目的的心理和行为,表现为:注意修饰自己的仪表、讲究服饰等,注意倾听、理解钟情异性的言谈举止,喜欢在钟情异性面前展示自己的知识和才能,以引起对方的好感和注意。

3. 紧张情绪。性成熟初期,无论采取什么方式和在什么场合与异性共同活动,男青年都很难消除心理上的紧张情绪。产生紧张感的心理原因是复杂的,如世俗观念的约束、外界的舆论、同伴的取笑等,但最主要的是男青年自己也迷惑不解的心境和无目的的行为,以至于对自己的行为缺乏必要的自信心,形成内心紧张。这种紧张感因人而异,程度不同,有的男青年只要与异性相处就会紧张局促、心跳加快,有的只是面对自己所钟情的异性才会有紧张感。随着年龄的增长和经验的丰富,多数人的这种紧张心理会逐渐消失。

女性青年与男性青年的性心理特征有一定不同,一般来说,男性上述三种性心理特征在女青年身上也有所体现,但程度不同,女性性心理特征更集中在以下几方面:

1. 爱慕。女性在十五六岁以后,"异性疏远"心理逐渐向"异性接近"转变,心理上产生了一种对异性的好奇心。在好奇心的驱动下,便开始了对异性的追求,也就是我们所说的爱慕心理的产生。但这种心理上对异性的爱慕还不能与爱情等同,其爱慕对象是不稳定的,从行为表现上看,还显得有些拘谨,尚能遵守一定的界限。

2. 选择。选择异性是青年女性又一个心理特征。女性进入青春期后,随着独立意识的增加、视野的开阔、多向性的交往活动、深化的情感交流等原因,女性同伴已不能满足其多方面的心理、情感和理想上的需要,因此在爱慕思想的驱动下,她们开始有选择地寻找自己的异性知己,以便倾诉心声,并且在知己那里获得对自己最充分的理解和同情。这包含着性欲方面有限的冲动。但是,由于女性特有的谨慎和感情丰富、细腻、多变等特性,女青年常常在选择谁的问题上犹豫不决,反复多变。

3. 倾心。一旦女性青年找到自己的意中人后,就会把自己的理想寄托于对方,并尽力地促成自己的意中人转化为自己的终身伴侣。在这一时期,常常形成女性认知的盲区,也被国内外许多学者定义为性的危险期。因为处于这一时期的女青年,由于被异性的男性特征及优点强烈吸引,便会产生"倾心"的心理特征。女性的倾心特征,是产生爱情的重要基础。但倾心的心理特征,又经常使女青年对倾心的异性产生盲目顺从的心理,常把眼光盯在倾心对象的长处和闪光点上,这种顺从、盲目崇拜的心理,直接影响女性对倾心对象全面、准确、客观的判断评价,这常常对处于这一时期的女性青年造成意想不到的伤害。

青年时期是人生的黄金时代,要抓紧时间学习知识,努力工作。青年不要因过早的恋爱影响自己的学业和事业的发展及成功。青年初、中期的性心理往往带有不稳定的特点,特别是在校学生,经济尚未独立,阅历、知识、能力、经验等方面都有所欠缺,理想纯真的爱情梦想往往因社会现实而破灭,这是青年早谈恋爱成功率低的主要原因。

性欲望和性冲动

在青春期,由于性生理的成熟,青年常伴有强弱不同的性冲动,受到性需求的驱使。正像英国性学专家霭理士所指出的那样,"人即其性",即一个人的性素质是他最内在、最深层和最根本的部分。青年在青春期出现的性欲望与性冲动是青年发育中正常的生理和心理现象。青年的性欲望的生理动因是性激素的作用。性激素控制和促进了人的第二性征和附性器官的发育与维持。与性有关的感觉、情感、记忆与想象,是引起性欲的心理因素。在青春期,每个生理发育正常的人都会有性心理的欲求。每个热恋中的青年男女更不可避免地伴有性冲动。因此,对青年的性欲望和性冲动可疏而不可堵,既不能把性欲望和性冲动看成是低级和下流的,又要防止在性问题上过度追求自由,否则就会引起恐慌、自责等心理,影响身心健康,妨碍学习和工作。正确对待性欲望和性冲动,用理智和伦理道德约束自己,就能自然地度过这一时期。

性压抑

由于我国有着几千年的封建历史,谈性色变的保守观念依然影响着当代青年,认为性是下流肮脏的、难以启齿的,于是,有些青年强迫自己否认和回避性需求,长期处于紧张、焦虑等状态,形成严重的性压抑。鲁迅认为:"生物的个体,总免不了老衰和死亡,为继续生命起见,又有一种本能,便是性欲,因性欲才有性交,因性交才发生后裔,继续生命,所以性交也并非罪恶,并非不净。"性压抑易使人产生不健全的心理,诸如怀疑、敏感、孤僻、抑郁、烦躁、嫉妒,还会造成性恐惧和性敏感。伴随着性成熟的出现,青年自然会出现性欲望和性冲动。这种欲望得不到正常途径的疏泄,就会受阻,积滞成心理上的矛盾冲突,产生不满、压抑等消极情绪。性意识支配性行为,由于性压抑的影响,有的青年即使平时表现良好,也会一改常态,特别是那些内向、孤僻和心理素质差的青年往往表现得比较明显。应当说,适当的压抑是符合社会传统的,是成熟的反映;但严重的性压抑则会有害健康,导致性欲畸形,引发性扭曲。所以,作为当代青年,要以科学的态度认识性,接纳性,积极妥当地释放它或升华它。

四　大学生性健康

大学生性心理特征

大学生是青年中一个独特的群体,从生理上说,他们已经发育完全,然而他们还没有走上社会,在心理上尚未成熟,其性心理有以下几个特征:

1. 本能性与朦胧性。由于生理上的日趋成熟,心理上有了接近异性的内在要求,于是他们开始关注接近异性,甚至产生爱慕之情,这只是追求异性的本能反应。但由于性心理不具有深刻的社会性,基本上是一种由生理上的急剧变化而带来的本能,他们往往怀着好奇心,秘密地探求性知识。由于缺乏较系统的、科学的性知识,这种对异性的兴趣、好感和爱慕比较朦胧和单纯,仍属于异性吸引的范畴。

2. 强烈性与不稳定性。青年期由朦胧的心理变化逐渐发展为强烈的性意识。因为这一时期心理发展的一个显著特征是闭锁性,所以导致了性意识的强烈性与不稳定性。他们的性情感和性思维比较活跃,对性问题敏感、好奇,但性意志和性伦理道德观念比较薄弱,其性心理不仅受主观情绪情感影响而起伏不安,更易受客观环境中性信息的刺激而动荡,而且往往心理上的需要与实际的行为相矛盾,产生种种冲突和苦恼。

3. 冲动性和隐蔽性。青年大学生有了强烈的性欲望和性冲动,这是发育中的正常生理与心理现象。此时性心理还未成熟,还没有形成正确的、稳固的性道德观念,自我控制能力缺乏,因而极易受到外界不良影响而产生冲动。由于他们处于特殊群体,又十分重视自己在异性心目中的印象、评价,因而会偶然想到异性,甚至形成心目中的异性偶像,或出现性梦、性幻想与性冲动等现象。

4. 压抑性与宣泄性。大学生和异性接触的渴望与社会、学校及家长的严格规约常发生矛盾:有的想把学习成绩搞上去,又难以从感情中解脱;有的表面上表现得无动于衷,故意做出回避的样子,但实际上却十分希望体验等。诸多矛盾相互作用,常常产生强烈的压抑感。现实生活中五花八门的性信息的传播,尤其是在西方性解放、性自由思潮的冲击下,一些大学生的性意识受到错误的引导和强化,致使其精神空虚、情趣低下,过早地沉迷于谈情说爱中,甚至发生性过失、性犯罪;一些人由于性能量得不到合理的疏导,从而导致过分性压抑,少数学生以扭曲的方式、不良甚至变态的行为进行宣泄,如厕所文学、课桌文学等。

大学生性观念和性心理分析

随着科学技术的飞速发展、信息的高速传播和社会产品的极大丰富,大学生的性生理成熟期有了明显的提前,他们通过各种渠道和传媒途径,对性知识有了一定的了解。但长期以来,由于家庭、社会和学校对性教育采取一种保守的态度,使他们的性心理成熟期明显推迟。两者的矛盾造成了大学生对性知识和性健康缺乏全面、客观而科学的认识,从而使其性观念和性行为带有很大的盲目性与冲动性。因此,对他们进行正确的引导,使他们克服因好奇心和神秘感而造成的种种失误与差错,以促进大学生身心的健康发展,就成为我们当前高等教育中一项不可忽视的重要任务。

大学生的性观念和性心理的现状呈现出多元化的发展趋势。下面就大学生对恋爱动机、择偶标准、爱情观、婚前性行为、未婚同居、贞操观、性解放等观念进行分析。

1. 大学生的恋爱态度和恋爱动机

大学生谈恋爱在高校中已成为一种普遍的现象。据有关调查资料表明,目前大学生中的绝大多数对大学生谈恋爱持认可的态度,只有极少数人持否定态度。关于恋爱动机,一部分人认为是"为了丰富自己的精神生活",另一部分认为是"为将来的婚姻积累经验",还有一部分人认为"有人爱可以证明自己的魅力"。关于恋爱的利弊问题,一部分人认为大学生谈恋爱"利大于弊",健康的爱情可以激发恋爱双方专心投入学习,丰富感情生活;另一部分人则认为恋爱"弊大于利",如果恋爱双方处理不当,不但会影响学习,而且还会浪费大量的精力和财力,甚至伤害双方的感情;还有相当一部分人认为恋爱"利弊相当",不能一概而论。

2. 大学生的择偶标准

关于择偶标准,大多数大学生把对方的性格、才能、人品和兴趣爱好放在比较重要的位置。男生选择女朋友一般要求"温柔善良"、"贤惠能干"、"容貌漂亮"。女生选择男朋友一般要求"对爱情专一"、"有责任感"、"有气质,有才华"、"为人正直,诚恳忠诚"、"优秀出色,有发展前途";也有女生选择男朋友要"英俊潇洒"、"口才好,交际能力强";还有极少数女生选择男朋友持无所谓的态度,认为"只要他对我好,其他都不重要"。由此可见,当代大学生择偶标准的主流还是健康的。关于学历的要求,除少数男生要求对方的学历不低于自己外,一般男生都对对方的学历持"无所谓"的态度;而女生则一般要求对方"学历不低于自己",只有少数女生对对方学历持"无所谓"的态度。

3. 大学生的爱情观

绝大多数大学生对爱情持肯定的态度,认为人的一生需要爱情。但是在关于婚姻的问题上,一些大学生又认为,"恋爱是高尚的,婚姻是世俗的",爱情不一定以婚姻为归宿,个别学生认为"婚姻是爱情的坟墓",现在谈恋爱,将来不一定会走进婚姻的殿堂。

4. 大学生对婚前性行为的看法

据有关调查资料显示,在对待婚前性行为的问题上,大多数大学生都能持一种接受的态度,认为婚前性行为谈不上什么不道德,"只要基于爱情就可以"、"只要两厢情愿就可以"的观点占有相当大的比例;还有极少数学生认为婚前性行为"是热恋中的感情失控,是难以避免的",甚至有个别学生认为,婚前性行为是"现代文明的标志、人类爱情的必然结果";还有小部分学生则认为,婚前性行为"应受道德的谴责","应受行政的处分"或"应受法律的制裁"。

5. 大学生对未婚同居的看法

大学生未婚同居的现象在西方国家较为普遍,近年来在我国亦不少见。在对待未婚同居的问题上,大多数学生持不赞同的态度,认为未婚同居"不符合我国的传统道德","是一种不稳定的两性结合","使妇女的合法权利得不到保障","使社会的性关系造成混乱";也有少数学生认为,未婚同居"可以使男女双方充分了解,有利于找到满意的终身伴侣"。

6. 大学生对贞操观和性解放的看法

在贞操观的问题上,一般大学生持较为谨慎的态度,认为贞操对于一个人来说是十分重要的;也有大学生认为,保不保持贞操是无所谓的事情,用不着大惊小怪;还有一部分大学生认为,贞操是封建传统的观念,应该打破。在对待性解放的问题上,一部分大学生持坚决反对的态度,认为它不符合中国的国情;大多数大学生对性解放采取既不赞成也不反对的态度;还有一部分大学生虽然不赞成性解放,但对他人的性自由倾向则认为是个人的私事,不必干涉,只要自己不去做就行了。总之,当代大学生在性观念上较为开放,而在心态上却比较保守,他们在贞操观和性解放的问题上呈现一种矛盾的发展趋势。

大学生常见的性心理困扰

1. 性生理成熟带来的心理困扰

男女大学生性发育已基本成熟。我们知道,遗精和月经是人成长过程中必然出现的自然的和正常的生理现象,但仍有一部分大学生有着不正确的认识,并受其困扰。针对大学生的调查显示,男大学生对遗精的情绪反应,感到"羞愧"、"厌恶"、"不安"、"困惑"的共占了16.7%;女大学生对月经的情绪反应是,感到"紧张"、"厌恶"、"不安"和"情绪低落"的共占了60.5%。

男大学生对遗精的负面心理体验,主要来自几个方面的困扰。一些男大学生受"一滴精十滴血"、"遗精会大伤元气"的错误认识影响,对遗精感到恐慌担忧、焦虑不安;还有部分大学生认为是自己思想肮脏、卑鄙所致;有的认为自己的行为(如自慰)下流、堕落才会导致遗精。由于对遗精缺乏正确认识,一些大学生在思想上感到羞耻、难以接受,出现焦虑、紧张等不良情绪,但遗精的现象仍然存在,于是扰乱了睡眠,出现失眠、头晕、头痛、耳鸣等。这些症状又在一定程度上加剧了心理负担,一方面怕别人知道后嘲笑、蔑视自己,把这种担心、恐惧郁积心中,闷闷不乐;另一方面又把注意力集中在自己遗精的问题上不能自拔,出现了恶性循环。个别大学生因此产生较为严重的心理障碍。

月经是女性走向性成熟的标志,也是一种自然而且正常的生理现象。相当多的女大学生随着月经的周期性变化,食欲、性欲、情绪、记忆力等方面都可能会发生程度不同的变化,有的还会有诸如头痛、疲乏、腹痛等身体不适感。部分女大学生还可能出现痛经和烦闷、焦虑、易怒或者沉默寡言、消极抑郁,甚至恶心、呕吐等身心体验的月经前期紧张综合症,使自己的学习和生活受到较为严重的影响。

2. 性体像带来的心理困扰

有人曾对大学生作过一次调查,发现大多数人对体像有或多或少的焦虑心理,因为外表可以修饰,而体像却很难改变。对男大学生而言,最苦恼的是对自己的生殖器官不满意,他们错误地认为,阴茎的大小便意味着性功能的强弱,有这样想法的人数超过一半。困扰男大学生的第二大问题是觉得自己个子矮,这种心理的产生与女性的审美和择偶要求有极大的相关性。对女大学生来说,顾虑自己乳房小的最多。在现代社会中,人们崇尚自然,以健康为美,乳房作为性吸引的重要器官,受到现代女性的重点关注。其次,女性还担忧肥胖问题,既希望苗条,又希望丰满,两者不能兼得,于是产生矛盾心理。还有的大学生被脸上的"青春痘"所困扰。面对这些困扰,大学生如果不能正确认识自己的身体和第二性征,甚至将其看做自己的缺陷,就会产生自卑心理,以至影响人际交往、学习和生活。

3. 性意识带来的心理困扰

我国大学生的年龄多在 18—22 岁,就其生理和心理发展过程而言,已经进入了性生理成熟和性心理趋于成熟的阶段。因此,在大学生活阶段出现诸如爱慕异性、渴望与异性相处,有时会有意无意地想到性的问题,甚至产生性幻想、性梦等各种性心理活动。性幻想又叫性的白日梦或精神"自淫"。我们对大学生的调查数据显示:"经常有"性幻想的大学生占 5.8%,"偶尔有"性幻想的大学生占 68.9%。可见,性幻想是大学生中比较普遍和正常的心理活动。性梦是指个体进入青春期后,在睡梦中出现的带有各种性内容或性色彩的景象。调查显示,67.7%的大学生做过性梦,对"在梦中与异性是否有过亲密行为",回答"经常有"和"偶尔有"的大学生占 67.7%。有的大学生因为性梦或性幻想而认为自己是"不道德的"、"罪恶的"、"卑鄙下流的",进而感到羞耻、自卑,注意力不集中,甚至焦虑不安。有的大学生由于频繁的性幻想或性梦而影响休息、睡眠和体力的恢复,严重的还会导致神经衰弱,给身心健康带来不利影响。

4. 性行为带来的心理困扰

大学生的性行为主要是自慰性行为、边缘性行为和婚前性行为,其中自慰性行为是最为常见的。自慰性行为(手淫)也是构成心理困扰的重要原因之一。有关自慰性行为,许多学者做过深入的研究。据美国社会学家金西的调查,美国全部人口的 92%有过达到性高潮的自慰行为,大学以上文化层次的比例更高。手淫是青春期成熟的一种生理表现,是解除因性紧张而引起的躁动、不安的一种方式。适当的手淫对身体是无害的。但有些夸大手淫害处的宣传使部分大学生感到紧张不安。因手淫而产生思想负担的大学生,普遍表现是自责、担忧、羞愧和焦虑。

边缘性行为泛指除性交外的一切亲昵行为,如拥抱、接吻、抚摸、游戏性性交等。在大学中,与恋爱情感发展深度相适应的边缘性行为已基本上被人们所接纳,但任何与情感发展不相适应的亲昵行为都将导致不真实感,并引发内心焦虑与空虚。

5. 性压抑带来的心理困扰

大学生性机能的成熟使性的生物性需求更加强烈、迫切,大学生健全的性心理结构尚未确定,对各种性现象、性行为的认知评价体系还不完善,再加上各种社会要求的约束,使大学生的性心理发展处于矛盾之中。有的大学生对性冲动持否定、抵制的态度,采取压抑的方式。调查表明55.19%的男生和48.77%的女生有性压抑感。性压抑的结果有碍于性心理的健康发展,严重的还会导致性变态。

大学生性心理问题的机制

从普遍意义上说,青年期个体有着共同的心理特征,然而作为处于青年期的特殊群体,大学生又有着区别于一般青年期个体的心理特征,这种反映在大学生身上的普遍性和特殊性的统一,便构成了大学生性心理问题的机制。

1. 性成熟与人格成熟之间的不平衡,是大学生性心理问题产生的内因。

按照发展心理学的观点,从青年早期(青春期)开始,人便进入了性生理、心理发育的高峰期,到青年中期(大学生阶段),性生理发育基本完成,性心理发展也达到一定水平,然而,人格发展却在青年中期才开始加速,一直要持续到青年晚期才基本完成。因此,在整个青年期,个体始终处于性与人格不协调的状态中。这种性与人格的不协调在大学生阶段表现为:一方面,大学生在生理上已具备了性行为的能力,在心理上有强烈的性欲需要满足;

另一方面,大学生尚没有成熟的价值观、道德意识和良好的意志品质、调节适应能力,其结果便可能导致性心理与行为的失调,或出现性恐惧、性焦虑、性压抑、性放纵等性心理障碍,或将性作为代偿物,用以宣泄来自生活各方面的挫折和不满,以致造成性心理变态或性罪错。日本学者大西诚一郎的论述,从一个侧面反映了青年期个体的这一状况。他指出:"在性觉醒与人格的关系上,人格越是不成熟,就意味着渲泄性欲的性行为越是容易发生,性的欲求也就越为强烈……哪怕受到些微的刺激,也会直接发展为性行为……这种'冲动的性行为'是极为常见的。"

值得指出的是,近二十年来,包括我国在内的许多国家,青少年的性发育和成熟一直呈提前的趋势,这种性发育与成熟的提前使得其与人格成熟间的不平衡进一步扩大,这无疑在一定程度上加剧了青年期的性心理问题。

2.社会文化因素的作用是大学生性心理问题产生的外因。

青年期个体性心理问题的产生,除其自身内在原因外,社会文化因素的作用也是不可忽视的重要方面。经济、文化的发展,使得人们有更多的机会接受来自外界的性观念和性信息。"性解放"思潮、性淫乱现象、色情书刊和影视等不良的性观念和性信息,对于处在青年期状态中的大学生来说,无异于强烈的"兴奋剂"。然而,人格尚未成熟的他们却没有足够的心理能力应对,因此,不免会出现种种困惑,进而有可能演变为性心理障碍或变态。

首次全国性文明调查资料显示:当前大学生在关于性行为的目的、婚前性行为、婚外性行为、贞操等问题的看法上已呈十分开放的趋势。其中,认为性交就是"追求感官快乐"的占 13%;认为婚前性行为只要是"基于爱情就可以"或"双方愿意就可以"的占 74.9%;认为婚外性行为"基于爱情就可肯定"或"只要配偶容忍,他人不干涉就可以"的占 61.7%。

该调查同时表明,在校大学生中 75.6% 的人看了有性描写的读物或图片后,产生脸红、心跳、愉快、想尝试等性兴奋反应。有 62.8% 的人看过父母以外的成年异性裸体,具体途径分别为:报刊杂志、大众影视、色情录像、色情图片、活人体。因此,可以说,社会文化因素中的不良性观念和性信息在一定程度上诱发了大学生的性心理问题。

3.大学生特有的心理特点和生活方式增加了其性心理问题产生的

机会。

与青年期一般个体相比,大学生属高知识人群,有较强的理解力和接受能力、博学兼容的特征及追新求异的倾向,这些决定了他们有可能接触并接受更多的新思潮、新观念(其中包括大量性思潮、性观念),因而他们的性思维相对较为活跃。而不成熟的人格又不足以帮助他们作出正确的判断和选择,同时,行为相对受限制的校园生活,在一定程度上制约了他们的性表达和宣泄渠道。因此,与一般社会青年相比,大学生的性观念更开放,而性宣泄渠道却更少,性行为更拘谨。在一项对大学生卖淫行为的看法的问卷调查中,对"你对个别大学生到社会上卖淫的看法如何"这一问题,50%的大学生回答"正常,可取,可以理解,但自己绝不愿意"。这表明,在对待大学生卖淫这一违背人格,违反道德、法律的社会丑恶现象上,有一半的大学生在观念上认可,而在行为上则"不敢越雷池一步"。这种开放的性观念与保守的性行为之间的矛盾冲突必然导致两种后果:一是过分压抑性冲动,可能引起性冷淡、性压抑及其他性心理异常。一项对某高校校园内"课桌文学"及"厕所文学"的抽样调查表明,这些"作品"中75%以上的文字与大学生的性压抑心理有关。二是一味追求手淫等暗地里的性满足,可能造成自慰焦虑及其他性心理障碍或变态。性学家金赛的调查结果证实:大学及以上文化层次96%的人有过手淫,而高中以下文化层次只有89%的人有过手淫。他认为,"还有一些人,尤其是下层青少年,没有过手淫是因为他们很早就有了异性性交,不怎么需要其他释放途径"。此外,美国学者盖格伦和西蒙1969年的调查也证实:美国在校大学生的手淫率为95%,而一般社会青年的手淫率则只有89.51%。

可见,大学生特有的心理品质和生活方式使得其性心理问题在一定程度上多于一般社会青年。

大学生性心理健康教育

大学生已经到了身体发育成熟的年龄,有性的需要是很自然的事情。但生理上的成熟不代表心理上的成熟。达拉斯·罗杰斯认为一个在性方面有教养的人,应当符合六个标准,即具有良好的性知识;对于性没有由于恐惧和无知所造成的不当态度;性行为符合人道;在性方面能做到"自我实现";能负责地作出有关性方面的决定;能较好地获得有关性的信息交流。此外,还包括社会道德和法律的制约。这些标准适用于广义的成年人。

综合各种性健康理论及我国大学生的社会、生理状况,我国大学生性健康标准如下:

1. 性观念正确。即具备一定的性生理和性心理知识,在性认知和性意识上既不保守封闭,又不主张完全的性自由和性放纵,注重树立正确的人生观、婚恋观、性道德观和价值观。

2. 具备较健全的心理素质。这是培养健康的性心理的基础和重要条件,具体表现在以下六个方面:一是要有真诚的爱,没有无理要求,总是真诚地关爱他人。二是对自己总是充满自信,在任何时候、任何情况下都能悦纳自我。三是对他人通常给予信任,尤其是对自己所爱的人,更多的是信任而不是猜疑。四是理解和尊重对方,特别是当对方的兴趣或意愿与自己不相符时,能够站在对方的角度进行换位思考,设身处地、将心比心地去帮助自己心爱的人,以增进感情上的沟通与共鸣。五是能够宽容对方,尤其是当对方确实做错了事的时候,能够用真诚的情感给对方以心灵上的关心与抚慰。六是能够做到既专注于异性的爱又有自己独立的人格要求,不轻易被他人所左右。尤其是在恋爱受挫之时,要不缠绵于往日的旧情,能够坚强地抵制情感打击并重新调整好自己的心态,积极投身于紧张的学习和工作中去。

3. 能够自我克服不健康的性心态及性行为。例如,恋爱问题中的单相思、草率恋爱、感官满足和功利满足、不文明的恋爱方式(感情不能自控,在大庭广众之下旁若无人的亲昵动作等),以及同学之间的嫉妒、猜疑或恋人之间的互相控制,这些都会严重地影响正常学习和同学友谊,应积极地自我克服。

4. 注重塑造完整统一的人格。表现为不自作多情,对待恋爱理智并慎重,能够适应控制自己冲动的情感,恋爱过程中言谈举止文雅、大方、平等相待、不粗俗,并适宜地保持心理距离,勇于拒绝不如意的异性追求等。

5. 注重培养自己爱的能力与责任意识。即接受爱的能力和给予爱的能力,同时还包括以恰当的方式拒绝爱的能力以及发展爱的能力。因为每个人的恋爱不仅要对自己负责,也要对对方负责,更要对社会负责。

6. 能够认真接受性心理卫生与健康教育,主动矫正性态度,积极预防性变态,树立正确的性观念和爱情价值观。

正常的性需要和性欲望是性心理健康的物质基础,科学的性认识是性心理健康的自我调节机制,正当的性行为是符合校纪、道德、法律规则的行为。只有在以上几方面做到和谐,才算具备了健康的性心理。一个人的性行为受制于价值观胜过单纯的性知识,所以,大学生必须了解与性行为有关的道德内涵,学会用尊重、责任心和自控等基本道德标准来约束自己的性行为。

大学生性心理教育的内容

针对大学生性心理发展的特点和现状,加强大学生的性心理健康教育、培育健康的性心理具有重要的意义。在当前大学生的性心理成熟严重滞后于性生理成熟的情况下,他们由于对性的科学知识一知半解,往往因性无知而产生焦虑的情绪和盲目的行动;有的大学生在体内激素的作用下,容易产生性冲动,但又不知道如何用道德和社会规范来约束自己,其结果是造成了性行为的自由泛滥,严重的甚至走上了犯罪的道路。可见,在大学生性成熟的过程中,性生理上的渴求和性心理上的压抑往往成为大学生产生性心理困扰的主要原因。为了帮助他们克服性心理的困扰,消除性心理上的障碍,我们必须有针对性地对其进行思想教育和心理疏导。

1. 对大学生进行系统、科学的性教育。

首先,性教育有助于促进大学生适应性成熟的过程。性成熟包括性生理成熟和性心理成熟两个方面,是人类生长发育必须经历的一个自然过程。通过性教育,使他们能够以科学的态度对待手淫、性梦、遗精、月经初潮等性生理问题与现象,清楚地认识艾滋病等性病的特征、传播途径、预防方法及其危害性,严格地按照社会规范进行正常的异性交往,坚决抵御外界不良刺激引起的性冲动,防止性行为的错乱,保持性生理和性心理的健康,从而更好地适应性成熟这一自然过程。

其次,性教育有助于促使个体性别角色的社会化。人的生长发育可以分为两个过程:自然成长过程和社会化过程。个体社会化的一个重要内容,是个体通过社会化逐渐认识自己的地位和角色,并接受社会对不同性别个体的角色要求,形成一种行为规范。这种个体的性别角色行为,需要社会加以教导和通过个体学习才能掌握。因此,对大学生进行有关性别角色、性别差异、性道德等方面的教育,有助于促进大学生以成年人的性别角色行为来要求自己,促进性别角色行为社会化的进程,防止婚前性行为等不良现象的发生。总之,系统、科学的性教育为大学生科学的性认识评价系统的建立奠定了基础。

2. 引导大学生科学地掌握性知识。

性科学是一门综合性的学科,作为大学生,应该对性有一个科学的认识。学习性生理学可以使人们减少性神秘感,降低性压抑。性心理学包括性欲和性爱心理等内容,能够帮助人们了解自己的性心理发展,学会承担自己的性别角色,正确调控自己的性心理。性社会学揭示了性行为的社会属性,强调人要对自己的性进行控制,使其符合社会规范的需要,以促进个人身心健康发展和社会的安定繁荣。大学生应努力学习和掌握性科学知识,避免性无知。面对各种信息,大学生要提高自我鉴别能力,自觉抵制不良性文化的影响。

3. 引导大学生积极进行自我调节。

每一个大学生都应该懂得:每个人都应该尊重他人的存在价值;每个人都应该以希望他人如何对待自己的方式去对待他人;每个人发展自尊与自重都应该建立在良好的人格标准基础上;性欲是正常和健康的,并且可以控制。

首先,要帮助大学生学会正确调节性冲动。

性欲望和性冲动是青春期男女大学生生理和心理的正常反应。性欲望依赖于生理因素和心理因素,是在性激素和外界刺激下产生的。性激素是性欲望的生理因素,性感觉、性情感、性体验等是引起性欲望的心理因素。大学生对待性冲动常用的方式有三种,即压抑、升华和宣泄。

(1)压抑。处于青春期的大学生,体内性激素刺激所引起的生理和心理的感觉是十分明显的,已大大超过性成熟后的正常情况。而由于社会道德、法律和理智的约束,欲望被限制和压抑,形成了性本能的欲望和社会性的矛盾与冲突。压抑分为健康的压抑和病态的压抑,适当的性压抑是大学生社会化的需要。健康的性压抑表现为:压抑并不费力气,解除压抑也容易,本人清楚地知道在压抑以及压抑的是什么;压抑并不使情欲发生畸变;压抑不妨碍心理活动的效率,不妨碍人的社会功能,甚至还能起促进作用。而病态的压抑、严重的性压抑则有害身心健康,常常是导致心理障碍的极为重要的因素,并且常常潜藏在心灵深处,多半以扭曲隐蔽的方式表现出来。

有研究认为,性压抑尤其对两类人的身心健康影响极大。一类是性冲动明显、强烈而心理素质比较差,难以找到宣泄、转移、代偿等途径的人。他们焦虑不安、苦闷烦恼,形成压抑情绪,导致心理异常或进而发展为心理变态。另一类是对性冷淡的人,背离正常人性心理发展规律,可能引起一系列心理卫生问题。前者是不为个体所知的压抑,后者则属于隐压抑。大学生对性冲动的适应,首先是应接受其自然性和合理性,通过学习、工作、丰富多彩的第二课堂活动,以及男女间的正常两性交往,使生理能量得到释放和升华,并通过性知识的学习,提高性认知水平,有效调节性冲动。事实上绝大多数学生都能正常地调节性冲动,性心理都能得到健康的发展。

(2)升华。升华是指一个人遇到挫折后,将自己不为社会所认可的动机或需要转变为符合社会要求的动机或需要,或将低层次的行为引导至有利于社会和自身的较高层次的行为。将性压抑升华,指的是用一种积极的、高尚的能为社会所接受的欲望和方法取代转移性欲,如从事文娱体育活动、绘画、创作、劳动、社会交往、旅游等活动,使性欲望得以转移、性情感得以平衡。健康的人一般都能适度地升华性欲。

(3)宣泄。宣泄是指以某种方式获得性冲动的满足。性宣泄不仅是一个生理过程,更重要的是它的方式应符合社会道德规范,有益身心健康。因此,性宣泄有健康的与不健康的、正常的与不正常的。大学生中常见的性宣泄方式如熄灯后卧谈会中的男女话题、性幻想等等。婚前性行为对大学生来说是不允许的,而在公共场合写、讲下流话也是不文明的,应该避免。

大学生要有效调适性冲动,就要首先克服两种错误观念:

其一是性无知导致性愚昧,把热恋中的性冲动看成一种下流的念头,产生强烈的心理冲突。有些大学生虽然在学历上是高层次的,但受封建理念影响较深,把性知识当做禁区。这种性愚昧使他们不理解性冲动这一自然的生理现象,常常为自己的性冲动感到羞愧、自责、厌恶,甚至感到无地自容,导致心理障碍甚至自杀轻生。

其二是性放纵导致爱情悲剧。有些大学生对热恋中的性冲动采取放纵态度,认为关系已定,性行为是早晚的事。还有的学生认为只有发生性关系才会巩固双方的感情,加速爱情的发展。事实上,婚前性放纵得到暂时的生理满足之后,带来的常常是空虚、厌倦和自责。它破坏了恋人间那种朦胧的感受,久而久之引起内心的烦闷和厌恶。正如一位爱情心理学家指出的那样:"热恋应该是伴随着纯洁愉快的一种期待,过早得到性满足,使得这种优美的期待消失了,爱情也就不再有激动人心的魅力。"此外,婚前性行为所产生的惶恐、不安等复杂心态,使双方的性行为很少达到真正的完美与和谐,反而会给婚后性行为留下阴影。

对于性冲动,可以采取一些积极的方式转移性欲。如通过学习、工作和参加各种活动,以及男女正常交往等多种途径,陶冶个人情操。尽量避免影视、报刊、网络上的过强性信息刺激,抵制黄色书刊等不健康的影响。

其次,要帮助大学生克服遗精恐惧和月经焦虑。

对于遗精和月经,不必太紧张。男生要正确对待遗精,经常清洗床单、内裤,保持个人卫生。女生要了解月经经期规律,减少经期的不良外界刺激,努力调控自己的情绪,愉快度过经期。

再次,要帮助大学生正确对待手淫问题。

手淫是人们用手或工具刺激生殖器官而获得性快感的一种行为。对男性来说,它伴随着精液的排泄;对女性来说,它使身体内呈现放松状态。手淫是一种非常普遍的现象。美国著名学者金赛在20世纪40年代对几万人进行了调查,发现美国有手淫史的男性占92%—97%,女性占55%—68%。在我国,从一些专家了解和掌握的情况看,青少年中至少有一半人有过手淫行为。手淫算不上疾病，也不属于道德败坏。在青少年迅速成熟后，性冲动难以抑制又没有合法的途径能够满足，手淫虽不是一种完满的性满足方式，但既无害于他人，于己也是一种自我心理慰籍，在一定程度上具有宣泄能量、保持身心平衡、避免性罪错行为的作用。

大学生要正确对待手淫行为，既不要视其为洪水猛兽，又不要采取放任自由的态度。要以科学的态度对待必然到来的性成熟，培养高尚的情操和坚强的意志品质，通过丰富多彩的课余生活保持与异性的正常交往，促进性心理的健康发展。

4. 引导大学生培养健康的人格。

"性是人格的完成"，一个人对待性的态度反映了其人格的成熟。人自身的尊严感和对其他人是否尊敬，都会在两性关系中充分体现出来。

首先，要引导大学生自尊自爱自信，认同自己的性别角色。

性别角色意识是一个人社会化的重要体现，是心理健康的重要标志。男性和女性在生理和心理上有各自的特点，有各自的性别特点。现代社会的大学生应当在生物生理、社会心理和文化、经济、社会参与以及政治等方面进行合乎科学、合乎道德、合乎时代要求的全面角色认同。大学生应当接纳和欣赏自己的性别角色，发展出符合时代要求的优秀个性特点，例如坚毅与刚强等。这些特点是现代人必备的个性品质，已经不再专属于传统的男性或女性特点。无论是男性还是女性，都应当接纳自己的外貌和生理特征的现状。世界上没有完全相同的两个人，每个人都有自己独特的特点，不必时时与他人进行比较。人最重要的是要增强自己的内在美，即增强自己的人格美、气质美、才华美。当你拥有了乐观自信的态度、高尚的品格和高雅的气质，就拥有了令人喜爱的魅力。

其次，要引导大学生对性行为负有社会责任感。

如果性行为只停留在手淫、性梦等方式的自我宣泄层面上，不会影响他人，但是如果性行为涉及到另一个人，那么便涉及许多社会责任。性行为可能给另一方造成心理和身体上的伤害，可能产生第三个生命，这意味着影响另一个人的生活。在大学生中，因发生性行为而自卑内疚、堕胎流产、受到学校处分和法律制裁的例子屡见不鲜。每一个成熟的大学生都应当了解个人性行为给他人、自我和社会带来的后果,尊重他人、尊重自我,对自己的行为负责,因此,要增强自己的性道德和性法律意识,用道德和法律规范自己的性行为。

再次,要引导大学生培养良好的意志品质。

大学生自我控制能力的大小,在一定意义上是由个人的意志品质的强弱决定的。尽管青年人会有很强的性冲动,在外界性刺激的情况下急于寻求性的满足,但是,人毕竟不同于动物,人有意志力,可以抑制和调整自我的冲动。那些放纵自己的人往往缺乏坚强的意志品质。为了自己长远的幸福和个人成功的发展,应当努力培养坚强的意志品质。

5. 引导大学生增进男女之间正常交往。

大学生的人际交往较之中学时代,具有范围广泛、内容丰富、形式多样的特点,反映出青春期青年心理发展的特点和时代的特点。这是因为:(1)青春期处于人生"第二次断乳期",大学生对家庭的依赖逐渐淡化,而把情感更多地投入到同龄人的群体中,有寻求归属和安全感的需要,而这种需要决定了大学生交往动机的增强。(2)由于大学生学习的特点,第二课堂成为大学生涉取知识和培养能力的又一个重要途径,而第二课堂丰富多彩,内容涉及课余兴趣、文体活动、社会实践等各个方面,为大学生的人际交往提供更多的相识相知的机会。(3)大学生群体具有广泛的相似性,年龄相近,生理、心理特征相仿,成长经历相似,因而具有更多的共同语言,容易引起思想上的共鸣。因此大学生的人际交往具有知识互补、性格互补、心理互补、情感联络、信息沟通等多重功能。

青年男女大学生之间的正常交往有利于他们的身心健康。大学生要增进男女之间的正常交往,一方面要破除"男女授受不亲"的封建观念,这种封建的伦理观点束缚青年身心健康发展,致使有些大学生与异性交往时不自然、面红耳赤、手足无措,甚至造成性心理的畸形和变态;另一方面,又要提倡培养高尚、纯洁和文明的情操,鼓励正常的交往和友谊。

6. 帮助大学生树立健康的恋爱心理。

爱情是人生的一大课题。大学生已进入恋爱的年龄段,但现实中许多大学生还未成熟到能够深刻地理解恋爱的意义。大学生性心理健康教育,

要着眼于帮大学生树立健康的恋爱心理,这包括:

首先,以爱情为基础的婚姻是道德的。

爱情是一种复杂、圣洁、崇高的情感活动,它源于相互倾慕、情投意合,表现为由衷的热爱,要两情相悦,来不得半点勉强凑合。因此,施舍不是爱情,怜悯更不能代替爱情,只有相互了解、相互仰慕,渴望结成终身伴侣的情感,才是真正的爱情。每个人都有爱和被爱的权利,但爱情只可追求,不可强求。

其次,坚持正确的择偶标准。

择偶实际上是确定恋爱关系的心理过程,要对彼此的道德品质、性格爱好、文化素质、年龄大小、职业性质、经济状况、体态容貌、生活习惯尽可能作深入细致的全面了解。择偶应坚持正确的择偶标准:志同道合,真心相爱;个性协调,爱好相近;重内在美,崇尚思想健康,感情纯洁,志趣高雅,才学渊深,道德高尚,理想崇高,强调精神美和形体美的辩证统一。

再次,确立健全的恋爱理智感。

恋爱作为培养爱情、导向婚姻的过程,其间不可缺少的是健全的理智感。恋爱中的理智感包括理智地选择恋爱对象,恋爱过程中的理智相待,以及对恋爱结局的理智处理。健全的理智表现在对爱情的理性思考上。成熟的恋爱通常要经历一般交往——友谊——爱情的过程,经历一个互相认识、互相肯定、互相了解的认识和情感过程。真正的爱情是经得起时间考验的,是稳健的,是有理智控制的;健全的理智表现在正确处理好恋爱与学习、工作的关系,恋人与他人间的关系,"两人世界"与集体的关系,还表现在妥善调节性冲动,不逾矩,遵循恋爱道德规范。

7. 指导大学生寻求心理咨询的专业帮助。

当通过多种自我调节方式都无法排遣心中的困惑时,心理咨询无疑是一种有效的途径。在心理咨询室中,性不再是一个难于启齿的问题,大学生可以尽情表达心中的困惑和郁闷。事实上,现在越来越多的大学建立了心理咨询中心。据不完全统计,在大学生前来咨询的问题中,与异性交往的问题占据了一半以上的比例,其中都涉及了性的困惑,因此可以说寻求专业人士的帮助已经成为大学生解决性心理困扰的一个有效途径。

　　理想和爱情是伟大行为的双翼。拥有健康的性心理，对于大学生完善人格、健康成长成才，具有十分重要的现实意义。因此，健康的性心理教育，是引导大学生实现德、智、体全面发展的一项不可忽视的教育内容。

第五讲

人类的自慰行为

"手淫"一词的由来
关于手淫的研究
对于手淫的观点
过度手淫的处理

　　自慰又称手淫，是在性冲动时自我发泄性欲的举动。自慰狭义的概念是指用手来抚摸刺激自己的外生殖器，使心理上得到满足，达到性快感的一种现象；从广义讲，任何方式的自我与互相间的抚摸刺激生殖器及其他敏感部位以求性快感和性满足的行为都可以视为手淫。

　　由于历史、文化、教育、宗教、习俗不同，人们在性的认识上存在很大差异，尤其对手淫的看法，多数人仍怀着疑虑和偏见。近年来由于性教育的开展、性知识的传播，有些人开始接受科学的性知识，但仍有许多人处在性愚昧之中，对手淫怀着恐惧感，甚至背上了沉重的思想包袱。有调查发现青少年学生中因所谓神经衰弱而休学、退学者不少与手淫有关。因此，向青少年传播性知识，让他/她们对自慰有正确的认识显得尤为重要。

一 "手淫"一词的由来

《圣经》中有一个故事,说犹大的儿子奥南的兄长死了,留下他的妻子,没有儿子,奥南父亲命令他与嫂子发生性关系,以便为其兄生个传宗接代的儿子。由于奥南不愿意替其兄生育,便采取手淫,因此奥南主义 Onanism 即指手淫。英文中还有个名词 masturbation 也指手淫 ma 是 manus,即手,sturbaton 是由 stuparc 转变而来,指猥亵或奸,意为用手来发泄性欲。还有的地方用 selfabuse,直译为自慰。目前日本、台湾皆用"自慰"一词。

中国古代的许多文学作品也描述过手淫。如元代王实甫著《西厢记》中,红娘嘲笑张生不要急于与莺莺幽会,先要他"指头儿告了消乏"。《红楼梦》中也用了这个词,在第十二回"王熙凤毒设相思局,贾天祥正照风月鉴"中,贾瑞"想着凤姐得不到手",自己不觉有些"指头儿告了消乏"。这都指是以手指摩擦阴茎达到性高潮的行为。汉语中"手淫"一词产生较晚,是形象的以手握阴茎代替女阴而射精。最近有学者将手淫的含义进一步扩大,指自我的意识性性行为,如性想象和性幻想等非性交的多种发泄性欲的方式,都列入手淫的范畴。

手淫是一种常见现象。人从儿童期就存在手淫现象,不过多是由于无意识地偶尔玩弄生殖器、穿紧身裤、爬杆等活动时的摩擦使生殖器受到刺激并引起快感。无论男女,到了青春期后,由于体内的生理改变,都会自然而然地产生性的冲动和要求,这段时间处于性紧张状态,对性问题满怀憧憬、好奇、幻想,作为一种本能,他/她们可能会在性生理和性心理的驱使下开始有意识地手淫。

性欲和食欲是健康人的主要标志。性欲的表现是阴茎勃起、遗精(包括性幻想)、手淫和性交。性欲指性腺产生的液体蓄积在腺体内的膨胀感必须予以解除,以缓解腺体内的压力,可以说是生理的需要、心理的满足、精神的慰藉和健康的保证。青少年到了一定年龄时,性器官包括阴茎、睾丸、前列腺等迅速发育,这与垂体产生的促性腺激素刺激睾丸分泌的雄性激素有关,当血中雄性激素增多,会引起性欲,没有性欲则预示着内分泌和性器官出了问题。由于性冲动不是受大脑支配,而是由血液中的性激水平决定的,所以这是一种不以人的意志为转移的自然现象。

人从性成熟到能够合法地满足性要求——结婚,一般要等待7—8年或更久,而这段时间的性能量偏偏最高,总要寻找机会解除性紧张。因此,从某种意义上说,在这种情况下手淫大概是最方便、最安全的办法。它既不涉及异性或卷入感情纠葛,也不会导致性攻击甚至性犯罪的发生,所以是一种合理的解除性紧张的方式,同时也能够解决一部分因性问题而引起的社会问题。

二 关于手淫的研究

手淫在青少年中是一种较普通的现象。据调查,美国90％的成年男性和70％的成年女性有过手淫。另一项对美国纽约大学生的调查发现,有67％的人一周至少手淫一次,甚至有10％的人曾一天手淫数次。早在1931年,我国有位叫周调阳的心理学家,曾对北平几所大学的男学生进行了详细的调查,也发现手淫是青年学生极常见的性活动。被调查的353名学生中,86％的人承认曾有过手淫。周氏还推论,14％自述从无手淫者,他们的回答还不一定靠得住,或许怕难为情、失面子或其他原因,而不敢或不肯回答有手淫行为。即使是86％这一数字,也已说明有手淫者是绝大多数。

这份调查还发现男性的手淫,多数是12—16岁开始的,占72％,平均是14岁,最早的手淫年龄是8岁。同时周氏还调查了开始有遗精的年龄,多数也是12—16岁,平均也是14岁。两者在时间上是吻合的。国外的性科学工作者近年来的调查结果与上述资料颇为一致,多数的报告是90％左右男性或60％以上的女性有过手淫。科学研究的重要特点之一是可靠性,古今中外的研究都得出了同样的结论:青少年的手淫是十分常见的。在婚前,手淫是常见的、重要的性行为;在婚后,继续手淫者也非少数。

过去人们一直认为女性不会手淫,把手淫看做似乎是比性交更加"淫荡"的事情,因而调查材料极为少见。直到金赛的《人类女性性行为》一书出版后,把女性手淫的情况公布于众,人们才知道女性同样也有自慰行为。据国外报道,在女性中有手淫者占 58％。据国内报道,在女中学生中有手淫者占 4.7％,在女大学生中占 16.5％,在城市已婚女性占 12.2％,在农村已婚女性中占 10.5％。尽管这些数字可能有些保守,但足以说明女性手淫并非个别,而是一种较为普遍存在的生理现象,实际情况可能要大大高于这些调查数字。

幼儿手淫

不少人认为,手淫只是人在青春期以后才会发生的行为,其实,幼儿也会手淫。有些家长发现孩子不知从何时开始,经常一个人俯卧在椅子、沙发或床边,不断扭动身子,然后全身挺直,好像抽筋一般,几分钟后突然放松,脸涨红,全身出汗。这类情况就是手淫的表现。

值得注意的是,不一定用手刺激自己的外生殖器才算是手淫,有意识地让外生殖器与外界异物体接触、摩擦,产生快感,也是手淫的一种方式。从略懂事起至学龄儿童均可发生手淫,女孩多于男孩。一般开始于无意的活动和游戏中,以后渐成习惯。这些幼儿大多较聪明,也正因为智能略高,领悟能力较强,能从偶然的活动中体验到快感,并较快地掌握获得这种快感的方法。

当发现幼儿手淫时,家长不要指责和打骂,这样会使幼儿产生逆反心理,强化对手淫的印象,甚至留下心理创伤。正确的做法是,当发现孩子有手淫行为时,可向他(她)提供更有吸引力的娱乐活动,以转移其注意力,使之逐渐淡化"手淫取乐"的方式。

青春期手淫

男孩在 12—14 岁以后,性器官开始迅速发育,阴茎逐渐增长,睾丸体积增大,阴毛陆续萌出,阴囊表皮颜色变深且形成皱褶。当孩子发现自己的这些变化,并且体验到自身的性兴奋开始增强时,会觉得十分惊奇,尤其是对外生殖器更为好奇。有的孩子便有意或无意地用手抚摸玩弄外生殖器,并在同龄伙伴中谈论这方面的问题。美国学者阿·汉斯曾作过调查,在 15—16 岁的孩子中,有 75％的男孩和 57％的女孩玩弄自己的阴茎或阴蒂,试图以手淫方式获得性快感。

　　许多父母得知孩子手淫后惊慌失措,以为手淫会影响孩子的身体健康,引起性功能障碍、不育等疾病,甚至害怕孩子会自甘堕落。为阻止孩子手淫,有的父母采用惩罚手段,个别的甚至在孩子睡熟时将其双手捆绑在床上,这些做法显然是错误的。现代医学早已证实,偶尔手淫不会给身体带来任何损害,对个人或社会也不构成威胁,只有在频繁和过度手淫,或手淫伴有恐惧感和犯罪感时,才会对身心产生不良影响。

　　最好的做法是父母与孩子直接交谈有关手淫的问题,或者给他们推荐一些有关的书籍或文章去阅读。通过交谈或阅读,孩子可以从中懂得手淫是一种正常的现象,一个青少年对自己的躯体变化感到惊奇,并企图对自己的身体构造和能力进行"研究",这不是越轨行为,不必为此感到羞愧和产生犯罪感。同时,父母还应循循善诱,使孩子知晓偶尔的手淫无关紧要,但如果沉湎于手淫则不可取,将影响身体的正常生长发育,并教育孩子把精力集中在学习上。这样,将使孩子掌握有关手淫的知识,正确地认识和对待手淫,从而顺利地度过青春期。

男性手淫

　　男性的手淫多数开始于青春期,青少年在偶然碰触性器官而获得快感后,就会把手淫作为一种发泄过剩性能量的方式;还有一些寡居独眠的成年男子在孤独寂寞之夜也会藉此聊以自慰;甚至一些已有正常性生活的男子,为了补偿夫妻性生活的不足也会偶尔为之。因此应该说男性手淫是一种较为普遍的现象。

　　有学者分析,男性手淫最初发生有以下几个原因:

　　1. 由遗精导致手淫。常言说"精满自溢",男性到了青春期,睾丸发育成熟,雄性激素分泌旺盛,在睾丸里成熟的精子与前列腺液、精囊液等混合成精液后,可自然排出体外,这叫遗精。男青年每月有一、二次遗精是正常的现象。大部分人是在梦中遗精,但也有人在清醒状态下遗精,第一次遗精时,会有一种欢欣感、新奇感,以后就用手不断揉搓阴茎,导致手淫。

　　2. 阴茎头(龟头)不清洁,有尿垢堆积,不断刺激局部神经,引起痒感,这时用手搓揉、搔痒也会导致手淫。

3. 在儿童时期,孩子自己抚弄阴茎,或大人好奇地玩弄孩子阴茎,引起孩子的一种特殊感觉,随着年龄增长,抚摸阴茎的习惯一直没有戒除。

4. 早晨憋尿,膀胱充盈,刺激神经,使阴茎勃起,自己用手玩弄,也可引起手淫。

5. 男子观看淫秽书籍或淫秽录像,感官受到刺激,使性神经冲动,诱发手淫。

对于一个健康的青年来说,偶尔或次数不多的手淫对身体健康是没有影响的。但由于大多数青年缺乏必要的性知识,对这种本属于正常的现象产生很多的思想顾虑。过去有人宣称"一滴精十滴血",又说精液是"高级蛋白",手淫损伤了精液就等于"失血"、失掉"营养",会"丧失元气",人会"精枯死亡"等等,这都是不科学的。对待手淫要从心理上去克服,不必为之懊恼、悔恨和恐慌,要知道,手淫本身对身体的危害是微乎其微的,而对心理上的危害超过对生理的影响。

女性手淫

如同男性一样,女性手淫也是一种带有自娱性质的生理现象。健康成熟的女性有偶然的手淫行为完全是一种正常的生理现象,不会危害身体健康,也不会影响婚后的性功能和生育能力。有些女性与丈夫性生活从来没有出现过性高潮,只是在手淫的情况下才出现性高潮。这些女性之所以性交无高潮,可能的一个原因是从幼年开始手淫并养成了习惯。手淫提高了性器官的刺激阈值,使性器官的敏感性降低,以致手淫时的强刺激可激发性兴奋,而一般较手淫刺激强度为弱的正常性交难以有效地激发性兴奋并达到性高潮。

女性的性反应本来就较慢,正常性交时男方往往达不到女性手淫时所需的刺激量,不能适应女方迟到的性高潮,加以过早射精,造成女性性高潮的缺失。被激起的欲望只好再次借助手淫得到满足,形成恶性循环,势必加重夫妻间性生活的不协调。天长日久会造成女方对性交的冷淡和厌恶。

要戒除过度手淫习惯,需要取得丈夫的支持和谅解,通过改变性生活方式,变换不同的体位,加强性诱导,夫妻间密切配合,以逐步达到性生活的和谐。应强调的是,手淫的最大危害还在于其带来的自责、内疚等心理效应,这些不良心理也足以造成或加重性高潮的缺乏。因此,不要无谓地烦恼和追悔过去手淫的事,轻装上阵,解除压力,才能使自己的生理功能得到最佳的发挥。

婚后手淫

一次手淫就如同一次性交,在手淫之后会产生射精和满足,事后出现疲乏和松弛。但手淫与性交在心理上确实有很大差异,手淫多在性幻想的基础上发生,而性交则是在双方感情交流下进行的。

手淫行为常见于未婚青年男女,结婚后有了性生活就会自行"消失";但是有些人结婚后仍经常手淫,而且乐此不疲,感到手淫比性交更为愉快,所以称之为"无配偶的房事"。婚后经常夫妻分居,缺乏性生活会发生"性饥饿",以手淫方式释放淤积的性欲,是合乎生理的。尤其是性生活不和谐,男方阴茎勃起不坚或早泄,男方满足了性欲,却不能使妻子达到情欲高潮和获得性的满足,有些女性自行手淫或男性为其手淫加以弥补,通过手淫使女方达到性满足。在现实生活中有性功能障碍的伴侣会采用这个方法。还有一种情况是婚后的男子性欲旺盛与亢进,绝大多数是精神与心理因素造成的,觉得正常性生活的快感比不上手淫强烈;或者对常规的房事频率还嫌不够,有重复性交的愿望,但考虑到妻子的身体与意愿,不想再增加性交次数等。

对于婚后已有正常房事的男子依然频频手淫,可能从精神与心理上寻找原因。既要过夫妇间的性生活,又要不断手淫,对健康可能不利。但这也因人而异。某些人过于频繁地手淫后,内心往往十分矛盾与紧张,手淫前一味追求刺激,快感消失后又非常烦恼、悔恨。长此以往会使人精神恍惚、萎靡不振,再加上害怕手淫影响性功能,更会成为一种精神创伤。要克服这种情况,应采用如下几种办法:一是不要沉湎于性享乐,而是开展有益的文体活动和建立有规则的生活制度,分散对性问题的注意力;二是有手淫欲念不能控制时,应立即改变环境或找人谈话,设法"破坏"自己的手淫条件。只要坚持进行,妻子配合,问题应该会迎刃而解。

老年手淫

人常说"少年夫妻老来伴",认为青年人多为"性恋",频繁的性生活维持到男 60 岁、女 45 岁,以后逐渐下降,进入老年期就应该是"伴恋",因而将老年人的性活动视为不正经。其实老年人虽然性功能逐渐衰退,但并不消失,它一直存在,维持到生命消失;但由于身体素质、健康状况、文化水平不同,存在着性能力、性兴趣和性观念的差异。有些本来身体很好,还想过性生活的老人,因为觉得性生活是为了繁衍后代,现在儿女成群,应该退出性活动,实行性欲的"自我淘汰";还有些老人认为禁欲能延年益寿;有些老人老年丧偶或配偶有病,也失去了性活动的机会。一部分体弱多病的老人,虽然健康不佳,也不会失去性欲望、性兴趣和性能力,但性活动又力不从心,"心有余而又力不足",就采取手淫的办法作为性生活的补充,保持性活力,维持性功能,释放性紧张,延缓性器官和性心理的衰老。

老年男性无性活动,阴茎处于疲弱状态,形成"惰性反应",难以再勃起,手淫可以维持阴茎的血液循环功能。老年女性无性活动会产生阴道的"废用性萎缩",阴道干燥,粘膜老化,失去扩张能力,手淫能够维持阴道的收缩能力。因此,老年男女的手淫活动,不仅有生理上的需求,也有心理上的慰藉。

残疾人手淫

遗传畸形、外伤和疾病致残的人,体形、器官和心理都有一定变化。许多人把"残疾"和"残废"等同起来,实际上,残疾人并不残废,仍有劳动、生活的权利,性活动也不例外。由于社会的偏见和歧视、文化上的贬值,这些人的生活圈子缩小了,人际交往减少了,在这样的生活环境中容易形成特殊性格,多焦虑、易过激,进一步加深了与社会的隔阂。在社会生活中,每一个人都有潜在的残疾可能,不论男女、老幼都有可能失去肢体和器官的功能性和完整性,因而不应歧视残疾人,而应以同情态度加以帮助。对其性问题也不应持漠视态度,因为残疾人与健康人一样具有生存、饮食、就业和性交的权利。

无可讳言,残疾人群虽仍有性兴趣、性心理和性能力,但体形残的人因外观缺陷难找对象;器官残的人精神沮丧,有性恐惧感;心理残的人,脾气古怪难以合群。绝大多数残疾人或多或少认为自己是"无能"的人,对性产生消极心态,因而丧失性活动能力。残疾人进行手淫是完全可以理解的现象。社会应创造良好的气氛,帮助这些人树立正确的性观念,实现性康复,保证身心健康和生活美满。

过度手淫

有些青年手淫酿成习惯后,终日惶惶不安,以为铸成大错,顾虑重重不能自拔,导致平时阴茎不能勃起,影响日后的性功能。怎样才算手淫过度呢? 大致有个判断标准:

其一,心理状况:如果经常想手淫,或者每逢看小说、影视引起性冲动,必以手淫自慰,或者脑子里经常想这个问题,即使不是每次都手淫,也时有手淫的欲念,这都说明有手淫过度现象。

其二,体质状况:凡是因手淫造成体质衰弱,例如消瘦、乏力、疲劳、精神萎靡、失眠、记忆力减退和注意力不集中,甚至容易生病等,都应该视作手淫过度的表现。即使手淫次数不多,但是心理状态不稳定,总认为手淫有大害,恐惧、羞愧、悔恨,抱有犯罪感和担心,甚至为日后的性功能与生育力而忧心忡忡,却又无法摆脱手淫的诱惑,出现强烈的心理冲突,并造成一定的精神影响,也应视作手淫过度的表现。再继续手淫心理矛盾更为加剧,甚而造成精神"崩溃"而自杀或切除性器官,均应视为心理障碍。

其三,局部状况:指阴茎局部或女性阴蒂局部对手淫性质的性刺激反应如何。有两种情况:一是手淫使射精或性高潮出现的时限,也就是手淫多长时间才射精或出现性高潮,如果一次比一次延长,就说明手淫过度了;二是手淫刺激的强度,如果一次比一次需要的刺激强,也说明手淫过度了。此外,手淫时或手淫后,局部出现隐痛、麻木等不适感觉,或者手淫后经常出现排尿不适与尿道部位烧灼等不舒服现象,以及女性外阴部分泌物增多且下腹部隐隐作痛等,都是手淫过度的表现。

由于手淫过于频繁,性器官长期充血,不少手淫癖者会有一些身体症状,如腰背酸痛,排尿滴沥、不清,尿道灼热,会阴部不适,下腹部肿胀等。长期的摩擦还可能导致会阴区和外生殖器皮肤色素加深,阴毛生长异常,全身困倦、乏力等。个别情况可引发性欲减退、早泄、遗精、不射精等性功能减退。

实际上,大多数青年偶尔有几次手淫不属于手淫过度,不必为此背上思想包袱。对于手淫,关键是要有自控能力,树立正确的性观念和保持良好的心理素质。

手淫方式

手淫往往不是有意安排的,多数是性刺激反射的作用,在夫妻性生活中也常作为性生活前的准备性活动。

1. 男性手淫方式

男性手淫的方法各种各样,常见的是用手顺着阴茎头部(龟头)到阴茎根部的抚摸,或只对阴茎头作快速抚摸,或摩擦和揉搓整个阴茎。也有少数人同时刺激自己的肛门,或用另一手同时抚摸大腿、乳头、腹部或阴囊。有些人不用手,利用两腿夹挤外生殖器获得性高潮,需要指出的是,这种方式对男性生殖器有一定病理影响,应引起注意。许多男人都承认在手淫的时候,利用诸如布之类的东西去擦阴茎,或创造其他办法增加手淫的快感,也有人利用色情读物或观看色情录像来激发性欲。

性功能治疗专家齐伯格德建议手淫时应该从容不迫,尽情享乐,而不应匆忙达到兴奋的高潮。他发现,由于男人认为手淫是孩子气的,他们常常羞于进行这种行为,于是往往仓促结束:绝大多数男人在手淫开始后 1—2 分钟内就达到性高潮,少数人的性高潮甚至在自我刺激后 10—20 秒内出现。齐伯格德指出,如此仓促可能养成一种早泄习惯,性交时兴奋的高潮出现太快,仓促行事也可能忽略了除高潮以外的其他一些微妙感受。为了克服这些缺陷,齐伯格德提出许多"集中精神,提高敏感性"的练习,有助于推迟高潮出现,也是治疗早泄的手段之一。

2. 女性手淫方式

大多数妇女手淫时仰卧,用一只手摩擦外阴部,尤其是阴蒂。手淫时采取俯卧体位的妇女,在此过程中更容易获得性兴奋,其原因是这样的体位更近似于性交时的刺激——整个身体的正面广泛接受刺激,类似性交时面对面的接触。另外还有用物品插入阴道或尿道进行手淫的,使用的物品多种多样,常为手头容易得到的日常用品或食品,如别针、夹子、首饰、铅笔、尺子、某些水果、蔬菜、冰块、香肠、泡菜、人造阴茎、保险塞、金属球、瓶子、牙刷柄、蜡烛、水龙头、玩具熊以及手电筒等,有人也通过采用某种体位及运动造成外生殖器附近肌肉紧张,或用双腿交叉压紧外阴等,引发性高潮。

近年来,一些国家和地区推出了某些商品化的淫具或性工具,越来越多的人购买振荡器自己使用或作为赠送情人的礼物。

女性手淫的次数随着年龄的增加而增加,而不像男性那样随着年龄的增加而减少。金赛认为可以从四方面解释:(1)在40岁前,女性的生理性欲可能随年龄的增加而增加;(2)年龄的增加使她们失去许多发泄情欲的机会,这就促使她们不得不以自我娱悦的方式获得生理满足;(3)随着年龄的增加,自我情欲抑制减少;(4)随着性交经验的积累,她们逐渐学会了通过手淫产生愉快的体验。

不适当的手淫

极少数有害的、不正常的手淫,则应该加以克服。

一是沉溺于手淫。这类人的手淫行为不只是积以成习,而且是十分频繁,每天好几次。经常有想手淫的性冲动,上课时想,工作时想,上床时或一人独处时更想,甚至因为手淫而耽误正常生活。这类手淫习惯,影响了身心健康和社会职责的履行,应该戒除。

二是在不合适的场合手淫。这类人的手淫冲动如此强烈,无法克制,以致不计场合,在大庭广众或某些公共场所手淫。这类情况说明他们的自我控制有严重偏差,以至把社会规范和社会准则抛在脑后。其中有些人可能有精神疾病,需要找专业人员咨询、指导或治疗。

上述不正常的或"病理"的手淫毕竟是极少数。较为多见的是许多人承认手淫使他们疲劳、乏力、精神不振、身体虚弱、记忆减退或效率下降。这里有两种情况:一类是手淫的当时,由性高潮期转入消退期,会有短暂的全身软软的感觉,这是由紧张转为松弛的表现。另一类是较为持久的感觉,这是心理紧张所致。有些人觉得手淫是件"坏事",竭力克制,却又未能控制住,手淫时怕别人见到,因而常常是既害怕又兴奋,事后感到自己又做了错事,又悔又恨。这一系列的心理紧张,可能造成许多心理和生理反应,包括疲劳、乏力、注意力不集中、头痛以及头晕之类。换句话说,这些都是"心理作用"的结果。对手淫的担扰、害怕及不正确的认识,要比手淫本身的害处大得多。

手淫引起的不适

如果频繁手淫,无论男女都可能出现以下各种不适:

其一,诱发男性性交不射精和女性性交难以出现性高潮。手淫是强烈并带点粗暴地刺激生殖器官,男子以求得射精,女子以获得性高潮的快感为目的。从生理角度,性器官诱发情欲高潮是温觉、触觉、压觉与振动感觉等多种感觉功能综合作用的结果,这些感觉在接受局部性刺激上都有一定的"阈值"。一般地说,手淫时性器官局部刺激较性交时的性器官局部刺激为强烈,频繁手淫性器官就习惯于强烈刺激下才会出现兴奋,无形中提高了各种感觉功能的刺激"阈值";一旦进行正常性生活时,局部性刺激未必能达到手淫的强烈程度,这些性器官的感觉已经受了强烈刺激的锻炼,对于较小程度的刺激便会不起反应。

其二,诱发男子无菌性前列腺炎和女子盆腔淤血。手淫前后的一段时间里,性器官会急骤地大量充血。在男子,除阴茎外,充血最厉害的要数前列腺,频繁手淫会诱发无菌性前列腺炎,于是腰背酸痛、排尿滴沥不尽、排尿终末有白色液体滴出、尿道部灼热感、会阴部不适,以至困倦、乏力等症状便纷至沓来。若女子频繁手淫,盆腔里的器官,例如子宫、卵巢、输卵管、膀胱,甚至盆腔壁上的血管都会充血扩张,于是腰背酸痛、下身坠胀、会阴不适等症状也会接踵而至。

其三，手淫癖者由于自己惯用的方法不同，可能表现出某些特殊的症状，如习惯用双腿夹持阴茎进行手淫的男性，常出现生殖器损伤及逆行射精等症状；而习惯用物品插入阴道或尿道手淫的妇女常出现阴道炎、尿道炎和膀胱炎，有时甚至因体内滞留异物，需外科手术帮助。

另外男性频繁手淫还可能出现以下情况：

龟头麻木：有些人手淫的方法过重，会造成龟头感觉迟钝甚至创伤。

龟头红疹：龟头红疹多见于包皮过长的人，是由包皮内尿垢的刺激而引起的。若包皮不长，在有病菌感染时，也可能出现阴茎疱疹，多在冠状沟边缘聚集突起；有的人由于卫生习惯不良，可能出现过敏现象；服用过敏性药物也可能使龟头出现过敏性疱疹：这些情况与手淫无关。

腰背疼痛：过频的手淫会引起精囊炎。精囊处于膀胱括约肌的后部，在炎症的刺激下，不仅会导致尿急、尿频或排尿淋漓等症状，还可能引起血精、腰背痛和双侧输精管部位的不适。

精神萎靡：是因为手淫过频，机体自我保护的一种反应。

阴茎侧屈：有些人手淫后发现阴茎向一侧弯曲，这多数是发育时造成的结构畸形，平素不大注意，手淫时才引起注意。阴茎海绵体外伤时形成海绵体斑痕才会有侧屈现象。

三　对于手淫的观点

手淫有害论

在我国，长期以来，人们往往受制于某些陈腐的观点，认为手淫会"大伤元气"或"未老先衰"，以至吓得那些有手淫习惯的青少年惶惶不可终日。传统观念也认为手淫在道德上是堕落的，甚至认为是"道德败坏"。"手淫有害"的观点，可以说是根深蒂固。

在国外，过去亦同中国一样，认为手淫有害。早期的基督教认为手淫是一种罪恶，一般信徒手淫需罚禁食 20 天，如手淫者为教士且发生于教堂中则罚禁食 30 天，主教则罚禁食 50 天。维多利亚时期的欧洲把手淫说成是

"恶魔"，并认为在健康方面会导致各种各样的疾病。许多著名的学者和专家在他们的著作中也断言"手淫有害"。19世纪末法国著名精神病学家和心理学家莫莱说："经常手淫者，变得迟钝而衰弱，眼球内陷，眼圈发黑，两目无神，双手冰冷，经常盗汗。在学校中成绩下降，智力衰退。如果积以成习，不能自拔，最终必然变成一名白痴而产生忧郁心理。"基于上述观点，有一段时期，国外对有手淫习惯者采取了十分严厉的惩罚措施。例如剪掉男孩阴茎或让男孩穿上带锁的牛皮裤，使用金属的阴茎夹具。对女孩的措施更为严厉，如电灼阴蒂或缝合阴唇等。这类措施，如同对待罪犯一样。他们还可能受到其他虐待性、羞辱性的惩罚，这对他们以后的性生活可能产生严重的、永久的恶果。直到三四十年以前，国外仍然把手淫看做是"下流的"、"搞垮身体"的行为。到了20世纪，对手淫可引起生理、道德、精神危机的警告虽然已淡化了，但是在一些医学教科书中，手淫有害的论述仍然保留着。

手淫引起同性恋的错误观点现在已无人赞同，但在历史上却曾有过。同性恋这个词是在1869年才出现的，20世纪初还不为人们所知。这以前同性恋被称为鸡奸，仅指肛交。在反对手淫的文献中，两个男性一起进行手淫活动没有被划入手淫范畴，而被认为是阅世不深的年轻男性被道德败坏年长的男性引诱而堕落。过去相互间手淫一直被认为是引起同性恋的原因，而不被看成是同性恋的一种表现。

还有的错误观点直接来源于古代"养精蓄锐"的概念，认为手淫会使生殖器官在未成熟之前就耗尽其能量，造成日后性功能损害。一种谬误是，手淫的反复刺激可引起性感减退，性感减退又反过来影响性交，甚至影响生育力。另一种谬误认为，手淫过度刺激的后果是，为避免性感减退，刺激的频率就会增加，以致手淫者沉迷于性活动，会去追求更富刺激的方式，导致强奸或其他性犯罪。还有人认为，手淫的长期危害表现在道德、精神方面。实际上这些警告本身就会引发心理障碍，引起摆脱不了的担忧、焦虑，造成难以消除的心理压力。

手淫的一些有害后果不可否认，但它们不是手淫本身造成的，而是由围绕着手淫出现的那些错误观念以及人们对于性医学的无知造成的。从儿童时代起，人们就反反复复听到过手淫是犯罪，是不可饶恕的恶习，是种种疾病的罪恶魁首等种种说教,在脑海中留下深刻的印象。这些说教在人们的思想上起到了暗示的作用,在进行手淫的时候,就会产生自责、犯罪、恐惧等情绪。

手淫无害论

手淫究竟有没有害处,还需要对发生手淫的生理原因有科学的认识。手淫最早可在青春期初期(12—14岁)开始。通常情况下,男孩在生阴毛的同时开始有射精现象,但手淫不一定从这个时候开始,有的人甚至在还不会射精之前就学会了无精液手淫。发育成熟较早的男孩大多数会手淫,性的活动比发育晚者要频繁,这是性生理活动中的正常现象。青春期的青年,都会经常产生性兴奋,同时对性的问题抱着憧憬、好奇、羞愧、神秘等难以言状的复杂心理。在这些生理活动与错综复杂的心理因素的驱使下,他们会情不自禁地玩弄起生殖器官,本能地开始手淫。因此,日本的性研究专家大山博山说:"除非是性器官异常或有特殊疾病无法引起性欲外,所有的男性青少年都会手淫。"

现在,很多医学家认为手淫有一定的积极意义。比如在独处的孤寂之夜,失眠难熬时它可以解除生理上的胀满感和性紧张,手淫后会很快入睡。手淫在一定程度上能防止凶杀犯罪或不道德行为的发生。手淫还是婚前检查是否有生育能力而送检精液的最好最及时的方法。另外,手淫还被广泛利用在性功能治疗之中,取得了很好的效果。对于因各种原因而不能结婚的人,尤其是残疾人,医生还可以为他们推荐这种自慰方式。

20世纪初以来,许多科学研究结果证明,正常人的手淫并无害处,对心理和身体均无损害,所以各国的精神障碍分类中,已不再将手淫列为异常和不良行为,而且认为,手淫的所谓不良后果,主要是自我担忧和疑虑所致。由于传统观念的影响,对手淫持害怕忧虑态度者并不少见,即使在70年代的美国,还是有三分之一的人担心手淫对自身的危害。事实上,所谓"病理手淫",仅见于极少数人,他们或者是无法控制,以致不计场合,有伤风化,或者是沉溺其中,不能自拔,影响正常生活和活动,只有这类情况才需要矫正。

1991年6月,第十届世界性科学大会在荷兰阿姆斯特丹召开,当荷兰卫生、文化和社会部部长在大会开幕式上代表组委会庄严宣告："自慰以前被认为是一种病态,但现在认为是无害甚至是健康的行为。如果某人有性问题,那他不会是手淫者,而恰恰是那些不能手淫的人!"来自 58 个国家的 800 多名性科学专家和学者报以热烈的掌声表示赞同。

近十年来,美国、荷兰等国的性学研究机构经过大量的实验证明:手淫不会引起人体生理,心理的异常,也不会引起性功能障碍。相反,手淫已成为治疗某些性功能障碍(如性冷淡、性高潮缺失、早泄、阳痿、阴道痉挛等)的有效手段。手淫的危害就在于对手淫误解导致的恐惧。至此,在西方性文化中,关于手淫的种种谬误得到了纠正。不久前,世界著名性学家蒙尼甚至指出,当艾滋病流行的时候,社会应该大张旗鼓地进行宣传,赞同手淫,把手淫提高到安全性行为的高度来认识。

到目前为止,在国际上被心理学家、精神病学家、医师以及其他从事精神卫生和身体保健的人员广泛接受的意见是:手淫既不是不正常的,也不是对身体有害的行为,手淫能够解除性紧张,应当自然而然地接受它。

现代医学已阐明,适度的手淫对健康不会有任何影响:

其一,定期手淫者,很少因体力消耗而出现食欲减退、精神倦怠、头昏眼花、四肢软弱等症状。相反,个别人有规则地手淫后,精神反而舒畅,体力反而充沛。

其二,偶有手淫的人,一般有较好的自控能力,并不会发展到任意手淫的程度,也不会过于沉湎色情,而是定期有意识地解除因精液充盈带来的神经反射性不适,或者有意识超前于遗精而手淫排精,避免遗精玷污裤褥。这些人并不由此而招惹精神上的懊恼与自责。

其三,适度的手淫并不会有碍健康或"大伤元气",因为手淫的体力消耗以及排出的精液中微乎其微的营养物质,对身体健康完全没有影响。

其四,有规律的手淫不会像频繁手淫般诱发男子不射精、无菌性前列腺炎或女子盆腔淤血、性交无高潮等异常情况。

因此,有规则和有自控能力地偶尔手淫未尝不可,对频繁手淫的克制或克服都是办得到的。克服以后,完全不必为以往的行为懊恼或担心,青少年们不必为之苦恼,家长们也不必为之担忧。

四　过度手淫的处理

自从 Tissot(1758)提出"手淫致病"论以来,手淫一直被当做疾病来治疗。早期的治疗仅仅是改善症状,要求患者自身禁欲。到 19 世纪,Kellogg 对手淫的治疗进行了系统的研究。他认为,保证健康需遵照以下几点:适当的饮食,合体的衣着,新鲜的空气,合理的运动,性生活的和谐,外加水疗法。同时,作为素食和禁欲的鼓吹者,他设计出用坚果、谷物食谱代替肉食的配方,以抑制人们的肉欲。他认为,人们的性欲来自食肉的习惯,除非加以控制,否则肉欲就会战胜禁欲,引起堕落。然而,玉米片代替肉食并没有成功地抑制性欲,也未能控制手淫,Kellogg 的研究完全失败了。之后,Kellogg 又异想天开提出新的方法,这就是直接针对生殖器。他认为对一些严重的手淫患者,对男孩可以捆绑手脚,用特殊的罩子覆盖生殖器,或者用银线缝合龟头包皮;对女孩,则用石碳酸涂在阴蒂上,以抑制性欲。Kellogg 还建议不用麻醉对男孩施行包皮环切术,这样,剧痛可抑制手淫的欲望。19 世纪后半叶,先是在英国,后来在美国都风行过 Kellogg 的不用麻醉给新生儿行包皮环切术来预防日后可能发生手淫的方法。这些方法残忍而过时,20 世纪后已不再应用。

过度手淫的治疗原则

过度手淫需要防治。如果恣意手淫,沉浸于色情,必然荒废学业,损伤身体。尤其是处于性发育成熟期的青少年,心理状态不稳定,更要提高自我控制和自我约束的能力。防治手淫关键在于以下几点:首先对手淫要正确对待,以预防为主,应用精神治疗、心理疏导的方法,加强性教育,使注意力向德智体三方面全面发展,克服思想过于集中于此的状态。其次要注意生活规律与调节,避免穿着太紧衣裤,按时睡眠,晚餐不宜过饱,睡眠时被褥不要过暖过重,不宜仰卧和俯卧,晚餐不宜食用刺激性饮食,如烟、酒、咖啡、辛辣食品等。另外还要养成良好的卫生习惯,注意保持外阴清洁,经常清洗,除去积垢,防止局部炎症等病变而导致性器官充血,以免诱发性器官的勃起和激发性冲动。同时,应鼓励男女参加社会活动,减少对异性的敏感。对有手淫习惯的青少年,不宜严加指责,应帮助他们建立信心与决心,切不能用夸大、恐吓的办法,否则会加重他们的思想负担。

青少年要克服过度手淫的习惯,应转移注意力,广交朋友,把主要精力用在学习上。还要记住手淫多发生在晚上入睡前,因此,必须严格注意控制此时的精神状态,尽快入睡。

防止过度手淫的方法

1. 上床前,坚持二十分钟到半个小时的强度锻炼,有条件的可玩单、双杠,无条件的可就地重复下蹲、立起几百次,俯卧撑体等,无论采取何种方式,都应达到疲劳为止,用冷水洗脸洗脚,然后立即上床,平时多到户外去运动。

2. 上床后,应杜绝一切思想,闭上眼睛,头脑里仅有一个念头:啊,太累了,浑身任何部位都不愿动,这样可尽早入睡。

3. 若万一不能入眠,应严格控制自己,不想与性有关的问题,可想一些使自己厌烦的事,也利于入梦。

4. 手淫频繁者可服少量安眠药,不要急于钻被窝,待睡意已浓,立即上床入睡。

5. 早晨起床前也是最易发生手淫的时间,有尿勿憋,及时排掉,防止阴茎勃起。早晨起床要及时,醒后即起,不可恋被窝。

总之,戒除过度手淫必须有决心,有信心,还要有毅力,有勇气。

最后,大多数过度手淫者都有矛盾的心理。一方面知道过度手淫有害,想改正,每次手淫过后就万分懊悔,"我怎么又犯病了"、"真该死";另一方面,一旦性冲动即不可收拾,一定会手淫直到射精为止,射精完毕又"悔"。这个矛盾是客观存在的,认识到了就要自拔,一时不能戒除者,切切不要自残自害。

过度手淫是一种不良的习惯,但一旦戒除后一般不会影响性功能,即使带来某些不良影响如暂时的阳痿,经过一定时间的养息,仍可恢复正常,故不必忧心忡忡。但要记住:早一点戒除比晚戒除好,矫治不好的话,就该求助于医生了。最后引用我国著名的医学家吴阶平院士的一句话,对待手淫应当"不以好奇去开始,不以发生而懊恼;已成习惯要有克服的决心,克服之后就不必再担心"。

第六讲

婚姻期性健康

婚姻期性心理特点

夫妻间和谐的心理要素

婚姻期与性相关的常见问题

    青年男女从相恋到结合，家庭是必然的归宿。在经营家庭的过程中，头绪最多、最普遍且又最初始的夫妻心理轨迹异常是爱巢里的心理偏差。这种偏差表现为以下几个方面：形象偏差，个性偏差，情爱偏差及性欲偏差等。性的作用是一个重要内容。

    新婚的男女双方都初次享受到性爱的乐趣。仅就性爱来说，对方是极有魅力的。男子的性兴奋是生理上难以抑制的内在欲望，女子的性兴奋则是通过体验才产生的性要求。女性身体的生长发育虽然比男性成熟早，但性欲的冲动却一般要比男性晚。缺乏正确的性知识，常使双方产生矛盾。现在从性心理特点开始谈起。

一　婚姻期性心理特点

人类性心理的基本特征

性心理的范畴很广。凡是涉及性的心理现象、心理活动都可以归结到性心理的范畴。性是人的最基本的特点之一,大多数社会行为或多或少与性有关。

性作为人类繁衍的必要手段,其重要性无可厚非,但人的发展需求不仅仅是性,还包括存在需求,故性的促动力仅仅是发展需求在社会上的体现而已。众所周知,夫妻之间发生性关系是天经地义的事,但人类的性行为和性生活与动物有本质不同,具有普遍性和特殊性:

1. 喜新性

人在青春期以后,对有关性知识的探求欲望是正常的心理表现,对性的喜新性与猎奇性一直伴随其成长。然而这种喜新性、猎奇性和渴望必须加以控制,不能超出道德规范,否则有可能走进罪恶的深渊。

2. 脆弱性

性行为的脆弱性,在人群中是突出的表现,处理不好往往会影响夫妻双方的生活和事业,其中因精神因素而干扰正常的性反应是最常见和最重要的因素。心理学家和行为学家把焦虑置于头等重要地位,也把愤怒、敌视和怨恨视为关键因素,如刺激、(打击)性焦虑、口角性焦虑、愤怒性焦虑、妊娠性畏惧、压力性焦虑、医源性焦虑等。

3. 阈值性

就性行为来讲,由于人的个体差异与阈值水平不同,从生理、心理甚至到体力上都会对性刺激的时间、地点、强弱等等有不同的反应。男、女双方的生殖器各有其变化特点,有各自的阈限值。随着性的适应与年龄增长,生理和性刺激的敏感性都会降低,增加了耐受性,这时,就需加大刺激强度、延长时间或更换方式,达到一定的阈值水平,使夫妻在心理上相容。这不仅是爱情成功的心理背景,也是性生活协调的心理基础。超强度刺激,如黄色小说和录像,可引发性神经疲劳,甚至发生阳痿;低强度刺激或弱刺激,往往不能引起性兴奋,达不到对方性阈值的理想水平,导致心理上"早衰"或"阴冷"的认识,引发生理上的早衰;而较长时间的搁置,也会使阴茎的勃起功能减退或导致废弃性阴道过早出现。

4. 排他性

视性对象为私有,把自己置于性生活的主导地位,把对方置于从属地位,性嫉妒,性爱中的排他性,这是人类性行为区别于动物的一个重要特征。男性尤其表现突出。

5. 无主从性

实践证明,夫妻之间的性生活不存在主与从的地位差别。现实生活中,由于男方性兴奋来得猛烈、急促,女方显得缓慢、温柔,好像是男方处于主动地位、女方处于从属地位这种习惯看法的延续与流传。实际上,在性生活中,夫妇双方都是主角,不分主次,在共同的感情中形成一股信息流,产生积极应答。衡量性生活的质量,常常依据性兴奋准备的单位时间内,信息受体从信息供体处所获取的信息数量多少和质量高低,这决定了性高潮的质量与和谐程度。

6. 厌倦性

性厌倦是指对性活动的一种持续性的憎恶反应。夫妻间长久不衰的性满足的最大威胁是厌烦、无趣感。这种爱的淡化和性生活的厌倦感持续发展,可能导致爱情的转移;如果不及时纠正与调适,很可能是婚外性生活、家庭破碎的导火索。

7. 调适性

夫妻之间应主动开展调适活动。改变单调、乏味的性生活方式是双方的责任,也是防止性转移的最好措施,更是家庭生活稳定与美满的粘合剂。为此,要注意心理的调适、行为方式的调适、领悟性调适、服饰的调适、环境的调适等。

新婚之夜男女性心理特点

新婚第一夜是夫妻性生活的开端，也是夫妻之间进一步深入了解和相爱的最重要的途径，夫妻双方都把对对方的炽热、深厚的爱融于交合之中。但又因是初次交合，一般都因一些共同的心理特点，不同程度地影响性欲和性快感，导致初夜的成功或失败，并深深铭刻在终生或甜蜜或苦涩的记忆之中。具体表现为：

1. 性心理上的差别

由于生理特点的不同，男子在婚前就有强烈的从肉体上与自己心上人结合的愿望，新婚之夜便容易表现得迫不及待。在这种强烈的性欲冲动下，有时会出现粗鲁、近似无礼的举动。在第一次性生活中，男子几乎毫不例外地处于主动地位。女子则不然，她们在相当长的时间内仅仅是陶醉于精神上的交流和心灵的融合。

2. 羞涩感和紧张感

由于受传统观念等因素的影响，即使是长时间热恋的情侣，初次性交夫妻双方也都会带有一定程度的羞涩感，女性又强于男性。丈夫应该主动通过动情的话语和爱抚打破这种羞涩的气氛，排除性前的心理障碍。新婚夫妇初次性交，因缺乏性知识和性体验，不可能"无师自通"，在心理上很容易产生一种自我紧张感，如性交不顺利，或因处女膜的破裂而产生出血和疼痛，则会进一步加强这种紧张感。这时，尽量排除情绪干扰，学会自我放松，对于初次性交成功和提高性快感就显得十分重要。做丈夫的动作要轻柔，善于体贴照顾妻子，防止粗暴，这对于消除新婚妻子的紧张情绪尤为重要。

3. 满意感

新婚夫妇初次性交，如果顺利、和谐、欢愉，会获得满意感，品味到新婚的幸福和甜蜜；如果不顺利或难以实现，有人就会产生失望感，反复如此，就会影响甚至动摇婚姻的情感基础。新婚之夜初次性交不顺利是常事，新婚夫妇一般要经过3—4周之后才能达到和谐性交的程度。不可因一时不顺利、不满意就灰心失望，抱怨妻子不行或丈夫无能。夫妻双方应降低对初夜的期望值,不断总结经验、改进方法、密切配合,以最短时间结出满意之果。

女性性心理的特点

在女性心目中,爱情是引发性欲的主要心理因素。女性在性生活过程中的心理状态要比男性复杂得多。

1. 主观压抑自己的性欲望

女性对自己的性欲多持压抑态度。当女性产生一定的性欲,内心中有过性生活的愿望时,有时却不能充分表达内心的激情,反而表现出羞涩、推却,或做出相反的表示,给对方以错觉。这种心理或多或少是由于接受了传统的旧观念而造成消极的性条件反射所致。她们认为,过于暴露自己的性要求,会被看成是轻浮、淫荡的行为。存在这种心理的女性,久而久之很容易出现性冷淡。

2. 日常生活对性欲望有潜在影响

日常生活中发生的不愉快、工作上的困难或不顺心、家庭压力过大、自身患病、子女的教育、夫妻的争吵以及生活中的一些突发事件,都可使女性的情绪产生极大波动、精力分散,而使性欲受到抑制,性敏感减退。尤其是夫妻在感情上有裂痕时,性欲减退更是常见现象,且不会很快恢复正常。

3. 性高潮产生较慢

从性冲动发生发展的过程上看,在性生活中,女性需要有一个准备阶段,这一阶段的时间长短因人而异,总体而言女性性高潮较男性来得缓慢。女性性高潮受很多客观因素的影响,如居住条件、环境如室内光线强弱、外面声响等,都能明显降低女性的性兴奋,影响或推迟女性性高潮的出现,甚至不出现高潮,对于非意愿性性生活则更是如此。女性的性高潮虽然产生较慢,但可以激发。在激发女性性兴奋的因素中,身体的触觉往往强于视觉的作用,特别是触摸身体的性敏感区,性刺激更加强烈。甜蜜、亲切、舒心、惬意的语言交流,能提高、诱发性欲,使之充分享受爱的温情。性行为不当如性洁症、性厌恶都可能产生相应的问题,甚至影响夫妻正常生活和家庭和睦。

4. 有自己的性需求

性生活是夫妻生活不可缺少的一方面,了解彼此的性要求、性表现、性满足有重要意义,特别是一些丈夫不知道妻子的"性秘密",这对维持夫妻双方和谐的性生活是一个很大的影响因素。一般而言,妻子的"性秘密"表现如下:

(1)需要良好的心理感受。日常生活是性生活的基础,对于大多数妻子来说,白天的良好感受是性生活愉悦的必要条件。伤害性的语言、漫不经心的神态都会使妻子失去对性的渴望。妻子常把生活中的一切都视作相互联系、密不可分的,丈夫的一言一行都影响着她们的情绪。因此,称赞、夸奖、亲昵、拥抱都变得必不可少。丈夫给妻子买一束鲜花,送上一点礼品,都会使妻子会从心底里感到高兴,这对性生活的和谐十分有益的。

(2)需要积极的感情交流。利思·艾德华特通过调查发现,75%有婚外恋行为的妇女都是因为在家中不能和丈夫进行感情交流,而不都是因为性的需要而找情人。对大多数妇女来说,交流和感情远比性生活更重要。因此,作为丈夫必须关心体贴妻子,多和她们交谈,饭桌上的快乐和性生活和谐密切相关。

(3)丈夫需要理解妻子对性生活的忧心忡忡。有研究表明,只有60%的妇女在性交时能达到性高潮。就夫妻关系而言,身体的亲近有时就足以销魂。许多男人错误地认为一个好丈夫有责任让妻子在性交时获得最大的快感。巴布切说,性生活的目的仍是爱,如果通过性交加深爱意,便达到目的了。一味追求性高潮,只会给夫妻造成压力。当妻子失去以往年轻时的吸引力时,丈夫应该减轻妻子的顾虑,告诉妻子她的迷人之处;性生活后妻子需要温存,需要非目的性的触摸和抚爱,需要消除性交后因为兴奋难以立刻入睡产生的孤独感,渴望丈夫的拥抱和亲吻,需要罗曼蒂克的情调,丈夫应尽量满足妻子这些细小要求、这种精神和心理需要,有助于减少妻子的担忧和不满。

(4)丈夫需要了解妻子的性感区。男子性感区比较明显,即阴茎的颈部冠状沟、阴茎系带、阴茎体部皮肤,特别是沿尿道走行的皮肤、肛门与阴囊之间的皮肤、阴囊及大腿内侧表面的皮肤,在轻柔的触摸之下都具有性敏感性。而女子性感区范围广阔,包括:阴蒂及其周围、小阴唇的内表面和阴道的周缘、乳房和乳头丰富的神经末梢。国外有些学者把指尖、口唇、舌尖等部位也列入女性性敏感区,但这些部位很大程度上受心理状态的影响。只有了解妻子的敏感地带,才能有效激发妻子的性高潮。

了解妻子的"性秘密"表现,对避免夫妻间不当的性行为具有重要的指导作用。

男性性心理的特点

男性性心理很特殊。大多数男人对女人胖瘦的衡量标准,通常会比女性自己订下的尺度宽得多。男性对胸围的关注,也远远达不到女性所想象的程度,因而男人往往不喜欢自己的老婆为"扩大胸怀"而去整形。在睡眠时,男性一般会发生不自觉的勃起,有的达四至六次之多;有时是春梦所致,有时是膀胱憋胀,有时则原因不明。了解男性性心理的特点,对夫妻生活具有重要意义。

1. 具有特殊的性思维

新婚期内丈夫往往对自己的性秘密羞于启齿,常与妻子有密切的接触,如拥抱、热吻等,但这种表达爱意的方式不一定就是提出性要求,必须首先通过言语沟通和磨合来适应。

2. 性欲并不比女人更强烈

随着工作压力增加、家庭负担加重,男性在青春期表现出的那种旺盛的性渴望减弱,更多的是通过沟通和相互理解来维系夫妻感情。对成年男子来说,纯粹意义上的性交对已婚男人并无多大吸引力,心灵沟通是妻子了解丈夫性秘密的关键。如果夫妻能坦诚相待,消除彼此间的性隔阂,多说一些表达理解和爱意的甜言蜜语,多一些各种层次的夫妻交流,更能满足丈夫的需要,进一步拉近夫妻间的距离,性生活会更美满和谐。

3. 爱是诱发性快感的兴奋剂

在性生活中投入感情的妻子更能使丈夫获得强烈的身心快感。在性生活中,丈夫做爱也需要前奏,希望看到妻子主动发出的"性号弹",绝大多数男人会对此兴奋不已,偶尔的热吻、爱抚和触摸会使丈夫情绪高涨,更增加对妻子的爱。

4. 喜欢与他共享床帏之乐的妻子

在性爱中,男女是有差别的。女人注意温情,男人则更欣赏各有乐趣的性生活。由于这种差别的存在,女人常抱怨丈夫只注意性,她不过是个工具,而男人则埋怨妻子的兴趣只在谈情说爱。要尝试调换角色,让男人来谈他的感受,女人竭力去体验身体的快感,这样妻子便能理解,丈夫的性要求其实是他对爱的一种表达。

5. 房事前后判若两人

许多丈夫在过完性生活后倒头便睡。妻子以为丈夫是在有意疏远,而丈夫则称需要休息。对多数男人来说,这也是维护自身形象的一种手段。

性心理的性别差异

男、女双方在性爱活动中,由于生理和性别的差别,在心理上常表现出不同的变化。一般认为,两性的心理差异包括以下几方面:

1. 性爱心理要求不同

男性在性爱过程中常表现为居支配地位,更具有分析能力,也更外向,更主动进取;而女性则比男性被动,更内向,更直觉。这些性别差异无论是在两性的交往中还是在性爱活动中,都是非常显而易见的。就大多数情况而言,尽管男性的作用相对主动,女性的作用相对被动,但在做爱的整个过程中,通常出现一些"作用转换",例如在性交姿势中,妻子是上位,采取主动,或丈夫求欢,但妻子先用各种手段"挑逗"、"诱惑"丈夫,以延长前奏。由妻子首先提出性交,并不说明妻子缺少女性的特征。

2. 性爱生理上有区别

在性爱过程中,随着男性性高潮的临近,他的动作变得越来越主动和迫切。从生理和心理而言,此时男性的性欲逐渐从劝导、引诱发展到占有和征服。当他听到女方在性刺激中发出呻吟,看到她在阴茎抽动下颤抖时,就获得了征服者的满足。随着性高潮到来,男性压倒一切的欲望都集中在一点上,他猛烈抽动阴茎,性交节奏变得越来越快,接近射精时,抽动动作更加主动,阴茎使劲往里插,插得越深,才能充分地体现出自己的力量和满足。

如果从生物学角度分析,男性将阴茎往女性阴道深处插,在阴道深处射精,更有助于精子和卵子相遇而受孕。从心理学的角度分析,阴茎深深插入阴道,快速地抽动,则是男性和女性迫切想达到性高潮的需要。

3. 性满足的表现不同

妻子对性爱的表现多隐秘、含蓄,常常采取曲折的或间接的流露感情的方式。她获得的性满足并不随着做爱的结束而结束,而是可能延续到以后的一天或许多天。它像落日的余晖,增添了女性的生活乐趣。这种回味的乐趣有助于减轻女性的压力。因此,妻子在享受一次性高潮之后,她的情绪在很长一段时间内都是热情高涨的。

女性在与异性的交往中,开始并不和性欲望联系在一起,她们性意识的表达方式很含蓄,更看重两性的心理接触和感情交流。女性在对待两性肉体关系的态度上一般来说比男性慎重。

性爱和谐至关重要

性心理与性爱密不可分,性爱是否和谐对夫妻关系有很大的影响。

男女某一方如果有性欲方面的问题,就会令夫妻双方十分尴尬。在所有与性有关的问题中,约有 3/4 是与性机能障碍无关而是由于焦虑、紧张、心神不定或者厌烦等所引起的。新婚期间的早泄、阳痿,大多数与夫妻双方的性技巧及性和谐程度有关。一般来说,双方要达到性和谐,必须半年以上相互适应,而精神上的压力、工作压力也是影响性爱的主要原因。男人通常把性行为视为一种享受、一种松弛身心的方法,不过在身心疲惫的情况下,男人也会对性失去应有的兴趣;大多数妇女也认为,性生活是一种需在精力最充沛时才能从事的活动,长期疲劳和情绪低落都能使妇女失去房事的兴趣。一般人认为性行为是自然发生的,不必预作安排,其实这是一个错误观念,夫妻必须安排他们的性活动,这样才有助于维持性生活的和谐。

男女性欲的时间差影响性爱,性爱过程的配合影响性欲,男人与女人看待女人的标准不同也同样影响性欲。为什么焦虑、紧张容易破坏夫妻的性生活呢?这是因为人类的性能力、性体验除了受生理本能驱动之外,更多地受到大脑神经的影响。换句话说,一个人的精神状态、思想意识、道德观念,能够强有力地左右他或她的性幸福程度。如果某位丈夫或妻子在性生活时还心有旁骛,思虑其他,不能全身心投入,那他们是绝对无法获得性高潮体验的。

已婚男女面对性事产生焦虑、紧张,可能因为:从小受到错误的教育,将性生活视为羞耻淫荡之举;居住环境过于拥挤,缺乏宽松的私人空间,以至于时刻担心他人窥见自己最为隐蔽的私生活;对性生活期望过高,以为自己的性能力低下,无法使伴侣获得性幸福,因而背上沉重的心理包袱。

夫妻过性生活应避免人为地给自己定下过高目标,避免条条框框规矩束缚过多,避免三心二意,思虑其他,避免可能带来紧张、焦虑的所有因素。凡此种种,都会明显影响当事人在性爱过程中彻底放松,全身心投入,都会使他们分散注意力,形成干扰。在夫妻性生活中,完全放松、全身心投入才是最关键的,越是担心对方得不到满足,越是与别人比较,认为自己的性本领不如人家,就越会影响性能力的发挥。双方同时达到翩翩欲仙的境界当然最好,但一次或几次达不到也不必为此伤心自责。即使是性高潮的体验其实也有差别和不同,过分追求极端性高潮的体验,每次性生活时都事先定下非得让对方满足不可的"崇高目标",极有可能影响夫妻双方获得真正的性爱快乐。一旦夫妻对性生活产生失望和沮丧,不仅可能影响性生活和谐,而且会形成恶性循环,严重时会导致男性阳痿或女性性冷淡。

面对自己的伴侣,夫妻双方只有全身心投入,满怀爱意和热情,才能演奏出性爱协奏曲中最美妙的和弦!

夫妻性爱禁忌

夫妻性爱本是人们享受生活的一件十分美好的事情,然而,生活中不乏在夫妻性爱问题上处理得不当的现象。原因何在?这是由于他们触犯了家庭生活中夫妻性爱活动的一些禁忌。

1. 忌猜疑

作为妻子,应该信任自己的丈夫,相信丈夫的性道德。这也是自信心的具体体现。如果对丈夫的行为无端猜疑,那只会对其产生无端刺激和心灵伤害,从而造成夫妻之间的隔阂。况且,夫妻之间彼此信任是奠定婚姻关系的起码要求,是爱情的基础。基础如果动摇了,其他一切也就变得没有意义,婚姻也将面临解体。

2. 忌戏言过头

妻子应当维护丈夫的性自尊,尤其要注意与性有关的戏言、开玩笑不能过头,以免在不经意中伤了丈夫的性自尊,导致对方的性心理受到伤害。这些无意间的轻微伤害,也有可能会给丈夫造成难以想象的致命伤。

3. 忌牵强做

现实中性生活配合再默契的夫妻,也会存在程度不同的性差异,如一方性欲很强,希望经常性交,而另一方却希望几周性交一次。以一方的忍辱负重来换取对方的快乐,是不明智的。科学而合理地调整这种性差异,需要夫妻双方彼此互相体贴,并在长期的性生活实践中不断摸索和总结适合自己的方式。

对健康性生活的认识

健康的性生活是人生中不可缺少的一道风景。这要求夫妻双方不仅有正常的生理健康做基础之外,还要注意保持性心理的健康。

不健康的心理状态产生的原因很多,与本人的自身素质、所受的教育有关,也与外在环境的影响有关。而许多原因又与所处环境的社会历史、文化背景密切相关。

1. 自卑与自恋心理

性爱是夫妻感情交流的最高层次,是相互体贴、爱护,向对方表达自己的爱意的过程,而不是让对方或从对方身上获取的过程。自卑与自恋心理影响了对性生活的正确认识,把性生活视为对对方的或对方应该对自己的付出和满足,违反了性爱的相互性的原则。单方面的性爱是畸形的、不符合性爱道德的行为。

2. 性格缺陷

人的性格各不相同,造成了在性爱过程中的不同表现。同样是满怀对伴侣的爱,有的却由于性格不同甚至缺陷造成行为不当,导致性生活的不和谐。性格不同甚至缺陷如脾气暴躁、冷漠、忧郁、木讷等,都会使对方无法及时、正确理解自己要表达的意思,甚至产生误解,造成对伴侣的心理伤害。

3. 对性与爱的认识误区

许多人认为性与爱是两回事,爱是高尚的情感,而性是肮脏的行为。在中国的传统教育中,对"性"逃避、批判的状况直接导致了我国在性教育方面的严重滞后,造成了许多人的性压抑心理。一些人由于曾经处于对性的看法不正常的环境下,产生了性心理的扭曲。比如一些曾从事过色情业的女子,以及接触过色情业的人,会认为性只是一种发泄,没有平等可言。

帮助人们找回幸福的感觉,解决对性心理健康造成危害的诸多问题,消除性心理障碍者的心理阴影,正确认识性生活在生命中的意义,会使家庭生活和夫妻关系重新焕发出新的活力。具体做法是:

第一,正确认识性是性心理健康的基础。

大多数性心理健康有问题的人群都存在对性的认识的偏见和知识缺乏,这是造成性观念偏差的主要原因。性是人类活动不可缺少的行为之一,被古人列为和吃饭同等重要的大事。性不是令人羞耻的行为,它不仅是人类繁衍的基本动力,还是爱情、婚姻、家庭的自然基础。健康的性爱使人们获得无比的幸福、快乐、甜蜜、陶醉和美感,是一种内涵丰富的肉体与精神的享受,使人们的美好情感更加浓郁,并走向升华。性爱使女性更加秀丽、男性更加壮美。追求完美的性爱是每一个成年人的权利。

第二,将性与爱统一起来,相互推进。

在一个理想的婚姻或理想的社会里,无论把爱情的地位和作用提到多高,必须同时把女性的性需求和性权利提高到同等地位,尤其需要尽一切努力使性与爱相互促进,共同发展。如果仅仅在爱情方面"单项突出",就是自己破坏了自己身心本来就有的内在统一和一致,很容易造成自寻烦恼,甚至自我摧残,反过来又会严重削弱甚至毁掉已有或将有的爱情。正是从这个意义上来说,女性寻求和坚持自己的性权利,不但不是忽视或降低情爱,反而是在追求美好爱情的道路上获得了全面的推动力。这也是我们当前应重视提倡女性性权利的基本理由之一。

第三,性爱要注重过程。

只注重结果的性爱是乏味的,无法达到双方交流情感的要求和目的,也不利于双方感情的加深。过分注重结果还会造成双方的心理负担,容易失去美好的感受。而注重过程会使双方的思想和感受得到更充分的体验和交流,使双方对彼此的爱得到美好的诠释和升华。

第四,不要吝啬与爱人的交流。

缺乏交流是性爱的大敌。不要把性爱当成"事"来做,要把性爱当成一种对生活的调适和提高的手段,在轻松的氛围中进行思想的交流,达到双方灵魂和肉体的高度统一。要及时对爱人表达自己真实的感受,相互赞美、相互鼓励,不可一意孤行,放弃这种最好的增进感情的机会。

第五,互相尊重,平等对待。

女人和男人具有同样的享受美好性爱的权利,传统的男尊女卑的思想是对人性的不合理歪曲。认识到这种平等性,会对性爱的美满产生很大帮助。一方面能使女性解放传统思想的束缚,大胆追求正常的、健康的性爱;另一方面也有助于消除一些男子的不正确认识,充分尊重爱人的感受,变得更加体贴。

二 夫妻间和谐的心理要素

夫妻性生活和谐的要素

专家研究认为,95％以上的性机能障碍是由心理因素造成的。因此,遵守夫妻性生活心理卫生原则,对保持夫妻和谐的性生活有十分重要的意义。

1. 科学性

从科学的角度认识性。不论男女,也不论青年、中年、老年,性要求与性行为都是正常的心理现象,这是人的权利和自然本性,也是家庭夫妻生活中不可缺少的内容。因此,不必回避,也用不着内疚和感觉羞耻。在夫妻性生活中,单方面不满意或双方满意程度下降及偶然出现的不满意是常有的事,不必大惊小怪。只要夫妻间积极纠正,增加双方的主动配合,性生活很快就能得到恢复。一旦性生活失去和谐,或者一方出现障碍,切不可争吵、抱怨,甚至怀疑、侮辱对方,这只能增加双方的心理负担,毫无意义,应积极应对。在性生活方面必须破除"男尊女卑"的不平等观念,夫妻关系中,不管男方还是女方,都有表达性欲的权力,均可采取主动,而女方在支配性生活中占有主动地位,对双方获得满意的性生活很有益处。

2. 差异性

爱情是婚姻的基础。差异是永恒的在爱情的范畴中,将友谊也包含在内,我们更强调要在承认差异的基础上,发展同情、理解、尊重和支持。完善夫妻幸福相处的这些条件,也是完善夫妻性生活和谐的基础条件。只有互敬互爱,平等相待,互相体贴,互相配合,保持双方正常的性欲望与性冲动,也能在性生活中得到相应的心理满足,获得满意和谐的性生活。

3. 欢愉性

夫妻的性生活是快乐的。但是在现实生活中,不少夫妻冲突激烈,感情"走私"乃至闹离婚,或多或少都与性生活有关——相当一部分夫妻并非有什么深仇大恨或志趣、追求不一致,而是性生活不和谐。夫妻之间只有在同时体会到强烈的爱的活力与性的活力时,才有最最完美的性体验。性爱不单在肉体上,也从情感方面给双方以极大的满足。

新婚"磨合期"的心理调整

结婚前的青年男女,相互之间颇为倾心、爱慕,随着爱情发展的"三部曲"即好感——爱慕——结合,感情往往在蜜月期上升至峰值。然而,随着浪漫恋情的结束、婚后生活的开始,青年夫妻极易在现实生活中陷入矛盾摩擦之中，人们把婚后的这一时期称为"磨合期"。

结婚成家，意味着两个人共同生活的开始。由一人世界变为两人世界，双方各自的弱点逐渐暴露，不同生活习惯、爱好及经济行为相对受限，加之缺乏性生活经验与技巧，导致夫妻之间摩擦不断。

只有经过婚后一段时间的磨合，以包容的心态面对夫妻双方存在的无碍大局的弱点和不足，相互协商，在"以和为贵"的前提下，妥善处理夫妻间的矛盾和问题，主动学习有关的性技巧，提高夫妻性生活质量，夫妻感情才会进入到相对稳定阶段。

夫妻间性爱技巧

新婚夫妻掌握一些必要的性爱技巧，有助于尽早真正体验到人生最美妙、最激烈、最颤栗、最动人的时刻。

1. 保持热情

激情并不是一下子出现的，性爱也并不等于性交，爱侣的眉来眼去，那只是一种性爱的热情，并不暗示更进一步的动作。太太要求先生平常也能像要做爱时那样深情、温情，充满着绵绵爱意并不过分，而先生持之以恒的配合一定会使太太更乐意在相处中更多地掺入性的乐趣。

与爱侣保持富有生气的情感联系，一定要时时表现出自己的爱和吸引力，把自己单方面的性要求与他（她）的情绪以这种亲密方式交合起来。在日常生活中，匀出一小时散散步，坐下来听听音乐，两人亲昵一下，共同享受翩翩起舞的乐趣或者谈论一些共同感兴趣的话题，使双方感到两人密不可分，从而为性生活创造机会，无论什么时候希望与爱侣做爱，对方都不会成为"强扭的瓜"，这就是性爱的妙处！

2. 做好准备工作——逗引

东方人的性爱不像西方人那样浪漫、开放。如果夫妻一整天都不怎么亲近，只靠晚上一时"性"起，亲密一番，并不能使双方特别是妻子享受到足够的快感。性生活和谐，是需要一定的情绪准备的，而情绪准备得充分与否，又取决于夫妻之间事前的相互逗引，尤其是对妻子。因为这让她感到自己的重要,使她兴奋起来,确信自己是有魅力的,在性方面是有吸引力的。男子在要求做爱前几小时甚至一天就应该开始逗引示爱,给妻子以暗示。如在接近夜晚的时候,丈夫用关怀、爱抚的言语或行为给妻子以不同寻常的照顾,有意识地减少妻子的一些家务的操劳,使她能够"悠闲"一点儿,聪慧的妻子不难领会这种异常的亲切举动暗示着什么。妻子有了充分的身心准备后,就会很积极地、全力以赴地与你幸福地缠绵。

做爱之前除了炽烈的感情、温柔的语言和动作之外,外表的逗引也是一个重要的方面。在情爱中一展自己的美妙身段,将个人魅力在性生活这一特殊场合中恰如其分地表现出来,更是一种健康的、富有创造力的使身心更日臻完美的体现。为了使夫妻之间的情爱逗引更具刺激性和诱惑力,我们应该确认结婚前爱侣欣赏自己的哪些优点,注意保持、发扬光大,注重对方的感受。

3. 掌握沟通的技巧

许多性方面的问题不能解决,常常是因为一方或双方不会或不便以坦诚、真诚的态度来沟通。夫妻过性生活,在一般情况下,总是由丈夫主动提出的,作为妻子必须意识到拒绝男子的性要求对他们意味着什么。对于男子而言,性是付出的原始形式,是其奉献灵与肉的途径。女子应该懂得男子在付出自己时的自尊心和热情是容易受伤的。所以,当丈夫向妻子发出做爱的信号时,妻子要能理解他的心情,及时向他表明自己的态度。如果同意当然皆大欢喜;如果不同意,应该寻找恰当理由婉言推辞。比如说:"我今天没情绪,过两天行吗?""今天我累了,明天,好吗?"同时可以通过一些示爱的温柔动作给丈夫以安慰。在这个问题上,切忌简单从事,切忌在炽烈的感情上泼下一瓢冷水。

4. 强化灵肉的融合

性行为使夫妻双方紧密结合在一起。性高潮的能量释放只是五秒钟,它显然不是性爱的全部内容,性的目的是分享和表达对对方的爱,与出不出现性高潮无关。性生活是夫妻的共同需要,在性生活中,夫妻应该和谐一致,达到灵肉的融合,但如果性生活只是满足了肉欲,心理上的需要就会落空。由此,还会生出不满,影响以后的性生活。

有些丈夫埋怨妻子性过程中没有反应,而有些妻子则怪丈夫完事后倒头就睡。这种灵与肉难以和谐的现象反映出夫妻各自的本位倾向——每个人都只顾自己的享受,而忽视给予伴侣应有的性爱表示,或是忽视了积极地感知伴侣的反应。这种没有性爱表示的性关系往往会导致一方或双方有被忽视的沮丧感觉。不了解对方此刻感受如何,就可能会引起自责或猜疑对方,从而破坏了"性"趣。反之,当丈夫有力不从心的情形时,妻子应给予正向的鼓励,帮助丈夫增加信心。相对地,丈夫若只图自己的需要,动作粗鲁、草率,不给予妻子一些爱语或事后的亲吻爱抚等,就容易使妻子感到失望,甚至产生受凌辱的痛苦感受,对以后的性生活渐渐不积极了。因此,性伴侣的良好反应可以说是增强性爱灵肉融洽的催化剂。

5. 营造爱的空间

由于人类性行为具有隐藏性,因此夫妻过性生活应该使环境保持安静、温暖、隐蔽,令人充满安全感。安全感能使人思想放松、心情舒畅,有利于性生活的和谐。如果环境很嘈杂,如果担心房门随时被人推开,担心过性生活时可能被外人看见或听见,心理上即有一种恐惧感或不安全感,这种感觉通过神经中枢传到大脑,性欲望会立即减弱或消失。因此,夫妻在过性生活之前,最好检查一下外部环境,确认一切都可以放心以后再行灵肉融合,这样就可以放心大胆地进入感情的涅槃。

总而言之,最重要的性爱艺术是自动地以全身心去爱,也就会得到发自心底的爱,得到完满的性爱。维系和谐的夫妻关系,需要在实践中不断探索最适合自己的方法,但一些共性的地方值得注意。

夫妻相处技巧

1. 保持夫妻间的性亲密

性的亲密是真正的亲密,是夫妻之间相处很重要的一部分。日常行为对夫妻关系的影响很大,从而也影响了夫妻之间的性亲密。为保持夫妻间的性亲密,应做好以下几点:

(1)培养夫妻之间的感情。

婚姻关系会像其他一切事情一样逐渐改变,要积极承认情绪和身体的改变,承认需要上的改变,这是培养夫妻感情、防止感情疏远的重要方式。婚姻破裂的主要原因之一,是彼此不能满足需要。丈夫和妻子都需要较多的热情、较多的爱护、较多的体谅、较多的照料、增加房事次数等等来培养夫妻间的感情,防止感情疏远。

(2)坦率表达自己真正的需要。

夫妻间有了隔阂闷在心里,如果不说出来,不但无法满足需要,而且可能会引起怨恨、焦虑、愤怒、敌对或沮丧等连锁反应。想维持良好的关系,坦率地说出各自的需要绝对是明智之举。爱是维持两个人关系的重要砝码,夫妻两人的需要都随信念和态度的改变而改变,通过良性沟通,交换意见,才能正确认识和处理这种改变,共同成长,使厌倦被兴奋代替。彼此信任、谅解是夫妻之间维持永久关系的一个重要因素。

(3)保持正常范围内的性欲。

不可能每一次性交都获得超凡的经验。性欲和对性爱的热情都跟其他情绪一样有升有降,存在一个适宜度。性的波长各不相同是完全正常的现象。每个人都有与众不同的性欲水准,这种水准可能会随时间而改变。即使是最恩爱的夫妻,性交的乐趣也时高时低,这是自然、正常和健康的现象。丈夫或妻子都可能在配偶想性交时缺乏兴趣。如果夫妻俩人能及时沟通,表达出自己的需要或当时缺乏兴趣的理由,说出烦恼的真正原因,就能消除性爱的障碍以获得对方的理解。感到自己是配偶注意力的焦点,享受配偶的爱意,这种感觉是夫妻恩爱的必要条件。

2. 正视性生活中的性别差异

追求夫妻间的性和谐也必须正视夫妻双方的特点与差异。丈夫的性兴奋来得快,去得也快,一般约2—6分钟,即可达到性高潮而射精,随后迅速消退;妻子的性兴奋产生较慢,通常约10—30分钟不等,持续时间较长,消退也慢。丈夫的性欲主要集中在性器官上,而妻子的性欲不仅表现在性器官上,而且可从语言、触觉、拥抱、接吻等方面得到满足。夫妇间性生活的和谐多通过性诱导,提高夫妻双方的性兴奋,以缩短两者差异。丈夫多给予妻子抚摸或语言等性刺激,妻子也采取主动积极的态度回应,用彼此喜爱的灯光与色彩营造独特的氛围,营造更富有诗情画意且具有朦胧神秘感的内部小环境,加强对丈夫的视觉刺激,激发其性能力。多为对方考虑,尤其丈夫要多为妻子着想,如果性冲动过于强烈,要以深呼吸等方法加以适当抑制;妻子应充分理解其冲动,主动配合。房事过后,若妻子尚未达到满意的性高潮程度,丈夫可通过抚爱等方式加以弥补,以使妻子得到满足。即使一次或几次性生活不和谐,也是正常现象,相互鼓励、安慰,树立信心。切忌猜疑、埋怨或责怪对方,以防伤害感情,影响性生活质量的提高。

3. 避免夫妻间爱情消退

两个人新婚时卿卿我我的热情会逐渐降低。为避免出现婚后的冷淡和漠不关心,必须注重生活中的一些征兆,注意一些细节:

(1)多讲甜言蜜语,多多爱抚。

与配偶讲话的方式是构成夫妻关系和谐与否的要素之一。对妻子甜言蜜语,再加些调侃逗笑的佐料,不失时机地夸她一番,夫妻关系就比较容易融洽。夫妻之间应多进行情感的交流,多讲甜言密语,多爱抚对方,缓解压力与不适,以缔造夫妻间幸福的性生活。

(2)多交流沟通。

两人在家共处时,看电视、上网玩游戏或聊天要协同作战,千万别各干各的,或不多说话、或都忙于参加各种舞会和朋友间的聚会,这对维系夫妻感情是不利的。应该及时交流沟通,从这个角度讲,吵架的小两口反而比有气闷在肚子里的夫妻更容易生活在一起。争吵至少表明夫妻双方还有热情,有勇气真诚地交流,而那种懒散冷淡的默不作声才是最大的离婚征兆。

(3)保持良好体态。

心理学家理查德分析说:"体重的增加对一部分女性来说,能增加她们在家庭中的支配权和成就感;而对另外一些女性来说,这样可以保护自己免受不必要的性骚扰,当然丈夫也会对其兴趣大减。"女性也会对大腹便便的老公丧失兴趣。所以婚后应该保持标准健康的体形,不可因为已经结婚而放弃对美的追求,丧失了对对方的吸引力。

(4)创造夫妻恩爱的氛围。

夫妻合影照片应放在最醒目的位置,房间内保持整洁明快,时刻传递幸福快乐的信息。有条件的话夫妻双双一起度长假,即使只能短时共处,和配偶一起感受快乐,也会达到增进夫妻情谊的目的。

4. 满足夫妻和谐的心理需要

人世间,最亲近的关系莫过于夫妻。二者想达到心心相印,亲密无间,就需要了解双方的心理需求,从而达到和谐、美满。美国著名生理学家默里对人类的心理需要进行了归纳,从而得出夫妻和谐必须满足双方的五种心理需要的结论。

(1)彼此尊重。

夫妻间的相互尊重、信赖,是深化爱情和事业成功的基本保证。任何训斥或轻视、贬低爱人的做法都会损害对方的自尊心,这是最不能忽视的。

(2)独立自主。

人人都希望按自己的思想和意志办事,都希望在别人面前表现自己,于是尽可能发挥自己的才能,运用自己的智慧,创造出可观的劳动成果,使自己的表现心理得到满足。一切听从对方的,就会扼杀自己的自主表现;一切听从自己的,就会扼杀对方的自主表现;夫妻双方必须适度表现。

(3)正常社交。

社会是人的生活乐趣的源泉。不准爱人与他人交往的做法,不但不能保证爱情的专一,相反,会导致心理平衡的破坏,使其对家庭生活感到厌倦,对人产生反感乃至厌倦,使爱情窒息而死,其结果只能是使婚姻破裂。

(4)诊视感情。

各人有各人的爱好,你爱看戏,我爱打球,应尽可能满足对方的心理需求并提供方便,而不应限制。感情的需要以爱为中心,诚挚、热烈、持久的爱会使对方得到最大的满足。否则,失落感便会油然而生,不满、烦恼、怨恨便接踵而至。

(5)适当宣泄。

爱人心里不痛快时,总想找人诉说一番,一吐为快。这种宣泄的对象当然以自己的爱人最为理想。夫妻均以对方为宣泄的最佳对象,应主动接受对方的宣泄,并进一步劝慰、疏导,排解其内心的痛苦,使对方从内心矛盾中解脱出来,建立新的心理平衡。

5. 避免夫妻心理对抗

日常生活中的一些细节往往不经意间成为夫妻对抗的导火索,影响夫妻双方的心情,从而影响了夫妻的性生活,必须给予足够的重视。

日常生活中丈夫对妻子不满主要表现在以下一些方面:喋喋不休的唠叨、缺乏共同的生活情趣、自私、不知体谅(这是丈夫最不能容忍的)、抱怨、干扰丈夫的爱好、衣着不整、脾气急躁、干涉丈夫对子女的管教、自夸、逞能、感情脆弱、心胸狭窄,嫉妒心强,不理家务,强词夺理、文过饰非。

而妻子对丈夫的不满主要表现在以下一些方面:自私、不知体谅、事业上没有突出的成绩、喜欢抱怨、不理解妻子的情趣、不愿公开诚实地商谈事情、家庭观念薄弱、对子女过于严厉、粗鲁、缺乏上进心、平庸呆板、脾气暴躁、没有耐心、吹毛求疵。

这些只是生活中的一些细节,但夫妻间往往由于上述原因,导致对配偶的不满,引发心理失衡,影响夫妻的感情,甚至导致夫妻反目。认真对照上述行为,反思一下自己是最为明智的。

三 婚姻期与性相关的常见问题

在婚姻期内,一些具体的问题与性心理和性生活有这样或那样的关联,现列举如下。

应对性疲劳

夫妻生活了一段时间后,有可能出现"审美疲劳",也就是常说的性疲劳。

1. **性疲劳分类**

(1)由性期待引起的性心理疲劳。

很多女性的性疲劳是由性期待心理引起的性饥饿导致的。当丈夫不能满足其性要求时,她们往往表现为失眠、不安、易激怒、好发脾气或抑郁,如果此类现象经常发生就会导致性心理疲劳,最终影响夫妻感情。

(2)由性病恐惧引起的性心理疲劳。

作为女性,性恐惧心理比男性更突出,其表现常有两种:一是唯恐自己得了不干净的病影响名誉,二是害怕患性病影响身心健康。

毋庸讳言,随着性病的流行和蔓延,女性性恐惧心理日益显著。作为丈夫,除了要关心、爱护、体贴妻子外,应尽量减轻妻子的体力和心理疲劳,给妻子留下性爱精力,避免妻子出现性疲劳,同时应自尊自爱,杜绝性乱。

(3)由生活疲劳引起的性心理疲劳。

日常生活中引起性疲劳的原因有如下四种:生活负担重;性爱单调或单一,没有新意;丈夫忽视了性爱在爱情中所占的比重,过多关注事业或对交际过于感兴趣,没有给予家庭和妻子更多的关心,造成夫妻关系疏远,夫妻感情交流和沟通也随之减少或中断,由此导致妻子性厌倦;心理过度压抑。

(4)由性嫉妒引起的性心理疲劳。

"爱有多深,恨有多重"便是指此而言,这种心理的产生是由人类性爱的专一性或者说自私性决定的。由于受"男女授受不亲"的封建思想影响,在一部分女性看来,男女之间接触频繁就是一种越轨行为,于是便产生了嫉妒心理。这种心理一旦产生,她们便常常用敲山震虎或指桑骂槐的方式表现出来,久而久之就可能因性嫉妒而引发心理疲劳,影响夫妻感情。

(5)由性无能导致的性心理疲劳。

这是指夫妻性生活不和谐导致的性心理疲劳。性无能的一方在通过药物治疗改善自己的性能力的同时,又不把全部注意力放在性能力上,而从精神方面给予妻子补偿,或许也能在性和感情生活两个方面收到好的效果。

2. **包装性生活**

(1)"性"福其实更需要"包装"。

解决性疲劳,还是从自身做起。

美满性生活也需要某种氛围,比如烛光、花影,还有月光。这种"性"福是最好的享受,应该当做一件很盛大的人间美事去"布置",去陶醉。

一个懂爱的女人,会很注意自己的性爱形象,合适的方式和语言会让美丽的梦做得更久。这是对丈夫的尊重,更是对自己的尊重。卧室里的女人披散头发演绎性感,是性生活中最常见的一种包装。

爱是一种身体的交流,一种"感受过程",更是一种情感的沟通,如果放弃了语言,势必会影响到灵与肉的和谐统一。五官的全面参与,会使这个美好的"运动"做得更完美投入,也更为多姿多彩。

(2)克服夫妻间的"性厌倦"。

夫妻性生活十几年如一日都采用单一乏味的固定模式,做爱永远是"同一时间、同一地点、同一姿态、同一动作",难免引发"性厌倦"。要克服夫妻间的"性厌倦",避免重复,必须使夫妻性生活千变万化。

这些变化包括时间、地点、姿势和动作等等的变化,有时还可以人为地给对方制造一些惊喜。夫妻之间应当刻意制造一些浪漫,着意创造一些吸引对方的"点子",以增添夫妻间的相互吸引力。夫妻间的性生活不能太刻板。夫妻中的一方,若偶尔做一个新发型,或穿一套合体的时装,或做一次美容,都会使对方两眼一亮,增添性的魅力。

(3)重视每一次性生活的质量。

长期保持性生活热情的夫妻,总是善于在整个性爱的过程中制造快乐,而不仅仅是追求性交合那一短暂的时间。他们往往把大量的时间花在"性前戏"以及"性扫尾"上面,从开始到结束都倾情投入,使对方在性交合的过程中得到性爱、情爱的享受。自己既是付出者,同时又是收获者,能在每一次性生活中得到极大的性快乐,总是意犹未尽。这一次性爱刚刚结束,又对下一轮的性爱充满憧憬和期望。在性欲低落的时候不急于求成,而是耐心地等待性欲的慢慢积累。在等待的日子里,调整双方的心态,例如同去旅游,同去参加同学聚会,同看一场电影,同读一首诗,或者有意分别十天半月,让距离产生思念,以便达到"小别胜新婚"的奇特效果。

(4)处理好性生活的间隔时间。

虽然丈夫的性"活力"不如妻子强盛,但是他们的优势是性交合的时间能更为持久,能更好地控制自己的"排泄欲"(即延长射精时间),充分利用这一长处把握好火候,应对妻子的强劲性攻势。应当将新婚时的"每隔一两夜就要操练一次",延长为"三四天亲热一回",如果丈夫精力还有些欠缺,则可"五六天一次",这样可以使丈夫"积久厚发",尽管夫妻性生活的数量减少了,但是确保了每一次的质量。一次高质量的性生活,可以使夫妻双方得到尽兴的满足,对下一轮的性事更寄予厚望,这比那种匆忙行事的"快餐性生活"强上百倍。

男人的担心

1. 担心妻子计较性器官的大小

男性对自己性器官大小的担心,同女性对自己乳房大小的担心是一样强烈的。未婚的男性,因为没有性体验,为自己阴茎大小产生担心并不奇怪,而已婚男性担心自己阴茎过大或过小的也不在少数。特别是一些新婚丈夫和结婚多时仍无法让妻子得到满足的丈夫,性交时往往害怕妻子计较阴茎的大小。其实男性阴茎长短的偏差就好像人的个子有高有矮一样,真正属于病态的巨人症和侏儒症的确极少,同样,病态的阴茎过长或过短也极为罕见。一般认为,阴茎勃起后在 7.8 厘米至 20 厘米之间都属于正常,相对偏短、偏长的阴茎,在性生活时,只要注意性交体位,都无损于双方的性和谐。所以,在夫妻性生活中,当敏感的妻子觉察到丈夫为自己性器官的大小担心时,正确的做法是告诉他这对你们的性生活并没有太大的影响。

2. 不知道妻子什么时候需要更多的爱抚和刺激

从女性获得性高潮的难易度来说,女性依靠自我刺激比通过丈夫的抚摸更容易获得生理上的性满足,但是做爱是双方的事,相互爱抚、相互刺激,共同完成性生活的全过程,远远比独自进行完美得多。所以,明智的妻子应该多给丈夫指引,而丈夫亦应同妻子多沟通,多总结成功的性生活的细节。

3. 担心勃起不够强

很多因素,如工作事业上的压力、过重的生活负担、夫妻感情失和等等,都会使阴茎勃起欠佳,超过 30 岁的男性即便没有这些影响因素,也会偶尔出现勃起不佳的表现。很多男性会因此而怀疑自己的性功能,有的会盲目服用各种壮阳补肾药,以挽救自己"日渐衰退"的性功能。其实,相对于18—25 岁这一段男性性欲最旺盛的时期,迈过而立之年的男性都会感到性冲动减少了,但控制性的能力增强了。如果妻子用猜疑、埋怨或者讥笑的口吻说丈夫,只会使问题更加严重。选择丈夫情绪比较好,或者在丈夫勃起功能良好的晨间,爱抚他的性器官或进行阴道刺激,自然会消除丈夫的担心。

4. 担心妻子伪装高潮

在夫妻生活中,夫妻的性反应、性信息可以相互感应、相互激发,一方获得性快感的反应会让另一方感到极大的满足。妻子在做爱时获得性高潮,就可以使丈夫更强地得到性刺激,也会让他有一种男性的自豪感和成就感。但是,倘若知道对方的性高潮仅仅是一种伪装,就会极大地损害他的自尊心,影响他的性兴趣,这正如有些研究人员认为妻子在丈夫面前伪装性高潮,就像她在客人面前说客套话一样。如果在性爱中没有达到高潮,妻子完全可以向丈夫解释:今天我情绪不好或者今天我太累了,但跟你做爱和身体接触也令我感到满足。妻子真正说透了,丈夫也会理解。

5. 担心妻子得不到多次性高潮

从性生理上而言,男性在性兴奋达到高潮时,特征性的表现就是出现射精,一旦射精结束,男性就进入性不应期,对任何性刺激都不会再有反应。这是人类进化过程中的一种自我保护机制。在性不应期,男性性器官内积聚精液,全身紧张的肌肉得到放松,为下次性兴奋做好准备。但是,女性没有性不应期,一些学者经常说这么一句话:女性具有连续多次达到性高潮的潜力。但这是一种"潜力"而非"必然"。经常有一些丈夫抱怨:"我很想让妻子能够连续多次达到性高潮,可常常事与愿违,有时两人还为此弄得不愉快。"其实,女性一次性高潮后的反应各不相同,绝大多数女性需要继续温存、爱抚,使性兴奋缓缓地下降,这就是一种"后戏";有些女性在一次性高潮以后如果给予相应的、合适的刺激可以再次获得性满足,但一般性兴奋程度一次比一次低;另外,还有一些女性在一次性高潮后,全身包括皮肤在内的敏感部位进入一种超敏感状态,仅仅需要夫妻相互拥抱、耳语即可,拒绝任何刺激,这时如给予爱抚、刺激反而感觉难受、产生不适感。因此,不要被女性能够连续多次达到性高潮的理论所诱惑,夫妻两人只要能够在性爱中分享快乐、亲密,一次性高潮足矣。

6. 担心自己做爱时间不够长

做爱时间的长短没有标准可言,男性往往觉得时间越长越好,他们认为时间越长说明自己性功能也越强、性技巧越高,同时,时间越长也越能使妻子满意,因而男性在相互比较性能力时常常吹嘘自己性交时间如何长久。其实,其中有误区需要纠正:

性交时间和做爱时间是有区别的,做爱时间是指从双方性前戏准备开始,一直到性交结束后,双方通过相互爱抚完成性生活的后戏,这整个过程才是做爱时间,可以持续几十分钟,甚至更长。有的夫妻早上临出门前互道一声:晚上早点回家,其约定的含义就是"今晚我们过性生活",那么,从广义上来讲做爱时间应该从早上就开始了。而性交时间是指男性的阴茎插入阴道,一直到完成射精,这一时间并不像一般人吹嘘的那么长。美国性研究人员统计发现,一般美国夫妻性交时间大多在5—9分钟之间。能够持续几十分钟,甚至超过一个小时的男性或许也有,但可以说极少。

即便男性在性交时能够持续一个多小时,那么,如此长的时间是否真正有必要呢?如果男性阴茎在阴道内抽动超过半小时,且自己没有有意加以控制,没有发生射精,这种情况一直存在的话,可以诊断为"迟泄",甚至有不射精的嫌疑了。女性的性满足,也并不和男性性交时间的长短成正比。所以,男性不要迷信于性交时间越长越好,如果你觉得不能持续到你妻子满意,那么增加前戏和后戏的时间,或在性爱中加入一些新的成分,尝试新的方式,同样会让你妻子满意。

女性的困扰

夫妻在进行正常的性生活时,不可避免地受到一件大事的困扰——怀孕,这也影响到夫妻关系和生活质量。

处在生育年龄(青春期至绝经期)的女性,正逢每月的受孕期,即一侧卵巢排出卵子之前和之后的几天,在没有任何避孕保护的情况下进行性交,完全有可能怀孕。最常见的错误观念有:

1. 第一次进行性交的女性不可能怀孕。

她是可能怀孕的。性交中没有"免费试用"的机会。

2. 女性月经期间不可能怀孕。

虽然在月经周期的这段时间中怀孕的机会很小,但仍有女性在此时怀孕。

3. 如果男性在性交前不久自慰直至射精,性交时他的精子数就可以减低到不会造成对方怀孕的程度。

即使在这种情况下,精子数仍然足够造成怀孕。

4. 如果女性在性交后上下跳跃,她就不会怀孕。

在无保护的情况下进行性交之后,上下跳跃或其他任何形式的身体运动都无法减少怀孕的危险。无论对方射精时女性是站着还是躺着,精子都会在 90 秒内到达子宫的入口——子宫颈。

5. 女性在性交前洗一个热水澡可以减少怀孕的危险。

热水澡根本没有避孕的作用。

6. 女性必须在性交中达到高潮才会怀孕。

在无保护的性交中,无论女性是否达到高潮都有可能怀孕。

7. 在口交中吞下精液的女性会怀孕。

吞下的精子是无法到达子宫的,自然无法怀孕。

8. 如果阴茎不完全插入,就是说男方在女方的外阴部而不是在阴道内射精,女性就不会怀孕。

精子有可能进入阴道并继续向子宫运动,导致怀孕。

9. 性交之后灌洗,即用水、皂液或温可乐之类的液体冲洗阴道可以冲走精子,防止怀孕。

灌洗并非有效的避孕措施,而且会引起阴道感染。

10. 男性在女性体内射精后,如果她马上排尿就不会怀孕。

这样做没用。尿液是从阴道上方的尿道排出体外的,因此不会冲走精子。

第七讲

人类性反应的研究

女性性敏感区——G 点

原始生殖器官发育的分道扬镳

有关人类性高潮的研究

性反应,本是个和人类历史一样悠久的古老话题,但在人类文明的进程中,却固于道德和伦理窠臼,恪以"不许可"的印章。就像是沉入箱底的一本知识手册,每个路过的君子对它都有一番自己的理解和猜测,却少有人愿意躬身去翻阅,因此显得更加神秘。

在本节,我们首先从一个巨大的发现——G 点开始讲述,介绍两性生殖器官发育的差异,并把世界各地关于性高潮的研究和理论汇总,呈现给读者。

一　女性性敏感区——G 点

1944 年,德国妇产科医生格拉夫伯格首先描述了女性性敏感区,他于1950 年在国际性学杂志上进一步阐述了这一区域。文中写道:"在阴道前壁沿尿道走行的区域总可以找到一个性敏感区,这一性敏感区似乎为勃起组织所包绕……在性刺激过程中,女性尿道开始扩张,人们可以清楚地感觉到该敏感区增大并向阴道内突出,在高潮顶峰到来时它极度肿胀并向外凸出,高潮过后它又恢复到原来大小。"1978年塞弗里和贝内特发表了题为《关于女性射液和女性前列腺》的综述,他们确信女性的确存在一个在性刺激时能够肿胀的尿道旁或尿道周的结构。

1983年,拉德斯、惠普尔和佩里三人合著的《G点及人类性行为的其他新发现》一书在美国的出版又给性学界、医学界及整个社会带来里程碑式的影响。该书概括了有关G点的解剖与生理、研究历史与现状,给性医学的发展增添了全新的内容。惠普尔和佩里于1983年提出阴道前壁有一特定区域对深压力极度敏感,它位于耻骨联合和宫颈连线的中点,靠近膀胱颈处。他们在初期研究中发现,受试的400多名妇女中无一例外地存在G点。于是他们以首先介绍这一敏感点的德国妇产科医生格拉夫伯格的第一个字母来命名这一区域。由于它的位置与男性前列腺的位置相似,并在那里发现了前列腺样组织构成,这些组织通过开放于尿道的细小管道把含有前列腺酸性磷酸酶的分泌物排至尿道内,所以有人把它称为女性前列腺,把那些腺样组织称为尿道旁腺。惠普尔和佩里还发现若连续刺激G点,还可以使某些妇女像射精一样有节奏地由尿道间断射出少许液体,这显然不是一个随意的过程。

解剖上,G点这个区域由复杂的血管、神经、尿道腺等等环绕着腺管、膀胱颈等组织,其构造与男人的前列腺相似。G点的大小存在个体差异,一般约有硬币大小,有研究指出,绝经期后妇女的G点普遍减小。用食指或食、中指在阴道前壁尿道两侧进行抚摸刺激可以证实G点的存在;如果用另一只手在耻骨上方施加压力,可有更明显的体会。受试妇女首先报告有尿意感,但这种感觉将很快消失并转变为性爱情趣的感觉,对于许多受试者来说,它往往是一种全新的感觉。这时G点区域开始变得坚实,但尚未连成一片。当继续对G点施以刺激时,它将变得坚实,如橡胶一般,摸上去特别像前列腺组织。若继续加以刺激,则鼓起的组织里就会渗出类似于汗液一样的透明液体,并从小孔流入尿道。

G点的发现具有一定的性学意义:1.G点的存在,有助于提高妇女的性快感和促进性高潮的及早出现,对性生活的和谐具有指导意义。性生活中如采用女上位或后进位将更利于对 G 点的刺激。2. 伴有射液的妇女,其阴道更加湿润,有助于性快感的增加。3. 能够射液的妇女的耻骨尾骨肌肉比不能射液的妇女要强得多,而能够强有力地收缩的耻骨尾骨肌肉可以增加性生活的情趣。

尽管 G 点的发现是性科学的一大进步,但也给人类带来一些烦恼。如有的男性挖空心思地在妻子身上寻找 G 点,一旦找不到就对妻子的生理结构产生怀疑;有的男性千方百计地想看到那种液体的喷射,如果看不到就心灰意冷,垂头丧气;还有的夫妻性生活不和谐,丈夫就责怪妻子没有 G 点,从而把所有的责任都推卸到妻子身上。如果遇到上述情况,丈夫也不要为之耿耿于怀,并把不满的情绪发泄到妻子身上。因为这个强烈的快感区并不是每个妇女都普遍具有的生理现象。在性生活中,夫妻双方要共同探索性刺激的强度、方向以及压力等因素,这样也许会发现新的快感区并被夫妻双方认可,这才是对待 G 点的正确态度。

二 原始生殖器官发育的分道扬镳

男人和女人,作为同一物种的两个性别,其身体上的共同点是远远大于不同之处的。不过在人类的社会生活中,两性的不同之处体现在方方面面,贯穿于人类思考的点点滴滴之中,很小的差别看起来如此之大。

性别最根本的差异似乎可以归结在人体的遗传基因上。人体的每个细胞都含有 23 对染色体,除去共同的 22 对常染色体之外,还有一对不同的性染色体,女性是 XX 染色体,而男性是 XY 染色体。

当一个含有 X 染色体的卵子和一个带有 X 染色体的精子相遇,则结合后的受精卵会发育成一个女孩;如果遇到的精子带有 Y 染色体,那么一个男孩就将诞生了。

虽然受精卵一生成就注定了这种性别差异上的不同,但受精卵在随后的 6—7 周左右的发育时间里都不会显示出差异,胎儿的内外生殖器还没有开始分化,看上去都是一个样,都是一对原始的生殖腺和两对原始的性小管——乌非管和苗勒管。

到了妊娠6—7周时,染色体里的遗传基因开始显示出差异,乌非管和苗勒管开始分别朝着男性和女性的生殖系统的方向演化。首先是原始生殖腺作出了自己的选择,发育成了睾丸或者卵巢,分别分泌男性激素和女性激素。如果是女性胎儿,即使没有卵巢也会发育成女性,苗勒管会分化成子宫、输卵管和阴道上部,而乌非管则因缺乏有效激素的刺激而得不到发育,最后退化。如果是男性胎儿,则睾丸的作用就必不可少了,睾丸分泌的激素中,雄激素将刺激乌非管的发育,发育成附睾、输精管和精囊等,而苗勒管抑制物质则会同时促使代表女性生殖器结构的苗勒管退化,共同形成健康的男性内生殖系统。

外生殖器在妊娠7—8周时还没有完全分化开,基本只有生殖结节、尿生殖沟及其两旁的尿道襞和唇囊突。受精后第3—4个月,男女的外生殖器在激素的作用下快速形成。在雄激素的作用下,生殖结节很快增大,形成阴茎海绵体并围绕着尿道,唇囊突在中线融合形成阴囊。到第7个月的时,睾丸从腹腔中下降到阴囊中。而在女性的发育中,生殖结节形成阴蒂,唇囊突并不融合而是形成大阴唇和阴阜,最终完成生殖系统的发育。

三　有关人类性高潮的研究

有效的躯体刺激会引发一系列的生理和心理的反应,最终达到高潮,使积累的性紧张彻底释放。这虽然是发生在每个人身上的再平常不过的事情,但是由于涉及人类文化的诸多禁区,研究起来仍然困难重重。所幸仍有一代又一代学者通过他们的不懈努力,我们基本上揭开了一些关于性高潮阶段各种身心变化的奥秘。

精神分析学派的观点

精神分析学派开山鼻祖弗洛伊德曾经提出过他的观点,他认为女性有两个主要的性敏感部位——阴蒂和阴道,分别对应阴蒂高潮(未成年时)和阴道高潮(成年后)两种形式。在发育的不成熟阶段,阴蒂承担性兴奋点的重责,在青春期或青春期之后,性的兴奋点将转移到阴道。阴蒂高潮是男性高潮的同源现象,是不成熟的,因此刺激阴蒂所引起的高潮是早期未成熟性行为的标志;弗洛伊德拒绝承认阴蒂是成年女性的性欲感受中心,还把阴道取代阴蒂转变为女性性兴奋的主要器官看做是性心理正常发育并成熟的重要标志。由此,精神分析学派认为那些仍然需要靠抚摸阴蒂才能激发性兴奋感觉的妇女,尤其是那些在性交中体验不到性高潮的妇女患的是神经症,是需要接受心理治疗的,而治疗的目的是将性敏感区从阴蒂转移到阴道。

费舍尔的观点

费舍尔(1974)曾对女性的性高潮进行过研究,他报告说许多妇女能够说出阴蒂和阴道两种性高潮的区别,包括如何获得高潮及其带来的不同体验。受试妇女把阴蒂高潮描写为温暖的、易痒的、电击样的和尖锐的;而阴道高潮则表现得深在、悸动、抚慰和舒适。不同妇女可能对不同类型的高潮有所偏爱,并且对另一种高潮持有偏见,认为会给她们带来不适甚至疼痛。就获得高潮来说,大约2/3的妇女认为对阴蒂的直接刺激可能比对阴道的刺激更为重要。与于弗洛伊德不相同的是,费舍尔并不认为高潮有成熟与不成熟之分。

人类性高潮研究之集大成者——马斯特斯和约翰逊的研究

恰如应用心理学的其他领域一样,性心理学说自诞生起就伴随着不同观点和解释。金赛在1950年代初率先反对精神分析学派提出的两种高潮的观点。1960年代,马斯特斯和约翰逊研究小组通过实验观察,进一步完善了对这个问题的认识,开辟了"性学的新纪元"。

马斯特斯是美国华盛顿大学的一名妇产科教授,约翰逊是一位在心理学和社会学方面均有研究的学者,二人于1956年开始合作,在近十年的研究中,观察了7500多例女性和2500多例男性最终达到性高潮的性反应过程。通过大量的第一手资料,试图回答"人类对有效性刺激的反应究竟是什么"这一问题,提出了反应周期模式,为后来人们对这个问题的研究奠定了基础。

这种反应周期模式认为,人类性交的性反应过程主要可以划分为四个阶段,即兴奋期、持续期(平台期)、高潮期和消退期,各期都包括全身反应和性器官反应两方面的生理表现。由于个体有很大的差别,男女有别,每个人的表现都各有不同,但又有共同性。

人类性反应周期模式介绍

1. 兴奋期(唤起期)

兴奋期是指性欲被唤起,身体开始呈现性紧张的阶段,为启动性欲和进行性行为做一系列心理准备,是性交的初期或前奏,又称唤起期。

由肉体和精神的刺激可引起性兴奋,所需时间长短不一,快时只需二三分钟,最慢时可长达一小时以上。出现这种差异与当事人的心理状态、情绪、疲劳程度,性刺激的时间、环境和有效性等多种因素有关。一般男性急而快,而女性慢而缓。性兴奋开始时,生理反应包括心率加快、肌肉紧张和生殖器充血。

在兴奋期的顶峰时,男性表现为全身肌肉紧张有力,肛门收缩,瞳孔缩小,心跳加快,血压上升,随意肌的张力增强,尤其是肢体、颈部、下腹部和骨盆区域的肌肉会发生不自主的收缩甚至颤抖。阴茎可因充血而膨胀、搏动、挺举勃起,尿道口有少许分泌物溢出,阴囊上提并绷紧,精囊收缩,提睾肌的收缩使睾丸向耻骨方向提升。如不立即性交,时间稍长,阴茎充血可消退,勃起疲软,但再度刺激仍可再次勃起,以至于多次反复。

女性性兴奋时表现为全身肌肉收缩,心跳加快,呼吸加深,换气过度,血压上升。面部表情温柔、面色潮红,眼神妩媚动人,表现出性的诱惑力。此时女性乳房增大,乳头竖起,大小阴唇充血肿胀,当两侧大阴唇的前庭大腺分泌物增加时,阴道口湿润,阴唇逐渐分开。阴蒂随着充血肿胀而发硬,且极为敏感。子宫颈和子宫体位置略向上移,使阴道伸长扩张,以便有足够的空间来容纳阴茎。

2. 平台期(持续期)

平台期是指在更强烈的身体紧张到来之前的一个短促的兴奋平缓发展的阶段,又称持续期、高涨期。在兴奋期之后,如果唤起性兴奋的刺激继续存在,并有足够的强度,生殖器官的充血和性紧张会稳定在一个较高的水平上,并继续进一步发展。此时性高潮的生理紧张、肌肉紧张和神经兴奋均达到更高的强度,以至阴茎插入阴道就会出现强烈的快感。女方阴道壁收缩,紧紧包绕阴茎,臀部的摆动配合也会增加男性的快感。这一时期约需 2—5 分钟。

男性此时期更为激动,肌肉强直,局部(如面和腹肌)呈痉挛性收缩,血压同兴奋期一样,个别人可能更高,呼吸短且加深加快。部分男性可出现性红晕,即在前胸、乳房部位出现斑点状充血性皮疹,有时也见于臀部、背部和面部。阴茎头增粗,颜色加深;睾丸进一步增大,可较兴奋前增大 50%—100%;阴囊收缩,睾丸更为上提,并抵住会阴,预示逼近射精;尿道口有少量粘液溢出,为尿道球腺分泌液,可湿润尿道,为射精时更有效地利用精液做好准备。

女性周身变化同男性一样。局部表现上,阴道内 2/3 段随子宫提升进一步扩张;阴道外 1/3 段的粘膜发生显著充血而呈明显缩窄,称为"性高潮平台",以便对插入的阴茎有一种"紧握"作用,故阴茎的粗细大小对女性所感受到的肉体刺激影响不大;阴道大量渗出润滑液,以利于阴茎的抽送;小阴唇伸展并呈深紫红色,相应增加了阴道的长度;乳房继续增大,乳头变硬;耻尾肌开始收缩,配合男性的抽动,使阴茎受到"紧握",感觉更为敏感;阴蒂牵动回缩,子宫位置上升;女性性红晕则可扩散到乳房和前胸壁,以至臀、背、肢端等处。

3. 高潮期

高潮期发生持续期末,有效的性刺激继续进行,性紧张益发增强,触发性高潮的到来。性生活达到高潮是性感、快感的极乐表现。但这一时期是性反应中最短的阶段,只有大约 10—30 秒。高潮的强度与性器官收缩的次数和时间的长短有密切关系,还与性刺激的方式和强度,对性刺激的心理接受能力,双方的感情、情绪的好坏等因素有关。高潮期的舒适愉悦、快乐无比是任何语言都难以描述的内心体验和感受,而且这种性感受常是因人而异、各不相同的。

此时全身的表现为：血压升高到最高点，呼吸急促，可能比平时加快一倍以上；胸腹红晕扩大，面部潮红，全身肌肉也会产生随意或不随意收缩，其中包括面部扭曲和手足痉挛、提肛肌收缩，个别人偶有轻度的意识模糊，有的人可能大汗淋漓。

男性的性高潮是性腺痉挛收缩，精液通过尿道的一种特殊舒适的感受。肌肉挛缩是从输尿管同前列腺开口汇合处开始的，性腺全部参与收缩，精子和性腺分泌液进入尿道。同时前列腺、精囊和射精管猛烈收缩，而输尿管和尿道的肌肉呈波浪性收缩，联合产生压力。精液由射精管口排出，混合尿道旁腺分泌物一起射出体外。这种肌肉收缩，少至 3—5 次，强烈的达 8—10 次，甚至更多。如果精阜异常、精神紧张，常自觉射精无力，会产生射精不能症或逆向射精。中老年人随着年龄增长，射精力度会有所下降，不像年轻人那样急迫有力，有时只能表现为"流而不射"，快感也有所下降。

在性交过程中，男性的运动对女性阴阜及 G 点施加冲力，加上阴茎对双侧小阴唇向下、向内施加压力，不断摩擦阴蒂，而且阴蒂被动向下，使阴蒂的神经末梢得到充分致敏而产生高度快感（所谓阴蒂性高潮）。由于阴茎与阴道反复摩擦，到一定程度，阴道前庭分泌液明显增多，阴道肌肉发生节律性收缩（称为阴道性高潮），紧接着子宫发生节律性收缩，从子宫底一直发展到子宫颈。有的女性盆腔内的肌肉也会猛然抽动，连肛门括约肌都不自觉地收紧。此时的感觉像轻微触电一样，或者似有一股暖流从会阴通向全身。

女性性高潮一般具有多样性。一份有关 936 名已婚育龄妇女性高潮的调查把女性性高潮分为八种类型：阴道收缩型、周身暖流型、周身抖动型、电流通过型、嬉笑狂欢型、飘飘升空型、呻吟不安型、醉酒朦胧型。有的表现为双类型、三类型、四类型同时并存等。其中以双类、单类型为多见，约占 66%。按照达到性高潮的生理部位来分，女性的性高潮可分为阴蒂型性高潮、阴道型性高潮以及阴蒂阴道混合型性高潮。不同之处在于：阴蒂型性高潮单纯通过手淫就可以达到，在性交过程中直接或间接刺激阴蒂也可以获得；而阴道型性高潮主要通过阴茎对阴道的插入和抽动，造成对阴道内某些敏感部位以及子宫的刺激而产生；混合型性高潮兼有以上两种高潮形，而且并不明显地以哪一种为主。阴道型性高潮也称为完全的性高潮，与男性的性高潮形式相似,性高潮过后有疲劳感和满足感,不再需要进一步的性行为,性高潮的变化曲线如同陡峭的山峰般大起大落。而阴蒂形式的性高潮感觉起来更为热烈、短暂、刺激,性高潮的变化曲线如汹涌的潮水,一浪接着一浪。混合型的性高潮介于两者之间。

有的女性在达到性高潮后会出现尿失禁现象,这主要是由于性高潮时全身的神经和肌肉处于高度亢奋状态,腹部压力明显升高而尿道口此时处于松弛状态,造成"逼尿"。另外在性高潮时,由于神经系统高度兴奋,人体瞬时处于失控状态也可能造成尿失禁。有过这种情况不必紧张,可以为预防而在房事前排空膀胱。

在两性性生活中,由于男性到达性高潮的时间短,当男方射精时,女性往往还处在持续平台期,未能达到性高潮,为此,女方阴部的敏感性和身体的紧张要花很多时间才能平复。这常使女性得不到性满足,性欲未能完全释放而发生性心理挫伤,导致性冷淡。因此,夫妻之间需要学会调整双方性反应速度,力求都出现高潮,从而达到性和谐。但是也不能过于强调这一点。而且,事实上妇女也不可能每次都达到性高潮,只要双方感到满意和愉悦即可。如果男方过分延长勃起时间,久等女方性高潮未至,反而会引起男性的中枢抑制,产生不良影响。有一些女性一生从未达到性高潮,但夫妻相处仍十分融洽。另外,还有一些女性并非一定要通过性交才能出现性高潮,有时仅刺激阴蒂、阴道口或乳房、乳头、口唇等性感部位也能出现上述高潮而达到性满足。

4. 消退期

消退期是生理、心理的松弛阶段,是性行为全部结束的过程。高潮期男方射精过后,阴茎还有部分勃起,不久就疲软而恢复正常滑出阴道。双方全身情况均趋于平复,肌肉放松,心跳呼吸恢复正常,性器官充血消退。

男性的性兴奋状态的消退要比女性快得多,特别是阴茎的勃起消失,比阴蒂和阴道的充血消失要快。肌肉紧张的现象两性均可在5分钟左右消退。之后男性常疲倦思睡,但女性性欲消退则较慢,尤其在女方未达到性高潮时尤其如此。为此,作为男性性伴侣应了解女性性反应这一特点并采取相应措施,如继续拥吻搂抱一段时间,并进行轻柔的爱抚,使女方得到心理满足,在领略了性快乐以后,互相表示温存和爱意,使感情进一步加深。如果男子在性交中若无性高潮出现,那么消退期可能会延长,甚至可能持续半天到一天,其他生理反应的消退也明显缓慢。

男子在消退期后存在一个"不应期",这是指性高潮过后的一段时间。在这段时间内,对生殖器的刺激不再能引起性兴奋,阴茎亦不勃起,甚至还可能导致生理性不适。不应期是在第二次性兴奋高潮前必需的一个松弛阶段,也是精子蓄积和体力恢复的必要的"养精蓄锐"时期。不应期长短与体质、年龄有一定关系,即使同一个人也会因时而异。年轻体壮的青年男子往往只有几分钟,而中老年人则长达数小时,甚至一天,才能重新达到性唤起。当然,假如心境良好,双方性情趣又十分浓厚,则不应期可相应缩短。

女性性高潮的主观感受

那么女性在性高潮时的主观感受又如何呢?马斯特斯和约翰逊的研究中将之分为三个阶段:第一阶段的信号是性紧张增长到终点,虽然激烈的运动还可以继续,但已有一种瞬息间的"悬吊"或"飘浮"的感觉,宛如逐渐增强扩张的波涛。这种感觉仅仅持续一瞬间,伴有或紧跟着一个孤立的以阴蒂为中心并向上放射到骨盆的强烈感觉意识的冲动。与此同时,整体感觉分辨能力丧失,性高潮的过程和强度变化相平行。第二阶段是起自盆腔并传遍全身的充满温热的感觉,女性在这时可以强烈地感受到阴蒂部位滋生起一种极度的快感,像一股暖流似的脉动波峰如轻度触电一样逐渐地通过骨盆蔓延至全身。有时女性的手指和脊背部还会一阵阵地颤抖起来,像闪电一样一阵一阵地掠过,大腿肌肉也有类似反应,这种感受仅维持 2 秒钟左右即消逝。女性在这时还隐约地蕴涵着"坠落"和"敞开"身体的感觉,引起液体的溢出。某些受试妇女把性高潮的感受比作分娩时轻度的阵痛。第三阶段可以意识到暖流从骨盆扩散到身体的其他部位,以生殖器的收缩和悸动颤抖("骨盆抽搐")为特征而达到快感顶峰。女性可感到恍惚、与世隔绝(觉得完全失去了与外界的联系)或曰神智的暂时丧失,有一种难以描述的兴奋感。

双相和三相理论

1970 年代,美国纽约的性学专家海伦·辛格·卡普兰根据自己多年在性治疗工作中的经验,提出了双相和三相学说。她认为,性反应是由两个相对独立的部分组成的,即兴奋期的血管充血和高潮期的肌肉收缩。两期的差别包括:1. 两期由不同的神经支配,男性的阴茎勃起和女性的阴道湿润都是由自主神经系统的副交感神经支配,而两性的性高潮都是由交感神经支配的。2. 两期所涉及的解剖结构不同,兴奋期涉及的是血管,而高潮期涉及的是肌肉。3. 两期对损伤、药物或年龄等因素的敏感性不同。4. 大部分男性能随意控制射精,而射精后的不应期则受到年龄因素的明显制约。5. 在临床表现上,血管充血的损伤与高潮反应的损伤所造成的性功能障碍是不同的。勃起障碍是血管损伤的结果,而早泄与不射精是高潮反应受损伤的结果。

她同时还观察到,男性和女性在发育过程中性反应的发生顺序是相反的,男性由青春期集中在生殖器区域到中年后泛化到全身,而女性相反,是由青春期比较泛化的性反应区域到中年以后集中到生殖器区域。后来,她又进一步修改了该反应模式,在兴奋期之前又加了一个性欲期,构成了"三相模式"。

五分划分法

1980 年代,齐勃盖德和艾力森针对马斯特斯和约翰逊的反应周期模式提出了不同的看法,认为这个模式过去注重生理特点而忽略了个体本身的感受性。他们认为在性反应过程中,可以出现明显的生理和心理分离的现象。他们提出了这样的五分划分法:兴趣或性欲——性唤起——生理准备——性高潮——满足。性欲是指人们希望过性生活的频繁程度,性唤起是指在性接触中能兴奋起来的次数,而生理准备指男性阴茎勃起或女性阴道湿润等。性反应过程中可以出现明显的生理和心理分离的现象,如男性可以在外界刺激下出现阴茎勃起而没有任何性唤起的主观感受,人也可以在强烈的性唤起下没有阴茎勃起或阴道湿润。这一理论对治疗有特殊性功能障碍的人有一定的指导价值和实际意义。

第八讲

老年性健康

老年的特点

老年人的性心理

老年期性健康教育

老年人性健康常见问题

步入老年,性角色、性生活的心理发生了变化,加之受其他因素的影响,从而使老年人的性心理出现新特点。认识老年人性反应衰退的表现和性衰老的原因,正视老年人的性要求,了解正常老年人、丧偶老年人,理解老年人"黄昏恋"的性心理和老年性疾病患者的性心理,关注老年人中存在的与性相关的各类问题,在老年人群中开展相关的性教育,是保证老年人生活质量的必要途径。

一　老年的特点

老年期是指从 60 岁起到生命结束为止的时期。这时生理发展和心理发展明显老化和衰退。目前,我国 60 岁以上老年人口已达 1.26 亿,占全国总人口的 10%,并以每年 3.2%的速度增长。这说明中国已步入老年社会。老年期产生的变化很多,不仅生理方面改变,心理上也发生很多变化,其中一部分与老年人的性行为有关,表现出特有的特征。

老年人性心理的特点

老年人也有性要求,也需要伴侣,需要爱情,需要陪伴和安慰。随着儿女长大后离开,老年人会加倍地感到孤独,尤其是夫妻中的某一方先离开人世时,这种孤独感比经济上的影响大得多。老年人性生活方面的苦恼包括老年性生活中出现的一些变化,如老年男性性活动中勃起需要的时间延长,不能射精,女方出现阴道润滑作用减弱等正常现象。除了性生活上的密切接触外,老年人也需要通过夫妻间的拥抱、接吻、牵手、诉说情话等感情交流,感到自己需要别人,也被别人需要。老年期性心理变化的具体特征如下:

1. 性角色的变化

老年人中夫妻关系的角色发生一些变化。老年女性因子女开始独立生活,家庭生活改变,会产生强烈的失落感,而对父亲的影响相对小一些。与此同时,对老年男子来说,由于退休后社会活动减少,在家中承担的事务增多,不自觉地在某种程度上变得婆婆妈妈。从性别角色上看,男性和女性的差别在日益缩小,出现了同一性的趋势。男人变得爱唠叨,女人更爱唠叨,气质上都开始趋于中性。

2. 性生活心理的变化

人步入老年后,由于生理机能发生了明显的变化,如阴道干燥、性交疼痛等,性能力也随之受到一定程度的影响。许多老年人对性生活产生了迷惑和犹豫,随着年龄增长,在担心自己生理衰老的同时,也对性活动产生一些忧虑。产生这些心理变化的原因有中国传统观念的影响,也有封建意识和社会舆论的影响,导致老年人出现性压抑。而其他因素,如全身各脏器不同程度的衰老,增加了心理上的衰老;性压抑以及误认为性功能丧失、性能力减退,使性生活兴趣降低,女性表现较为突出,甚至拒绝过性生活;由于世俗偏见和性禁锢的束缚,认为老年人过性生活是可耻行为,导致老年人性欲进一步减退;另外由于疾病造成心理负担过重,对性产生恐惧,怕加重病情而有意回避性生活,或过分相信"纵欲伤身"之说,而主观抑制自己的性欲望和要求等都导致老年人的性生活发生变化。

3. 其他影响因素

老年期各种躯体疾病、功能障碍接踵而来,体内各器官在经过几十年的高效运转后,机能已经严重受损,出现各种功能障碍的趋势愈演愈烈,伴随各种慢性疾病困扰,经济支出的压力加大,加之老年期处于生活和社会角色转化过程中,相应的心理问题增多,目前却缺乏相对有效的解决措施和办法,导致躯体疾病和心理问题互相影响,形成恶性循环。性知识缺乏,夫妻性生活不和谐或者丧偶后无性伴侣,社会角色变换而心理上不能适应,缺乏有效的解决措施和办法,现实的生活及传统观念的影响,也使不少上了年纪的人进入老年期后,性欲和性行为就停止了。

老年人面对严峻的社会现实的影响,如丧失健康、丧失地位、丧失金钱甚至丧失与儿女在一起的天伦之乐,加上传统文化、陈旧错误的社会观念的影响,社会生活中个人不尽如意的一些事件的影响,均成为加重老年人的不良情绪及性格缺陷的导火索,使本来孤独、压抑、忧郁的老年期心理状态变得更加复杂。

对老年人性生活的正确认识

对老年人来讲,性生活不仅是生理需要,也是心理需要和社会需要。

1. 正确认识老年人的性要求

性行为是夫妻关系的重要支柱,夫妻性生活是体现夫妻关系的主要基础。老年人的性行为是维持晚年心理平衡的精神支柱,他们从中得到比青年人更为深厚的相依为命的情谊。为了满足精神上的爱欲和肉体上的接触欲,相濡以沫走过人生大半历程的老年夫妻更应该注意互相关心、爱护,情感上多交流,精神上心心相印,这样才能有和谐美满的性生活。

人到老年性兴趣仍然存在,老年人的孤独感也可以通过性满足而得到缓解,适度的性生活对老年人的身心均有好处。"性科学认为追求性乐趣是老年人的权利,也是老年人生活不可缺少的一部分,可根据自己的感受来掌握好性生活的适度。"性乐趣是高级乐趣,适度的性生活并不是"纵欲"而是享受。

老年人的性接触是为了满足精神上的爱欲和肉体方面的接触欲。丧偶老人都有再婚的欲望,而老年女性往往更迫切。通过性生活,夫妻双方获得最大乐趣,既加深了夫妻感情,又使性紧张得到释放,增强了机体的免疫力,确保了身体健康,有助于老年人延年益寿。

2. 老年人性衰退有性别差异

衰退是人体的一种正常的生理现象,并非一种疾病。处于老年期的性反应并非与以往有什么截然不同或不正常,只是反应强度减弱,有"来慢去速"的趋势。而且性反应的变化因性别而异,对于老年女性来讲,性反应周期将是逐渐衰退的过程,表现为:

(1)乳房反应消失。由于老年女性的乳房松弛和悬垂,乳腺的腺体组织减少,由血管充血造成的乳房增大已不明显,60岁以上的女性已完全没有乳房反应。

(2)前庭大腺的分泌减少。老年女性性兴奋时前庭大腺分泌粘液的量比年轻时显著减少,润滑作用减弱,以致造成性交困难乃至性交疼痛。全身的肌肉作用减弱,出现性高潮的频率逐渐减少。性红晕在老年妇女身上已较少见到,分布的范围也更加有限。

(3)阴唇、阴蒂的性反应减弱,阴道呈退行性变化。绝经后,由于体内激素水平的降低,大阴唇内的脂肪减少、萎缩,弹性变差,充血也难以充分肿胀。虽然阴蒂反应可以维持到70岁,但其性兴奋时的肿胀反应随年龄增长而减弱,性高潮后几秒钟内阴蒂肿胀即可消失;而阴道呈退行性变化,变短变窄,发生萎缩,已不利于性生活。

男性由于生殖能力的衰退与女性有本质上的区别,因此并不存在与年龄有关的性反应周期的明显衰退。60岁以上男性的性反应变化改变主要有以下几点:

（1）不应期随年龄增加而逐渐延长，勃起的硬度也逐渐减弱。老年男性在射精后 24 小时内阴茎很难再次勃起，即使施以强刺激也不能做到，这是正常生理现象，并非阳痿。

（2）射精时节律性收缩的次数减少，时间缩短，射精无力，射精的强度降低，精液量减少 1/3—1/2，高潮快感也明显减弱。由于阴茎勃起得不够坚挺，射精时的压力不足，部分老年人性高潮后不能得到预期的性满足，甚至在一些性反应周期中没有射精发生。

（3）射精后阴茎迅速疲软。

（4）阴囊和睾丸的反应减弱。阴囊皮肤增厚，皱缩不明显，收缩力减弱，睾丸的提升反应也有所减弱，在射精时一般只能提升到正常水平的 1/3 左右，性高潮时很少发生充血、增大反应。

（5）性功能障碍。常说的"阳痿"，也就是勃起功能障碍（Erectile Dysfunction，ED）是指阴茎持续不能达到或者维持勃起以满足性生活，可按其程度划分为轻、中、重三度，阳痿属于重度 ED，也可按病因划分为器质性 ED（血管性原因、神经性原因、手术与外伤、内分泌疾患、慢性病或阴茎本身疾病等导致阴茎器质性病变）、心理性 ED（指紧张、压力、抑郁、焦虑和夫妻感情不和等精神心理因素所造成的勃起功能障碍）及混合性 ED（指精神心理因素和器质性病因共同导致的勃起功能障碍）。50 岁以后，ED 的发病率明显上升，由于原因不同，应区别对待。

以上所说的只是一般性的规律，将随年龄的增大逐渐显现。部分身体健康、体质良好的老年人仍有很好的性反应周期，年龄的衰老并不意味着性欲的必然减退及性高潮能力的必然丧失。

3. 老年人性衰老的原因

在现实生活中，大多数人认为花甲之后性能力已经丧失了。但许多科学研究成果表明，健康的老年人仍普遍存在性欲，并能进行性生活，有的还能繁衍后代，高龄老人产子的报道已经屡见不鲜。这表明性生理机能在老年期仍然存在，仍然是老年人生活中的重要组成部分。老年人尽管性器官也处于正常的老化衰退过程中，但性功能并没有丧失。由于知识的局限，许多人误认为性器官衰老退化引起的生理上的改变，与疾病引起的性功能障碍如阳痿等是一样的。

衰老会导致性功能的下降。生老病死是自然法则，随着年龄的增长，生理功能衰退，生理需求减弱，这是正常的生理现象。这种减退与减弱只是量的递减而不是质的否定，功能减弱并不等于功能消失或没有需求。现实生活中真正导致老年人性兴趣和性行为下降的潜在因素很多，大致可归纳为生理变化、医源性疾病（如心脏疾病、妇科疾病等）和精神因素（如对阳痿的恐惧、性欲降低的担心、吸引力缺乏感等）。

老年人不可避免地有一些疾病，某些常见的疾病对老年人的性功能存在一定的影响，这也成为部分老年人拒绝性生活的理由。一些临床医生仅从疾病本身考虑，在下医嘱时有些夸大其辞，忽略了老年人的身心需求；而作为老年人的患者本人对医嘱的理解、执行，从另一个角度导致老年人丧失了性生活的权利。

精神因素也可能在同样程度上影响性功能和性行为。受传统观念的影响，不少上了年纪的人认为，一旦进入老年期，性欲和性行为就该停止了，或者应该清心寡欲，全部停止性活动才符合老人"规范"。受这种旧观念的影响，许多老年夫妻避免性的接触，甚至忍受孤单的痛苦。适当和谐的性生活对老年人来说，有利于增强神经系统的免疫功能，消除孤独感，使生活充满乐观情绪，从而延缓心理和生理上的衰老。

4. 老年人性生活不满足的严重后果

由于许多人对随着衰老而自然发生的性功能逐渐改变这一生理变化了解不多，缺乏相应的预防措施，结果使老年人由于潜在的性问题不能妥善解决而引发诸多矛盾。主要有以下几种类型：

（1）家庭不和。

老年人潜在的、表面的性不满可能导致家庭不和，一般不是以直接的形式表现出来，而是以另外的一些现象表现出来，如莫名其妙地哀愁，希望早死；过分干涉子女的生活，强迫子女结婚和要求其传宗接代，责怪儿子宠爱儿媳而冷落老人等。老年夫妻之间由于性欲和性配合不一致，爱情不专或怀疑对方感情不专,易引发争吵甚至家庭矛盾。

在中国传统的家庭生活模式中,由于子女与长辈共同生活在一起,婆媳、公媳不和之中,也有部分是由于老年人的性不满引发家庭内部冲突,如婆婆干涉年轻夫妇的性生活、指桑骂槐等。特别是丈夫早亡,在性生活方面受到抑制的婆婆,明显地具有制造纠纷的倾向。

(2) 性活动方面的障碍。

首先,在老年人的性活动中,最大的障碍因素是文化性压力。强制树立不需要性生活的神圣老人形象,会压制老年人的性活动。

其次是老年人身体上的疾病所导致的对性活动的限制,这成为老年人性活动顺利进行的障碍。医生在治疗老年人疾病的过程中,忽略了老年人的性需求和性心理需要,未能对病人的身心进行全方位指导,导致老年人性生活中断。

再次是对性反应老化的误解,误认为性反应减慢是病理现象,忌讳性活动。长期不进行性活动,会使性器官产生废用性萎缩,产生性交不安、阳痿、性生活单调不和谐等问题,导致性活动出现障碍。

二 老年人的性心理

从 60 岁起到生命结束为止的老年期,性心理有很多变化。随着年龄的增长,两性性腺活动趋向减退,但男性的变化是逐渐的,而女性的变化是急剧的。性腺活动减退和躯体疾病从生理上对老年人的性行为产生影响。必须正视不同阶段老年人性心理的变化。

正视老年人的性生活

性并不只是简单的性交。老年人在性活动表达方面出现的生理改变是正常的。而老年人性能力受到影响,有些是因为药物、慢性疾病或自认为不该再有性能力的预期心理造成,不一定都是由老化过程本身引起。不管到任何年龄,即使性反应变化再明显,也不可能使性能力完全消失。老年人应正视现实,了解这些生理变化,主动适应这种新生活,做好相应的心理准备。

就老年夫妻而言,健康而快乐的性活动比性交更重要,各式各样表达关怀的举动,如依偎在一起说悄悄话,相互亲吻、拥抱、抚摸,共同欣赏恋爱色彩浓厚的图文、音乐、歌舞、影视等,以多种方式满足对方的需求,表达自己的情感,共享肌肤之亲,就可达到性心理的满足。

1. 性生活对老年人而言具有重要意义

性是爱与生命的源泉,性欲是与生俱来的,性生活是生活中的重要一环。青年人生长发育到青春期后,就已具备完整的性功能,且性功能一旦成熟,就不会消失。作为老年人,尽管性功能会下降,但性欲不一定会下降。面对性欲,面对性生活,采取科学的方法调节好个人的性生活方式,是老年能否过好性生活的关键,对于提高老年人的生活质量具有特别重要的意义。认识到性生活的重要性,也就认识到性不仅是一种生理的需求,也是一种生命的需求;性活动不仅能满足生理的需要,更能激起生命的活力,让世界充满阳光。

2. 老年人必须尝试适应新的性生活方式

人在更年期后,没有了生殖功能,外生殖器的功能也跟着下降,阴道伸缩性和润滑功能下降,阴茎不如年轻时坚挺,精力和体力也不如从前了。此时的性生活应该是轻柔小心、体贴入微的。当性生活出现困难时,需要采取一些措施来解决问题。对有些老年人来说,在性生活过程中,情感的满足比肉体的满足更重要。同时,夫妻间皮肤的接触,互相抚摸、拥抱、爱抚也是很重要的,甚至对有些老年人来说,仅是皮肤的接触就可以获得性的满足,这种满足更多的是情感的满足。老年人的性生活方式可能更多的是以情感满足为主,而不是以生理满足为主,更不是以体验性的高潮为主。

丧偶老年人的性

目前,我国 60 岁以上老年人有 1 亿多人,其中因丧偶、未婚、离婚而独身的有 3500 多万人(其中男性为 1100 万,女性为 2400 万,老年独身男女之比为 1:2),占老年人口总数的 45.7%。老年人的性心理因为老年人所扮演的社会角色不同而有较大变化。在独身老年人中,心理活动变化最大的是老年丧偶者,总的来说,这些丧偶的老年人的心理是消极的,心理变化比较剧烈,可分为五个阶段:震惊阶段,情绪波动阶段,孤独感产生阶段,宽慰自我阶段、重建新模式阶段。各阶段长短因人而异,经过一段时间的心理调适和恢复,这种本能的情感(性爱和情爱)也会随之恢复。在此期间,他们依然渴望性活动,对性充满兴趣,性回忆增多,常从回忆与配偶共同生活的时光中得到性的满足;通过电视、电影、网络等媒体和传播工具中有关性爱的镜头转移性兴趣,满足精神上的性体验;性情感复杂,拘泥于传统,性自慰行为增加,通过手淫得到性的满足。

独身老人性心理特征的表现程度因人而异,受许多因素的影响,如传统观念、社会环境、个人文化背景、家庭和睦程度、配偶在时的性生活和谐程度、个人身体状况等等。

老年人的"黄昏恋"

大多数丧偶老人都有重新结婚建立新家庭的愿望。尽管受到心理因素、子女态度、舆论环境、道德规范等因素的制约,老年人再婚的比例仍有不断增长的趋势。老年人的再婚不仅是生理上的需要,也是心理上的需求。社会心理学认为,"成双性"(基本表现之一是婚姻关系)可看做是任何社会的出发点。人寻求自己的配偶是人性从来就有的"成双性"的表现之一,可以说,人一直在本能地寻找同他(她)组成一对整体的另一半。老年人在子女成人另立门户、配偶去世,家庭角色发生了骤变的情况下,更需要重新从配偶那里得到支持、安慰、体贴和照料。老年人的婚姻状态是影响其生活满意感的重要因素之一。所谓性,并不单纯意味着性欲的满足。从广义上来讲,老年期的性,就是满足相互认为还有必要的一种感情,使双方得到相互鼓励,增强团结,分享欢乐,既能打消孤独感,又增添了自信心。再婚是夫妻生活的失而复得,有益于丧偶者的身心健康。可以说,夫妻的伴侣生活是驱逐病魔和死神的一个护符,美满的性爱是确保健康长寿的一根支柱。

老年人的再婚对整个社会也有多种好处:有利于减轻子女的精神负担;

有利于抚育下一代；有利于减轻孤老者给国家造成的负担；有利于减少和防止嫌弃、虐待甚至遗弃老人行为的发生；有利于老年人的精神得到安慰，心理健康发展。

老年期恋爱、结婚是提高老年人生存意义的"特效药"，无论是再婚还是独身，都应该得到家庭和社会的认可。

老年性疾病患者的性

生命的过程就是一个老化的过程。四五十岁之后，会明显感觉到器官机能的衰退，如体内荷尔蒙递减，血管失去弹性甚至硬化，摄食能力下降，肠胃吸收功能变差。患有与年龄老化有关的各类疾病，如心血管疾病、骨骼肌肉疾病、眼耳疾病、内分泌及代谢疾病、肝胃肠等消化系统疾病的人在老年人中占了很大的比例。老年人出于对身体健康的考虑，加之对相关知识掌握有限，自己给自己的生活设定了性生活的模式，甚至主动放弃个人的性生活，影响了自身和配偶的生活质量。而事实上一些疾病不会对性生活产生影响或不会产生明显的影响，而适度的性生活对大部分老年患者本人来说是有积极意义的。

一部分体弱多病老人，即使健康不佳，仍有性欲望、性兴趣和性能力，但从事性活动大不如前，表现为"心有余而力不足"，此时应采取科学的办法作为性生活的补充，保持性活力，维持性功能，释放性紧张，延缓性器官和性心理的衰老。有心脏病的人过性生活时，应充分了解自己心脏病的性质和轻重，采取相应的措施，在心脏允许的限度内进行。但因为性生活所消耗的能量只相当于上一层楼所消耗的能量，再者多年来夫妻的性生活已形成整套固定的方式，可以不太费力就完成，满足老年夫妻的需要。子宫本身不是性生活的器官，也不是女性激素分泌的器官，因此切除子宫后照常可以过性生活。老年男性无性活动，阴茎处于疲弱状态，形成"惰性反应"，难以再勃起，手淫可以维持血循环功能。老年女性无性活动，阴道会产生"废用性萎缩"，干燥、粘膜老化，失去扩张能力，使用手淫的"帮手"——性用具，能够维持阴道的收缩能力。老年男女的手淫活动，不仅是生理上的要求，也是心理上的慰藉。

三 老年期性健康教育

消除老年期性的偏见

在现代"生物—心理—社会"医学模式的前提下,由于精神心理因素致病,已成为威胁老年人健康的首要问题。对于当今的各种生活方式病,预防胜过治疗,促进老年人心理健康,就成为预防各种慢性病的重要措施之一。

我国正处于社会的变革当中,城市化、工业化的进程,外来文化对传统文化的冲击,人口迁移度的增加,旧有经济体制的改造,离休、退休、失去经济来源或医疗保障、丧偶、再婚、儿女离家等等诸多因素都会给老年人的生活带来影响。

与老年人性问题有关的偏见有下述几种:

1. 性无能/性不正经观。有许多老年人认为,自己老了,性生活不行了。传统观念认为,人对性活动的兴趣是随年龄增长而下降的,直到最后消失;人进入中年后就会对性生活逐渐感到厌倦,到了老年已经没有性欲。另外,很多人都把老年男女之间的性活动看成是粗鄙的、"不正经"的活动。而一般思想比较开放、激进的年轻人,在这方面同样也有偏见,不相信父母会"干这个"。这种错误观念普遍存在,许多成年子女如果发现父母还有性生活,会认为这是"丑事";对老父再娶或是老母再嫁,无法接受甚至暴跳如雷。

2. 性即是生殖的观点。从这一观点出发,认为除了为达到怀孕目的以外,不可以有性生活,进而,不能怀孕的人——不孕症患者、闭经后的妇女、老年人等的性生活均遭到否定。

3. 性生活有害论。这种观念认为老年人仍有性欲或性生活对老年人有害。老年问题专家(包括医生、心理学家、养老院工作人员等)当中也有不少人对老年人的性问题知之甚少,持反科学的态度。在有关的学术文献中,关于老年人的性问题往往只是寥寥数语,一带而过,并且也只限于对变态性欲的解释。

现代性医学证明,进入老年后,无论是生理上的性能力还是心理上的性要求,而老年人的性活动事实上也并没有停止。所以,全社会不管是老年人自己还是为老年人服务的工作者和青年人,都应当抛弃上述错误观点。

老年期为"生命的质量期",国内外老年学家均认为,适度的性生活对老年人健康长寿是有益的。通过老年人活动站、老年大学、敬老院和老龄委的工作对老年人进行性教育,可消除老年人对于晚年性生活的自卑感和羞耻感,使他们了解保持性功能的必要条件及如何创造这些条件,从而使老年伴侣生活得更幸福、更有乐趣,而年轻的同志通过相关的教育可以更好地理解老年人的生活,在实际生活中真正为老年人谋幸福。

逐步缓解、消除老年人的性压抑

在我国,普遍存在的不是老年人性生活过度,而是轻重不等的性压抑。一般而言,老年人只要性欲是自然而然激起的,性交的全过程顺利进行,无不适感觉,特别是性交后,不影响睡眠及次日的精神状态,就属于正常。老年夫妇可从中获得身体与精神的双重满足,有利于身心健康。通过性教育,老年人要解放思想,摆脱传统观念的束缚,以积极的态度安享天伦,让科学、适度、和谐的性生活陪伴幸福晚年。

为此,首先,应当重视适当的性生活在老年人生活中的重要作用。其次,老年人应主动维护好双方和身体健康。根据自身体质与状况,积极参加适宜的体育锻炼,增强体质,尤其是肥胖者减轻一些体重,有助于性功能的改善。在日常生活中,注意协调夫妻关系,经常给对方带来惊喜,保持幽默的情趣,制造欢乐的气氛。合理搭配饮食,保持膳食平衡,荤素搭配,常吃些鲜鱼、牛奶、蛋类、豆制品、海产品以及含有丰富矿物质、维生素和有益脂肪酸和氨基酸的时令蔬菜瓜果,保证营养摄入充足、合理。配合季节的变化进补,特别是在冬季,能有效改善性功能。

烟酒对性功能损害较大,烟酒中的有害成分会抑制血液中的睾酮水平,故以戒除为宜。而少量喝一些葡萄酒、黄酒对身体有益。改善家居环境,积极治疗和控制自身的疾病,尽量避免服用会抑制性功能药物,确保在疾病得到治疗后,性功能得会到恢复。

增加老年人的性知识

荷尔蒙一直在人体内扮演着重要的角色,并决定了许多人年老后的生理变化。男性的荷尔蒙变化与女性的变化相比较不显著。男性在年老时,荷尔蒙浓度仍能保持相当稳定的状态,如同青春期一样,睾丸仍可以产生精子。有些男性从二十几岁开始,荷尔蒙浓度的确有逐渐下降的现象,而在五十岁之前,大部分男性的睾固酮浓度都会降低,但是这种变化是渐进而轻微的。大部分男性的睾固酮量会逐渐下降,而有些器官如前列腺和睾丸,对睾固酮的反应则会降低,导致射精时精液较稀、精虫较少。除非有严重疾病,大部分男性仍能持续产生睾固酮、精子、精液,直到生命结束。

女性的变化较多。大脑、性荷尔蒙和排卵的规律性在女性四十几岁之后开始产生变化,目前有报道说有些妇女在三十几岁就开始改变,经过更年期后,停经。女性体内的雌激素又称动情激素,主要有雌二醇、雌三醇、雌酚等,是由卵巢分泌的,功能是促进和维持女性生殖器官和第二性征,并对内分泌系统、心血管系统、肌体的代谢、骨骼的生长和成熟、皮肤等各方面均有明显的影响。动情激素是女性保持青春和女性第二特征必不可少的微量元素,除对美容方面具有重要作用外,与人类健康也有着密切的联系。更年期综合症、性冷淡、不孕症等等都与体内动情激素分泌低下导致内分泌失调有关。随着年龄的增长,体内动情激素的分泌不断减少,造成老年女性生理上的许多变化。虽然动情激素可能在约十五年左右逐渐缓慢减少,但仍有相当少数的妇女,动情激素会在三四年内快速减少,无法通过食物进行体外补充。

在医学常识日益普及的今天,年届 65 岁以上,仍期望能持续充满活力、令自己满足的工作与娱乐者大有人在。对于大部分的女性而言,停经后的岁月甚至占寿命的三分之一,通过服用动情激素补充荷尔蒙,可以明显地改善老年女性的生活质量,降低热潮红及盗汗的发生,并预防生殖器及泌尿道的不良变化,维持原有的骨骼结构(减少因骨质疏松症而引起的骨折),以及降低冠状动脉疾病的危险性等,亦可预防其他心脏血管方面的疾病。

如果老年人了解人体这些变化属于正常的现象,则容易接受这种事实,并视此为新生活的转机,性生活从此可以更从容,不再期求房事尽善尽美,也不再迫切要求男性一定要射精。事实上有些伴侣甚至喜欢这种改变,借此来改善彼此的性生活。举例来说,年轻时有早泄问题的男性,会发现这种射精不再急迫的现象,可以延长他们性交的时间。而当男性伴侣年老到需要直接刺激明茎才能达到勃起时,也可借此尝试新的刺激技巧,增加双方的乐趣。

许多无法性交的伴侣也可采用性交以外的方式来满足彼此,例如相互爱抚、口交,借以表达情感及享受肌肤之亲。就身体而言,健康且快乐的性活动包括许多不同的方式来表达爱及关怀,性并不只是性交而已。

有性功能障碍的老人应该和年轻人一样,多去寻求评估及治疗。相同的治疗方法对于老年人也能像对于年轻人一样充分发挥疗效,而且解决方法有时非常简单,仅需补充荷尔蒙,或学习增加刺激的各种技巧即可。年轻时的性行为模式,多半在年老时会持续下去;年轻时性活动较少者,年老后也比较少;年轻时性活动较频繁者,年老时依然较多。

对性有感觉、有反应通常代表一个人的心理及身体健康,除非这种感觉令人苦恼,否则不会构成任何问题。不论任何年龄,许多单身男女都是借自我爱抚或自慰方式来满足自己的性需求。对老年妇女而言,自慰行为对健康有实际的好处。针对停经后妇女的研究显示,定期有高潮(经由性交、自慰、口交或其他方法)的妇女同没有性生活的妇女相比,很少有阴道萎缩的情形,生殖器也较不容易出问题。

有性欲、能够勃起及能达到高潮,表示老年人的身体和精神状态良好。就身体反应而言,不论是经由自慰或与异性性活动而来的刺激、高潮及射精,其生理作用基本上是相同的。对老年妇女而言,自慰行为对健康有实际好处。定期有高潮(经由性交、自慰、口交或其他方法)的妇女同没有性生活的妇女比,很少有阴道萎缩或出现生殖器方面的问题。

老年男子随着雄激素分泌量的减少,在性欲和性功能逐步减退的情况下,可以选择一些能增强性功能的食物进行食疗,这样既能改善性功能,又有利于身体健康。适合这方面的食品有:

1. 动物内脏。含有较多的胆固醇,而胆固醇是合成性激素的重要原料。此外，动物内脏还含有肾上腺素和性激素，能促进精原细胞的分裂和成熟。因此适量食用动物的心、肝、肾、肠等内脏，有利于提高体内雄激素水平，增加精液分泌量，提高性功能。

2. 含锌食物。锌是人体不可缺少的微量元素，对于男子生殖系统正常结构和功能的维护有重要作用。缺锌会使精子数量减少，并影响性欲，使性功能减退。含锌量最高的食物首推牡蛎肉，其他如牛肉、牛奶、鸡肉、鸡肝、蛋黄、贝壳类、花生、谷类、豆类、马铃薯、蔬菜、红糖中都含有一定量的锌。

3. 含精氨酸的食物。精氨酸是精子形成的必要成分，常吃富含精氨酸的食物有助于补肾益精。此类食物有粘滑的特征，如鳝鱼、泥鳅、海参、墨鱼、章鱼、蚕蛹、鸡肉、冻豆腐、紫菜、豌豆等。

4. 含钙食物。钙离子能刺激精子成熟。含钙丰富的食物有虾皮、咸蛋、蛋黄、乳制品、大豆、海带、芝麻酱等。

5. 富含维生素的食物。维生素 A、维生素 E 和维生素 C 都有助于延缓衰老。不论在任何年纪，一旦发现突然失去性欲，就必须作医学及心理评估，因为这可能是身体疾病或心理障碍的早期症状。

鼓励老年人的性生活

1. 倡导老年人过正常的性生活。

过正常的性生活，保持正常的性欲，是老年人健康长寿的关键。有的学者把性欲分为接触欲与胀满缓解欲（排泄欲）两种。接触欲主要指男女双方身体互相接触（身体靠近、相互爱抚、拥抱、接吻和性器官直接刺激等），以此来保持和增近夫妻间的感情。这种性欲是人类与高等动物终身存在的一种本能，因此，老年人的接触欲不但终生存在，对健康长寿更有重要意义。

胀满缓解欲（排泄欲）随着年龄的逐渐增长而减弱。60 岁以上的老年人仍然保持青年时期的性欲者只有 6.3％，性欲减弱者占 43.7％，性欲明显减弱者为 29.6％，性欲丧失者为 20.38％。而 60 岁以上的女性还有性感高潮，80—85 岁高龄的人 50％还有性欲。这些说明 60 岁以上的老年人有正常的性欲，应当过正常的性生活，这是客观的事实，心理上应当肯定。

性生活是爱情发展的必然结果，老年人过正常的性生活会增加老年夫妻的爱恋,增强生活的活力,丰富生活内容;促使精神愉快、思维敏捷、记忆力增强及智慧发展;促进血液循环,增强皮肤、肌肉、关节的韧性与弹性;扩张动脉血管,预防老年性高血压;性兴奋是治疗抑郁症的良药。性生活对男人来说有助于维持心理平衡,有潜在的健脑强心作用;而对女性来说,有助于维持女性魅力和女性美。放弃性生活会加速身体老化,智慧衰退。因此,正常的性生活有助于身体健康,延年益寿。

2. 建立"高质量性生活"。

人类的性行为绝不单纯是生理本能的反映,而是包括语言、思维、情感和意识形态在内的社会心理因素与生物因素相互作用的产物。影响老年人性活动的主要是心理因素。

建立良好的性心理状态,促进性心理正常发展,是老年人保持正常性生活的重要条件,而夫妻间高质量的性生活是促进正常性心理发展的重要基础。

女性在 50 岁左右绝经后,性功能逐渐表现出衰退,到 60 岁左右的时候,外阴部与阴道出现萎缩性的变化。与此同时,由于性功能衰退和习惯性心理因素的影响,表现出性冷淡和性高潮等障碍,因而对性生活缺乏兴趣,回避与拒绝性生活。这种变化是与男性性要求和性心理不相适应的,男性应体谅老龄女性的性功能与性心理变化。

因此,老龄夫妻进行高质量的正常性生活,是促进正常性心理发展的基础,而正常性心理又是高质量性生活的前提条件。所以,老年夫妻应当理解与保持正常的性生活,它是老年人身心健康的关键。具体来说,要协调夫妻间的关系,增进夫妻间的感情,消除妨碍性生活的恐惧、紧张、忧郁、焦虑等心理状态,解除精神负担,排除环境中的干扰。而建立良好的性心理状态,促进正常性心理的发展,是老年人保持正常性生活的重要条件。

四　老年人性健康常见问题

由于旧的传统思想和错误性观念的影响,长期以来,不少老年人丧失了性乐趣和性能力,这对老年人的保健是不利的。

1. 老年人渴望性爱是"老不正经"。

这是长久以来存在的错误性观念。国外医学界有个调查统计,60—65岁的男子,83%能过正常的性生活,65—70岁的男子,70%能过正常的性生活。由此可见,老人过性生活是正常的心理与生理要求。那种认为性快乐是年轻人的"专利",老年人无权问津的观念是不对的。作为儿女,对老年人渴望性生活的心情和行为应该理解和尊重,并想方设法努力创造更好的条件满足老年人的需要,减少老年人的精神负担和压抑,而不是嘲笑和讥讽。要剔除"老不正经"这些错误言论,帮助老年人从负面言论导致的精神枷锁中解脱出来,从而使身体健康的夫妻正确对待自身的需求,促进身心健康发展。

2. 节精才能长寿。

从大量的中、外调查统计资料中得知,80高龄的老翁仍有性生活的事例并不少见,所以,适当的性生活有益健康长寿是毋庸置疑的。而一些传统的观念所宣传的"节精养生"、"节精长寿",故意长期不过性生活,以之为追求长寿的高雅之举或保健方法,其实是一种错误。适当的性生活不仅不会损害健康,反而能延年益寿。老年人若没有性生活,其结果是导致睾丸、卵巢、脑垂体前叶的促性腺功能下降,雄性或雌性激素分泌减少,反而会加速衰老过程。

3. 只有性交才是性爱。

性学专家认为,性欲分为接触欲和缓解欲两种,亦即是说,性爱不单是指缓解欲与接触欲均获满足,对老年人来说,也包括心理的满足,后者尤为重要。所以老年人的性生活,如果能兼顾缓解欲与接触欲两者,更好;如果不能,通过接吻、拥抱、爱抚、倾诉、情感交流等活动获得生理与心理上的满足,已经有利于身心健康。

4. 老年人阳痿不用治疗。

很多人认为老年人阳痿属于老年人性功能的生理衰退,不需医治,常使老年人贻误了治疗时机,严重的会因此彻底丧失性功能。根据美国杰佛逊医学院性功能中心临床研究提示,老年人阳痿的病因80%是器质性的,20%是心理性的。器质性阳痿多见于血管功能不全,滥服药物以及糖尿病、高血压、心脑血管病等患者。所以说老年人阳痿多数不是生理上的自然衰退,而主要是由疾病引起的。当老年人出现阳痿时,要及时进行医治,否则会影响夫妻生活和自身的身体健康。

5. 性生活的目的是生儿育女,老年人已经过了生育年龄,所以不该有性生活。

性爱不是单纯为了繁殖后代,而是人类感情的需要,它可以给人以幸福、快乐与满足。人到老年,虽说不再有生育要求,但同样需要性爱。研究指出,除了某些特殊疾病之外,高龄男子可以将某种方式的性生活保持到70—80岁,60岁以上的男子有性欲者达90.4%,其中54.7%仍有强烈的性要求。和谐的性生活有益于老年人的身心健康;如果其性要求和性行为得不到应有的满足,就会引起精神上的烦恼和身体上的不适。

6. 老年人阴茎勃起需要较长时间,硬度降低,性交时间缩短,是患了阳痿。

老年人的生理功能逐渐衰退,男子50岁以后睾丸会慢慢萎缩,出现退行性变化。同时,性功能减退,阴茎也随之老化,表现为阴茎勃起需要的时间较长,勃起功能低下及勃起硬度降低,但这不是阳痿,也不影响性交。60岁以上的老年男子出现这些情况,主要是个体差异和不同的心理、生理影响的结果。

7. 老年伴侣之间的性生活不单指性交行为。

性生活是以性交为主体内容的。但老年人由于性器官及其功能逐渐衰退,性激素分泌减少,性交的时间缩短,所以除了直接性交获得性满足之外,还可以用语言、触摸、接吻或工具等其他性活动方式获取性感受,满足身心需要。

8. 老年人性生活的次数、时间和体位一般不应有限制。

老年人的性交次数取决于其健康状况、文化修养和习惯等,因此一般没有什么固定的界限。60岁以上的老人,可以根据各人自身情况,顺其自然。

为减少老年人性生活过程中的体力消耗,其性交体位可以采取侧卧位、坐位(男性坐在有扶手的椅子上)、立位或女上位。

9. 老年人已无生育能力,他们的性生活无所禁忌。

老年人虽已无生育能力,不需避孕,但性生活还是有许多禁忌的,不能随心所欲,毫无顾忌。刚洗完热水澡,长途旅行或工作过度疲劳,高兴过度,悲痛之至,一方发高热、病情严重,女方阴道出血或有炎症等情况下,患有慢性疾病的老人在病情未妥善控制下,都不宜进行性生活。

10. 老年人患病,应完全禁止性生活。

这是错误的,有时性生活对疾病的痊愈有促进作用。据调查,多数慢性病患者如能根据病情及自身体力情况,在性交时采取适当措施,是可以维持较好的性生活的,必要时,还可以用"性游戏"代替性交,以满足情欲。但是,患者若处于急性发作治疗期,应暂停性生活。对于重病患者来说,则应绝对禁止性生活,以防加重病情,发生意外。

11. 高血压病患者一定要等血压平稳后才能过性生活。

这是正确的,高血压病患者若存在由高血压病引起的头痛、头晕等症状,或者舒张压高达 120 毫米汞柱左右,就应避免性交,因为性交中过度兴奋可诱发心脑血管意外。高血压病患者饱餐或酒后也不能过性生活。

12. 老年冠心病患者,性交前吞下含服硝酸甘油片或月服用亚硝酸类药物,就可预防心绞痛的发生。

这是错误的,冠心病患者如果在性交中或性交后出现胸闷、心悸或呼吸困难,就不能进行性交活动。如果患者需服用扩张冠状动脉的药物才能勉强进行性生活,说明不应进行性交活动,否则,不但不能靠药物预防性交中的心绞痛发作,还可能诱发心律紊乱和心肌梗死。

13. 心肌梗塞的老年患者只要病情稳定了,就可以过性生活。

这是错误的,心肌梗塞患者一般应在心肌梗塞后 4 个月到康复阶段才可以过性生活。如果急性心肌梗塞时有明显的心律失常或心力衰竭等并发症,则禁止房事活动的时间要延长 4—6 个月。开禁时间应由医生根据检查结果来决定。

14. 梦遗是老化的现象还是不正常? 通常在几岁停止?

梦遗(睡眠中射精)的发生率似乎随着年龄增长而递减。不过,这种形式的高潮的频率,和其他形式的射精一样,个体差异非常大,因此无法确定在哪个特定的年龄会停止。事实上,根据金赛的研究报告,在 5000 多名男性中,大约有 20% 的人,无论任何年龄均未有过梦遗现象。

第九讲

浅谈性功能障碍

勃起功能障碍
早泄
女性性功能障碍
影响性欲的十大因素
十种性问题的解决方法

性功能障碍是指男女两性在性欲状态和性唤起能力、男性阴茎的勃起状况、女性阴道对勃起阴茎的容纳性、男性阴茎在性交过程中能否保持满意的勃起时间、女性是否出现性高潮、男性射精能力等贯穿整个性生活过程中的任何环节上的功能障碍。

性功能障碍分为二大类，即功能性性功能障碍和器质性性功能障碍。

功能性性功能障碍指的是身体并没有出现生殖系统、神经系统、内分泌系统的器质性病理改变的情况，出现性功能障碍的原因是出现了性相关系统、环节的功能紊乱。器质性性功能障碍则是由于生殖系统、神经系统、内分泌系统出现了器质性的病变。

一 勃起功能障碍

为什么我"不行"了？

> "我怎么不行了？"
>
> "是得了什么病，还是太忙、太累了？"
>
> "怎么办？要不要去医院看看？"
>
> "还是再等等看，会不会突然好起来？"
>
> ……

"不行"，是所有男人的恶梦。

一般来说，男性性功能障碍有勃起功能障碍（ED，俗称阳痿）、早泄、性欲低下、性交恐惧症和射精障碍等，其中，ED 和早泄尤为多见。

正常情况下，男人在性兴奋时阴茎勃起后明显上翘或抬平（站立时），年轻时可达 120 度左右，中老年约 90 度，勃起的角度大于或等于 90 度均为正常。如果低于 60 度将无法插入阴道，就属于 ED 现象。

ED 诊断的条件是夫妻生活在一起，连续达 6 个月因勃起功能障碍不能过性生活或至少有 25％的性交失败。

据估计，全球有数亿男子患有不同程度的 ED。巴萨诸塞州男性增龄研究曾经对 1290 名 40—70 岁男性进行随机调查，发现在 40 岁以上的男性中，约有 52％患有勃起功能障碍，其中轻度的占 17.2％、中度的占 25.2％、重度的占 9.6％。在英、法两国，调查发现，中度到完全勃起功能障碍的患病率达 30—40％。而且，ED 的发病年龄还有年轻化的趋势。

男人最易 ED 的三大阶段

男人 ED 发病多集中于以下三个阶段：结婚前后；婚后十来年；更年期。

1. 第一阶段：结婚前后

结婚前后，男女双方正处于感情波动比较大的阶段。现在的年轻夫妇大多为独生子女，从小在父母的溺爱下长大，性格较以自我为中心，大多不会为对方着想，常会因芝麻绿豆的小事争吵。双方经常摩擦易给男方造成巨大的心理压力，久而久之便影响了男性的生理健康，无法勃起。

2. 第二阶段：结婚十来年

"在一张床上睡了 20 年，难免会有些'审美疲劳'。"这是电影《手机》中的一个经典的句子，引起了许多人的共鸣。近年来存在 ED 问题的男性中出现越来越多的知识分子，也就是所谓的"白领骨干精英"。忙碌的工作、繁重的压力，使不少中年男性无法兼顾工作和夫妻生活。

3. 第三阶段：更年期

男人进入更年期后，脾气会变得暴躁焦虑，老爱躲在家里。一部分男性会在更年期出现性欲降低或勃起能力下降。

人老了必然会 ED 吗？

由国内百余名性科学界知名权威、医学专家按"普遍性"和"影响力"两项指标评出的"中国男性的十大性误区"中，第一项就是"人老了必然会 ED"。

在调查中，绝大多数的男性都相信："人老了，当然会有问题。治不好，也不去管它。"年纪大了，就必然会发生性功能障碍吗？随着年龄的增长，人体确实会发生生物学意义上的衰老，男性的勃起功能也会发生一系列改变，除性欲下降外，阴茎的敏感性降低，达到勃起的时间延长，勃起更依赖于躯体刺激，心理刺激反应减弱，而且勃起硬度降低，同时伴有性快感的强度减弱，射精的力量及精液量减少、性活动的次数也减少等等。所有男性最终都要经历这些改变，却并不一定会出现 ED（阴茎勃起功能障碍）等性功能障碍。

男性在进入青春期后性欲达到顶峰，30—40 岁性欲开始减退，50 岁起性欲明显减弱，但只是减退而已，并未消失，性功能可以保持到 70—80 岁。"事实上，许多 80 岁的老人仍具有性功能。"

一部分老年男性的确存在 ED,除了年龄因素外,心理因素也是 ED 加重的原因,例如:老年人需要较长的时间来激发其性欲,忽视了这一点会增加其在性活动时的焦虑,并且可导致恶性循环。另外,当老年男性发现其性功能逐渐下降时,可能因为害羞而不求医,最终使勃起功能完全丧失。

ED 真的大多是心理问题吗?

许多男人认为,得了 ED 就不算是真正的男人了,因此,他们像躲避瘟疫一样拒绝它,想方设法避免它。第一次发现自己的性生活出现问题的时候,几乎所有人都会安慰自己"这是心理问题",因为别人都说"绝大多数 ED 是心理造成的"。既然如此,似乎自己就可以把这个"心理问题"解决掉。于是开始放松精神,减少工作,加强锻炼,吃各种所谓补药、壮阳药……可过了一段时间,希望的结果依然没有出现。

很长时间以来,对 ED 这一疾病不全面甚至是错误的认识造成了相当严重的后果。将 ED 产生的根源归于心理问题看上去把这一疾病说得不那么严重(毕竟我们的身体还没问题嘛),但实际上,它造成了更严重的恐慌:因为"心病"难治,它不是吃点药或做个手术就能好的。"调整心态"听上去容易,真正实现却实在是太难了。我们都有过这样的经历:在做一件事的时候,你越希望自己放松结果就越紧张,越希望自己自信结果就越不自信。因为放松本身就暗示"你处于紧张之中",我们调动全部的力量去对付这个"紧张",结果精神绷得更紧了。人的心理活动就是如此复杂,如此难以控制。

随着科学发展、社会进步,人们对 ED 的认识也在深化。比如说,早在 15 世纪,人们认为 ED 是魔鬼附体;18 世纪,人们认为是 ED 手淫所致;19 世纪初,人们认为 ED 都是心理性疾病;20 世纪 50 年代后又认为 ED 是行为性疾病;直到 70 年代后才逐渐认识到其器质性的病因,对其生理和病理有了进一步的了解。

造成 ED 的因素是多方面的,如不健康的心理精神状况、生理状况以及生活方式都可能导致 ED,绝大多数会通过 ED 先期表现出来。由于特殊的预警作用,ED 被专家称为"男性而言健康问题的交叉点"。随着现代生活节奏的加快,来自工作、家庭、经济等方面的压力越来越大,这些压力对男性而言尤甚,许多人因此而心理失衡,造成精神焦虑、抑郁。研究人员发现,抑郁能导致 ED,当焦虑和抑郁同时存在时,ED 就更容易发生。

医学专家同时指出,只有少数病人的 ED 是由于心理疾病造成的,多数是由疾病引起的。任何有关血管或人体正常血液流通的疾病,都可能导致勃起功能的减退。调查数据表明,糖尿病、高血压、心血管疾病等,近些年呈上升趋势,而 ED 的发病率也随之升高。如在糖尿病患者中,约有50%的患者并发 ED,这是由于糖尿病可使自主神经病变,而导致 ED 的发生。心脏病的发病率随年龄的增长而增加,心脏病病人患 ED 的机率为39%,在40岁左右的男性中,2/3 的心脏病病人患有中度勃起功能障碍。而引起 ED 的心理因素包括缺乏性知识、精神抑郁、心理创伤、夫妻不睦、意外惊吓等。一些不良生活习惯也会影响男性的勃起功能,如嗜烟、酗酒、泡浴、劳逸失调、夜生活无节制、过度营养导致肥胖等。

ED 不等于肾虚、肾亏

好多人都认为 ED 与肾虚、肾亏有关。街头电线杆上的秘方、电视上做的广告也有很多宣扬某某产品"你好我也好";在门诊中许多病人认为自己阳痿就是肾虚造成的;欧洲在中世纪也有人想象用动物的生殖器来治疗阳痿,以为吃什么补什么,在中国至今仍有人大肆宣扬"三鞭"、"五鞭"补肾壮阳。这是一种认识的误区。

很多 ED 患者年龄在25—45岁之间,身体壮实,声音洪亮,并没有头昏耳鸣、腰膝酸软、脱发及牙齿松动等肾虚症状。临床数据表明,由于肾虚导致 ED 的患者仅占7.06%,说明肾虚并非 ED 的主要病因。青壮年时期是肾气、天癸最充盛的时期,处于这一时期的 ED 患者,亏虚的现象并不多见,从前面讲到的 ED 的发病原因来说,引发 ED 的因素很多,所以一定要查明病因,而不能以肾虚、肾亏一概而论。

不健康的生活方式是 ED 的诱因

值得注意的是,不健康的生活方式也是 ED 的诱因之一。如不规律的生活状态、不科学的营养摄入、睡眠不足及对烟、酒、咖啡、可乐、茶等刺激物的嗜好等等,都会干扰性冲动刺激反射传递途径,抑制勃起。由此可见,发生性欲减退或勃起功能减退是不容忽视的,因为它已超出了局部的意义,而与人的身心健康状况密切相关。

1. 过量饮酒

古今中外都有这样一种错觉,认为酒是一种催情剂,可以激发人的情欲,提高人的性能力,如"酒为色媒人"之说。但事实并非如此,酒不但不具有催情助欲的作用,相反却是高级中枢神经抑制剂,过量饮酒会引起性能力的衰退,甚至造成 ED。

刚喝完很多酒后,人会感到阵阵发热,面部红晕,此时大量血液集中在脑部和皮肤血管里,如果过性生活,性器官需要大量血液,会出现供不应求的情况,阴茎怎么能良好勃起呢?而当发热与脸部红晕消退后,大量血液会在内脏器官内淤积,人体感到发冷,如此时有房事,性器官依然得不到理想的供血,也会发生 ED。多量饮酒后,血液中雄激素睾酮的数量会随之减少,雌激素水平反而上升,这些都会造成 ED。

莎士比亚说过一句名言:"酒激起了愿望,但也使行动化为泡影",这是因饮酒诱发 ED 的生动写照。

2. 吸烟

众所周知,吸烟有害健康,而近年来无数研究材料证实,ED 病人中,吸烟人数的比例显著高于同年龄段正常人群。烟吸得越多,发生 ED 的比例就越高。

现代医学认为,吸烟诱发 ED 主要通过两种方式:急性损害和慢性损伤。

有位名叫吉尔佩托(Gilbert)的学者报告,让老年健康男性观看色情电影,并测量阴茎周径变化,在连续吸入尼古丁含量高的香烟后,阴茎平均周径增加值显著下降。还有一位名叫贾尼曼(Juenemann)的学者进行实验研究,成年雄犬大量吸烟后,刺激阴茎海绵体神经,不能产生勃起,而且阴茎的血液流量也明显地低于吸烟前水平。这就是多量吸烟对勃起功能的急性损伤。

而长期吸烟后,供应阴茎血液的动脉,尤其是直接有关的阴部内动脉和阴茎海绵体动脉会发生硬化和狭窄,显著减少对阴茎的血供应量,缺少血源,阴茎怎么能充分勃起呢? 现代医学还证明,阴茎勃起需要神经末梢释放的神经介质发挥作用,让阴茎海绵体平滑肌松弛而使阴茎充血。在众多神经介质中,一种被称为一氧化氮的神经介质对促进阴茎勃起作用最大。而目前经实验研究已经证实,长期吸烟后,阴茎海绵体内一氧化氮含量会明显减少,因此会发生 ED。

3. 药物

俗话说,"是药三分毒",哪怕是补药。就目前所知,可能造成阳痿的药物达 40 多种,如激素类的、利尿类的、降压类的、镇静类的、以及抗精神病药物等等。为什么说药补不如食补,食补不如不补,就是这个道理。

小事导致丧失性功能

一个人的性功能正常与否与生活方式密切相关。过劳、过逸都可导致疾病的发生,影响性功能。

1. 饮食不节制。有些人爱吃高脂肪食物,这样做的后果除容易导致胆固醇和甘油三酯水平升高,出现肥胖、高血压、糖尿病等疾病外,还容易导致阴茎血管病变。而食物生冷过量食用,则易损伤脾肠,导致吸收营养不良,出现消瘦、身体疲乏的后果,从而影响性欲和阴茎的勃起。

2. 起居失常。指不按时作息,起居失去规律,忙乱紧张,易出现精神萎靡不振、头昏脑涨、思维迟钝,久而久之可导致性神经衰弱等病。

3. 劳逸失度。指工作休息失度。过劳、过逸都可导致疾病的发生,影响性功能。如过度劳作,易耗伤气血;久逸不劳,不运动,体质会下降。

4. 情志内伤。是指精神因素(喜、怒、忧、思、悲、恐、惊)太过或不及,可导致性功能障碍。如有人有几次不理想的性生活,就担心或害怕房事失败,产生巨大的心理压力,久而久之导致 ED。有的因过度紧张、悲痛、忧愁和抑郁而导致性欲低下、阳痿、早泄。

5. 房事无规律。是指性生活次数太频繁或太少。没有节制的性生活易导致性疲乏,出现精神萎靡不振、头昏目眩、腰酸腿软等症状。而性生活太少亦不利于性腺的排泄,还影响夫妻感情。性生活次数以身体舒适为度,有人一日一次亦不为过,有人一周一次也觉得挺好。

6. 意外损伤。多为年轻人好运动引起,骑自行车、骑马、跳马、踢足球等意外损伤阴部,可能会直接造成阴茎血管受损而出现阳痿;阴茎血管受损过程也可能很慢,以致患者忘记了受外伤这件事,多年后才出现阳痿。

男人 ED 女人也有责任

男人 ED,除了自身因素外,通常来自女方的因素也不可忽视。比如,婚前由于女方害怕怀孕、疼痛、被人发现、恋爱失败等,对性交往往有畏惧心理,常不能配合或予以拒绝,导致初次性交的失败,这也可能影响到男人以后的性功能;婚后女方思想保守,或在身体不适、情绪不佳等情况下,常常采取被动或拒绝的方式,久而久之则可能导致男人性欲减退或阳痿等性功能障碍;男人由于身体疲倦、情绪低落、病后体虚等导致偶尔 ED,女方对此不但不能理解,反而予以埋怨、挪揄甚至侮辱,最终可能导致男人性功能难以恢复;女方对男人的性格、志趣、工作、地位、品貌等方面予以嘲笑,也会伤害到男人的自尊心,导致男人对性生活丧失兴趣;女方性欲亢进,可使男人产生畏惧心理而影响性功能;女方患有某些疾病如心脏病、肝炎、肾炎、阴道炎或对男人精液过敏等,男人性生活不能随心所欲,也可能抑制性欲,导致性功能障碍。

中年男人易出现"假 ED"

一些中年男人一在家休息几天,勃起功能就没问题,一连续工作,劳碌在外,就又开始"不灵",这到底是怎么回事?这种情况医学上称为"功能性勃起功能障碍",用通俗的话说,就是"假 ED"。目前,这种假 ED 患者不少。

这种情况通常发生在中年男人的身上,主要是因为精神、神经系统功能紊乱而引起勃起功能障碍。虽然正值性功能旺盛的中年,但由于压力大、劳累过度、恐惧、抑郁、焦虑、惊吓、内疚、紧张等精神刺激因素,往往引起生理上的疲软。

这些男人的"机器"本身不存在什么毛病,问题只是在于操控者没有性技巧,不能有效启动这架"机器"而已。就是说,如果女方能好好配合,提高性技巧,而不是动不动就给自己的丈夫下"ED"的诊断,大多数"假ED丈夫"都会有良好表现的。相反,如果女方对于男方有过度要求,同时对性知识又不了解,就有可能把某些正常的现象当成不正常的现象,动不动就说男方患有ED,会使本来就没有自信的男性变成真正的ED患者。于是,就产生了许多"假ED"男性人群。

如何避免出现"假ED"呢?首先,建议"忙人"们安排一张性生活时间表:把"节目"相对固定在工作空闲、精力相对旺盛的时段,如每周五晚上、每周六早上等。其次,在做爱前,必须重视"前戏",目的是提高双方的性兴奋。男女双方都要积极主动,男方为了提高妻子的性兴奋,应该尽量多地给予抚摸或富有挑逗性的语言等刺激。在做爱时要多为对方考虑,若男方已经射精,而女方还未进入性高潮,丈夫还可以通过抚爱等方式弥补,以使妻子得到性满足。当然,万一性生活发生不和谐,也应视为正常,绝对不能责怪对方,而应相互鼓励期待下一次和谐性生活的到来。

体外排精影响勃起

一些青年夫妇在过性生活时,采用体外排精的避孕方法,认为它简单易行,不影响快感。实际上,勃起能力下降与之直接相关。

体外排精是指在性交达到高潮,即将射精的瞬间,人为中断性交,使精液排在女性阴道外的做法。

在性生活的整个过程中,男性的性反应是在大脑皮层的控制下完成的。突然中断性交,会使中枢神经和腰骶部射精中枢的功能发生障碍。时间久了,就容易患功能性不射精症,甚至可能引起早泄、ED。

其实,体外排精的避孕效果并不好,因为在射精之前,可能已经有一小部分精液伴随输精管的收缩流入了阴道,足以让女性受孕。另外,男性强行中断性交,体外排精,使女性性兴奋一落千丈,心理上受到不良刺激,长此下去,会导致性冷淡。

ED 的饮食调理

性功能障碍在采用综合治疗方法的同时,还应注意饮食调理:

1. 多食优质蛋白质。优质蛋白质主要是指各种动物性食物,如鸡、鸭、鱼、瘦肉、蛋类,可提供产生精子所需要的各种氨基酸。一些动物性食品本身就含有一些性激素,有利于提高性欲及促进精液、精子的生成。

2. 适当摄入脂肪。调查表明,长期素食的女性,月经初潮年龄推迟,雌激素分泌减少,性欲降低并影响生殖能力;而长期素食的男性由于必需脂肪酸摄入减少,精子生成受到限制,性欲下降,甚至不育。

3. 补充维生素和微量元素。研究证明,维生素 A 和 E 是与维持性功能并延缓衰老有关的维生素。它们在促进睾丸发育、增加精子的生成并提高其活力等方面具有决定性作用。维生素 C 对性功能的恢复也有积极作用,富含于鲜枣、山楂、青椒、西红柿等果蔬中。

中医重视从饮食上调理这类疾病,认为麻雀、核桃、狗肉、虾具有扶阳补肾固精之功效,性功能障碍患者不妨多食用这类食物。另外,中医也认为对损精伤阳、不利于性功能的食物应慎用,如粗棉籽油、猪脑、羊脑、兔肉、黑木耳、冬瓜、菱角、杏仁等。

体育运动可防 ED

体育运动不仅能使人的形体健美,还能增加人们对性生活的兴趣。美国一家妇女杂志就 2000 张调查答卷进行分析,发现从事有氧运动的妇女中,有 83% 的人一周至少有三次性生活。与运动方案开始施行前比较,40% 的人经体育锻炼后更易惹起性欲,31% 的人性行为更为频繁,20% 的人感到性欲高潮更容易发展到顶点。调查研究还表明,几乎任何有氧运动都对性生活有所裨益,尤其跑步运动更能使人们性欲旺盛。

科学家认为,运动期间体内可释放一种令人心情振奋的内啡肽物质,这种机体自然发生的内分泌物,可以使人产生愉悦感。经常进行体育锻炼还可以令人摆脱烦恼、忧郁,使人体血清高密度脂蛋白胆固醇水平增高,这也有助于增强性欲。研究人员特别指出,身强力壮的男运动员体内含有这类对身体有益的胆固醇,而且水平相当高,因此能"加班加点"清除动脉中的填塞物,从而增加包括骨盆部位及性器官在内的全身血流量。有关专家也特别提醒,过分强烈的运动会把身体搞得精疲力尽,难以达到预期的目的。

选择游泳、跑步、骑车这些良好的运动项目,每周只要进行三次、每次一小时的"适度运动",就可大大改善性生活。

床上问题需要夫妻同心合力解决

许多性功能障碍的患者往往是自己一个人到医院就诊,夫妻的另一方往往以自己没有性功能障碍为理由而拒绝陪伴。即使一起到医院,也仅仅是作为陪伴者的身份,觉得与自己是无关的。

实际上,性功能障碍的治疗是需要夫妻共同进行的。因为,婚姻中一方出现了性功能的障碍,必然"株连"到另一方。如果只治疗其中一方的话,往往会有"事倍功半"的后果:

妻子和丈夫是性功能障碍的对立统一体,单独治疗必将割断这个统一关系,而配偶双方的合作往往是治疗成功的关键。当然,这里既有缺乏性知识和性治疗知识的问题,也有不知道如何合作的问题。因此,夫妻同时参加治疗,同时接受再教育,对落实治疗计划来讲是十分必要的。

仅有 10%ED 患者求医

事实上,仅有 10%ED 患者到医院就诊。很多患者虽有 ED,但不好意思或不愿意去看医生,这是不应该的。绝大多数病人在训练有素的医生指导下成功治愈了 ED,又可以自信地享受美好的性生活。

患了 ED,应该到正规医院的专科就诊,千万不要被电线杆上的"游医"承诺所迷惑。在正规医院的泌尿科或男科,ED 患者会得到医生的尊重,并获得充分的理解和支持。患者不必局促不安,要如实地介绍病情。医生会根据患者的不同情况针对具体病情给出最佳治疗方案。诊断勃起功能障碍的方法既不神秘、复杂,也不需太多花费。

二　早泄

多"早"才叫早泄?

早泄,是指男方在性生活中过早射精,主要表现为,阴茎尚未与女方接触、刚接触、接触不久或没有几次性交动作即发生射精。

现代医学至今对早泄没有确切的定义,射精出现的快慢涉及每对夫妇的年龄、体质、疾病、生活频率、性生活经验、性生活兴趣、性生活环境以及女方的性感受、性要求等多方面因素,很难确定一个时间上的统一标准。不过,为了让人们有一个大致上的时间概念,现代医学还是提供了一个参考标准:阴茎置入女方阴道,随即开始性交动作直至射精,完成这样一个生理过程的大致时间,也就是射精潜伏期,约为 2—6 分钟,稍长或稍短一些也正常。换句话说,健康成年人,在性交 2—6 分钟左右时射精属于正常范围,只要不是偏离这个时间段太多,不能算作病态。于是可以粗略地说,不到 2 分钟就算早泄,超过 2 分钟就不是早泄了。

美国性学家金赛 20 世纪 30 年代调查了 5300 个男性,结果有 75％的人曾在插入后 2 分钟射精。我国性学学者吕德滨调查了 2709 人,其中青年 470 人、老年 2239 人,发现性交持续时间依次在 5—6 分钟、3—4 分钟、7—8 分钟及 10 分钟者占多数,各占 20％左右;秦云峰调查老年人的情况,短于 4 分钟和长于 5 分钟者各占一半,经过粗略统计,性交持续时间约为 7 分钟左右。

这些情况不是早泄

有如下一些情况,人们容易错误地视为早泄:

1. 不能引起女方性交快感。男女性功能的发挥,具有"男快女慢"的特点:男性表现为勃起迅速,很快进入性高潮而射精;相反,女性表现为性兴奋出现较慢,一般要经过十几分钟,甚至更长时间才姗姗来迟。这是天生的差别,所以男子射精发生而女方根本未达到性高潮是司空见惯的事。此种情况,至多是性交配合上的问题。

2. 新婚早泄就会一辈子早泄。新婚阶段容易发生早泄,有几个原因:第一,新婚阶段性兴奋会特别高涨,对性生活充满憧憬与向往,既新鲜又好奇,很容易激发射精;第二,未婚阶段性器官中精液积蓄,产生饱胀性刺激,新婚恰逢性生活,容易较快射精;第三,刚开始性生活,夫妻之间尚未达到满意配合的境界,性功能的发挥也没有完全进入正常状态,易出现射精过早;第四,毕竟刚开始性生活,精神与心理上多少有些想法,例如不知道自己行不行,是不是这样进行,女方究竟是否满意,过去有手淫会不会碍事等等,会干扰性功能发挥,引起早泄也就情有可原了。

3. 久未性交后一旦性交发生早泄,担心自己性功能有了问题。其实,射精时间出现的快与慢,与性交间隔时间的长短之间存在着一个反比关系。也就是说,性生活频繁,每次性生活之间的间隔时间短,性交时射精就较慢。相反,性生活不多,在长久无性生活的"性饥饿"状况下,性兴奋骤增,一旦性交就会较快射精。对于这种偶尔的早泄,不能视作性功能有障碍。

4. 早泄必然导致勃起功能障碍。早泄与勃起功能障碍的发病机理不一样,相互之间并无因果关系。但的确有些病人,在发生较长时间早泄后,又发生了勃起障碍,这是心理因素作怪,长期早泄,自己已经心烦意乱,每次房事都惴惴不安,生怕性生活质量不好,生怕妻子不满意,于是心理上紧张、焦虑与担心,足以引起勃起功能障碍。如果再受到女方嘲笑、挖苦和责备,等于火上加油,更会带来心理创伤,加重勃起功能障碍。

5. 与他人比较,自己射精较快即是早泄。这更是大错特错了,这种与他人的比较完全不必要,因为每个人的性生理活动不一样,而且性生活经验与性生活频率也不完全相同,没有可比性。

治疗早泄需用心理疗法

早泄绝大多数是由心理因素造成的,"心病还需心药医",心理疗法能收到良好的效果。

1. 自信。男子应坚信自己的性功能是健康正常的,偶尔发生早泄就如同得了伤风感冒一样很快就会痊愈,不必为此耿耿于怀。不仅男子自己要自信,女方更要帮助男子建立这种自信。

2. 放松。性交是夫妻之间感情交流与满足的一种方式。在性生活中不要将注意力集中在会不会发生早泄的担忧上,要放宽心去体会妻子的温情。

3. 暗示。与妻子做爱时,可以暗示自己,"我一定能控制自己射精的时间,一定不会过早射精",强化这个意念,默默地自我暗示,会收到良好的效果。

4. 镇静。男方在性生活的唤起阶段要努力使自己情绪稳定,不过度兴奋,如果过于兴奋,可采用转移注意力的方法,如默诵数字等。

5. 谅解。女方要以同情和关心的态度去安慰丈夫,不要责备、挖苦和奚落,否则会使情况更严重。

6. 配合。女方应耐心主动地配合男方,热情温柔的肉体接触、宽容鼓励的态度以及必要的爱抚等,都有助于男方性功能的正常发挥。

7. 环境。选择最佳的时间和环境,如假日清晨醒后,或下半夜无任何环境干扰时,这样会使男方更加放松。另外要注意的是,在床上看电视最近被选为最大的性欲杀手。电视机屏幕上一闪一闪的亮点很明显使人想睡觉、性灵敏度降低,并且可能会完全毁掉人们一整个晚上的"性"致。如果想有更好的性爱,那么就从关上电视开始吧。

避孕套辅助治疗早泄

避孕套是男性避孕工具,它有阻止精液直接流入阴道的作用,同时也是治疗早泄病人的一种工具。

由于发生早泄的原因多半是性的兴奋性太高,而刺激阀值太低,所以男性在性交时带上避孕套,可以降低阴茎头部的兴奋感觉,提高刺激阀值,推迟性欲高潮的到来,改善和调整射精的条件反射。

另外,中老年往往有性功能衰退,带上避孕套后因胶箍有止血带的作用,可阻止已勃起的阴茎内血流回流,有助于维持阴茎的持续勃起而延长性交时间,增强性生活的和谐。

脱敏疗法治早泄

第一步：阴茎拍打法：用左手手掌托住阴茎头、冠状沟及系带部位，右手手背有节奏地拍打阴茎头部及冠状沟部位，开始拍打 100 次，以后每天拍打 150—200 次。

第二步：用冷水浸泡阴茎头部及冠状沟 5 分钟。

第三步：用热水浸泡阴茎头部及冠状沟 5 分钟。从 35℃开始每天增加 1℃，直到 42℃为止，以后可维持在 42℃。

第四步：用适量石蜡油涂于阴茎头及冠状沟周围，然后再用手指上下左右摩擦阴茎头及冠状沟。第一次摩擦 100 次，以后每天摩擦 150—200 次，以每次不射精为原则。

脱敏疗法每天一次，15 次为一疗程，可于晚上休息前进行。据临床观察，一个疗程的治愈率达 70%以上，总有效率达 90%以上。第一疗程失败者，应继续坚持治疗。早泄合并阳痿及前列腺炎等患者，应针对病因同时治疗。

控制小便治早泄

任何男人都希望配合着女性的反应，调整射精的最佳时机，但是，相信大多数的人都认为，射精无法依赖自我意志控制，其实，这是错误的想法。射精的控制只要经过训练，任何人都做得到。

训练的方法很简单。早上小便时，要尿出来时禁住、禁住后排出，重复几次。做完下压早上勃起的阴茎的锻炼后，在阴茎萎缩之后开始这种"禁尿"训练。

只要每天做这个练习，就可以控制射精了。控制射精的括约肌，和肛门的括约肌、控制排尿的括约肌，均由同样的神经连接着。肛门及排尿的括约肌，由于从小开始训练，所以能够控制自如；射精的括约肌，一直等到年纪大后才开始使用，自然无法灵活控制；但是在持续进行的训练下，也可以像中断小便一样随心所欲地中断。有些人能够控制耳朵的抽动，道理相同。

中断小便是件不愉快的事，然而射精中断更是一件令人不悦的事。能在射精时间上灵活控制的人，毕竟为数不多。因此，最初阶段最好是禁住不射精，停一会儿就立刻喷出，一点点地往前推进。控制排尿时的情形也是一样，刚开始时不要太勉强，中断一、二次即可，习惯后再重复不间断地训练。

不管怎么说，只要能某种程度上控制射精，就大都能在女性最高潮时射出，甚至在任意时间射精。只要勤于锻炼，任何人都做得到，这是学会之后就能一生享用的技巧。

增强男性性功能有诀窍

1. 补充维生素以增加"性趣"。

人们每天都会在食物中摄取维生素。在林林总总的维生素大家庭中，有一些对增强"性趣"大有帮助：

维生素 A 的主要功能是促进蛋白质的合成。维生素 A 缺乏时可能影响睾丸组织产生精母细胞，导致输精管上皮变性、睾丸重量下降、精囊变小、前列腺角质化。

维生素 C 的作用是降低精子的凝集力，有利于精液液化。精子性细胞中的遗传基因 DNA 通过维生素 C 的抗氧化功能得到保护。

维生素 E 有调节性腺和延长精子寿命的作用。它能改善血液循环，提高毛细血管尤其是生殖器部位毛细血管的运动性，可提高性欲、增加精子的生成。

维生素 B_{12} 的生理活性在很大程度上取决于钴。钴能够减少组织的耗氧量，从而提高对缺氧的耐受性，促进机体组织在缺氧环境中的活力。长期坚持素食的男性会缺乏维生素 B_{12}，精液中精子的浓度明显比其他人低，精液产生量也较其他人少，影响正常的性功能。

2. 洗澡也能增强性功能。

洗澡是人的身心最放松的时候，如果能利用这个时机，适当地采用冷热水交替浴，或对阴茎和腹股沟进行温水淋浴，则有助于增强男子的性功能。

冷热水交替浴是一种很古老的增强男子性功能的锻炼法。具体方法是：先在澡盆内用温水浸泡身体，待充分温热后再出澡盆，对阴部施以冷水，待 3 分钟左右，阴茎、阴囊收缩后再入澡盆，如此反复 3—5 次。若每日能坚持做冷热水交替浴,可使中年以后的男性精力充沛、性功能增强、疲劳感减轻。

在入浴时,如能利用莲蓬头将温水淋至阴茎根部周围,对于恢复睾丸的"能量"也有很好的效果。这是因为,阴茎的勃起使支持阴茎的韧带和神经都相当疲劳,且勃起时间越长则疲劳越严重,而温水刺激可使血液循环加快,尽快缓解睾丸和阴茎的疲劳。并且,淋浴与全身泡在澡盆里不同,更能对局部穴位产生集中加热的刺激效果。当然,淋浴的水压强一点为好。

不仅是阴茎根部,大腿根内侧的腹股沟也是重要的刺激部位。因为腹股沟是向睾丸输送血液和神经出入的"交通要道",其血液循环对男子的性功能至关重要。在淋浴时用温水刺激腹股沟,并用两个手指从上向下抚摸腹股沟,对增强男子的性功能也很有益处。

3. 常刮胡子增加性高潮。

最近,《美国流行病杂志》上刊登的一篇研究论文认为,不是每天刮胡子的人与那些天天刮脸的人相比,性生活频率少,中风的几率也高出70%。

这是英国西南部的布里斯托大学的一项研究成果。该校的研究人员在近二十年里一直对威尔士的2438名中年男子进行追踪调查,发现不是每天刮胡子的人中,蓝领工人居多,他们一般结婚率较低,性高潮次数少,有些人还会因此得心绞痛。

最早注意到胡子生长快慢与性激素之间有关系的是一个苏格兰人。他在苏格兰西部赫布里底群岛中的一个偏远孤岛工作,当他得知快要回苏格兰见女朋友时,发现自己的胡子疯长。不过,美国康涅狄格州性问题咨询专家帕威尔先生说,男人刮胡子主要还是个人卫生习惯的问题。一个男人刮胡子的次数不多,可能反映出他的生活质量较低,因而不太注意个人形象。而那些性生活质量高、经常达到性高潮的男人,通常会比较注重外表,注意自己在性伴侣心目中的形象,因此他们刮胡子肯定会勤快些。

三 女性性功能障碍

性功能障碍不只发生在男人身上,女人一样会遭遇这类问题。从医学来讲,由于生理或心理方面的原因,女性持续或反复地没有达到性高潮或不能维持性兴奋,给女方带来痛苦,影响夫妇性生活的正常进行,统称女性性功能障碍。主要症状有:缺乏主观性兴奋,缺乏湿润作用,缺乏身体反应。

1. 性欲减退

性欲减退是指全面的性抑制,性欲唤起困难,没有性欲冲动,对性生活无任何要求,表现出无所谓的态度。这些情况持续发生,会给女性造成极大痛苦。

性欲减退是由于心理或感情等因素出现激素缺乏或过多,或药物治疗、手术治疗造成身体上的问题等。另外,女性在绝经期后,随着年龄的增长,性腺功能越来越差,雌激素分泌减少,血中性激素水平降低,也导致性欲冲动形成困难。

2. 性厌恶

性厌恶是指对性活动或性生活的一种持续性憎恶的反应。女性性厌恶患者在实际或想象和伴侣发生性活动时,立刻产生强烈的消极情绪,出现排斥或憎恶的现象和行为,所以一般都极力回避所有的性活动。严重的患者甚至对与异性接触都非常厌恶,并对性接触和性活动产生惊恐反应。

女性性厌恶大都是精神心理因素所引起的,比如青少年时期有创伤性性经历,如遭受强暴、强奸、乱伦、失恋等精神打击者多发此病。

3. 性兴奋障碍

性兴奋障碍是指没有性兴奋或者性兴奋经常或持续地延迟或缺乏,仅能获得低水平的性快感。性兴奋障碍的女性有不同的身体反应,如性交时缺乏性快感、润滑液分泌量减少、阴核和阴唇感觉的减退,阴蒂和阴唇勃起功能障碍,阴道平滑肌松弛障碍等。

这些现象常由心理因素导致,也有其他原因,如阴核血流的减少、骨盆受伤或手术、服用药物(尤其是抗忧郁药物)等生理因素。

4. 性高潮障碍

性高潮障碍是指女性虽有性要求,性欲正常或较强,但在性活动时受到足够强度和足够时间的有效性刺激并出现正常的兴奋期反应之后,性高潮仍经常或持续地延迟或缺乏,仅能获得低水平的性快感,因此很少或很难达到性满足。在很多情况下，女性也存在着性兴奋的抑制。

性高潮障碍可分为原发性性高潮障碍和继发性性高潮障碍。原发性障碍多由精神上的伤害或性虐待等因素所致；继发性性障碍多由手术、损伤和激素缺乏所致。

5. 性交疼痛和阴道痉挛

性交疼痛是指性交时持续或经常伴有性器官的疼痛。性交疼痛的原因有心理因素，也有前庭炎、阴道萎缩、阴道炎等生理因素。

阴道痉挛是指女性性交时阴道外端 1/3 及会阴部肌肉发生不自主的痉挛，往往使得阴茎难以插入，这是外阴或阴道口器质性病变所引起的一种自然保护性反射活动。包括两种类型：初次性交时发生痉挛者，称原发性阴道痉挛；曾经有过成功性交的经历后来才发生痉挛者，称继发性阴道痉挛。心理因素和感情因素都可能导致阴道痉挛。

与男性性功能障碍不同，女性发生性功能障碍的心理原因远远多于生理原因，因此多数女性的性功能障碍可以通过性心理治疗而治愈。

四　影响性欲的十大因素

性欲是人之大欲，但每个人性欲的强弱程度都不同。美、英医学专家通过长期调查、研究，认为下列十种因素对人的性欲影响最大：

1. 遗传因素。性欲的强弱可能受遗传因素的影响。

2. 荷尔蒙水平。雄性荷尔蒙对性欲的影响最大，如果体内雄性荷尔蒙偏低，不论男女，性欲均会减退。

3. 感觉上的刺激。借助于视觉、味觉、听觉、嗅觉、触觉等感觉，可以唤起男女神经的兴奋，从而唤起性欲。

4. 以往的性经验和社会经验。过去有愉快的性经验和社会经验的人，较易唤起性欲；反之，便较难唤起性欲。

5. 性生活后复原的时间。很多人在性生活高潮后，需要一段时间才能再唤起另一次性欲，而这段时间的长短也因人而异。

6. 环境因素。如环境的气氛、温度、季节、饮食多少、有无服用药物等。

7. 文化影响。伦理、法律等对人的约束力。

8. 精神状态。如忧虑、恐惧、愤怒、挫折、疼痛、不舒服及困惑等。

9. 年龄因素。一般而言,男性在 18—25 岁时,性欲最高涨,而女性则在 35—40 岁性欲最高涨。随着年龄增加,雄性荷尔蒙减少,皮肤反应迟钝,性器官血液循环较差及生活压力都会使人的性欲减退。

10. 健康情况。只有健康的身体才能维持正常的性欲,内分泌疾病、生殖器官的疾病及其他消耗性疾病都足以令性欲大受影响。

总之,保持身心健康、平衡、愉快,是唤起性欲的基本条件。

五 十种性问题的解决方法

性生活可以巩固和加强夫妻间的感情,一个家庭没有正常的性生活将是十分可怕的,久而久之,可能会演变为夫妻间疏远、婚外恋乃至离婚。性临床学家指出,99%的性生活失调案例并不是由于生理因素造成的。如果夫妻之间懂得彼此体谅和关注对方,那么失去的美妙性生活会重新拥有,家庭生活会更加充实美好。

以下是专家提供的对于 10 种性问题的解决方案,将有助于夫妻性生活和谐美满。

1. 工作太忙,身体太疲劳,晚上回到家中已精疲力尽。

伦敦大学性心理学者彼特拉·博因顿说:"压力和疲劳是性激情的最大杀手! 一个人没有时间和精力享受性生活,这将意味着他没有时间和精力享受美好的人生。"

解决方案:调整一下生活方式。给自己一个放松的时间,在这段时间里吃好、休息好,并进行适当的锻炼。彼特拉说:"只有自己完全地放松,才会与爱人更好地相处。"

2. 缺少性幻想。

许多夫妻在生活之中渐渐失去了性趣,部分原因在于他们缺乏性幻想。

解决方案:通过各种方式让自己产生性冲动。彼特拉指出,许多女性一生中从未有过性快感和性冲动,这是十分可悲的。同时,她建议那些没有性冲动的男性和女性,可以试着看一下带有性描写的书籍或影碟来引发自己的性幻想和性冲动。

3. 一方的不良情绪使性生活暗淡无色。

精神分析医师苏珊·欧文说:"对方在性生活中如持有怨恨、愤怒和紧张情绪,他们的性生活会不和谐。对于长期过性生活的夫妻来说,培养良好的情绪是至关重要的。"

解决方案:双方共同正视这种不良情绪,并将其化解。夫妻之间需要进行交流沟通,询问对方的感受,如果无法接受对方的性生活方式,需要说出来,与爱人共同化解不良情绪。

4. 生育期破坏夫妻间的性生活。

医学专家指出,在婴儿出生前后的时间内,夫妻不能进行性行为。丈夫需要在这个时候调整、控制自己,分清家庭生活的主次,将性需要推后一下。

解决方案:合理调整、控制自己。在妻子生育前和生育后的一段时间内,丈夫有数个月不能进行性行为。对此,需要正确认识,意识到性生活只是家庭生活的一部分。

5. 如果妻子不想进行性行为,丈夫则对妻子持报复心理。

如果妻子在性生活中闷闷不乐,丈夫会认和为妻子对自己有看法,或者对自己失去了好感,产生报复心理,甚至在今后的性生活中更加一意孤行,以自己的意志强加于妻子。

解决方案:夫妻互相体谅,互相理解。当丈夫十分渴望进行性生活的时候,妻子如没有一点性趣,最好体谅丈夫的情绪,在性生活中配合丈夫达到愉悦。如果妻子对热情似火的丈夫一付冷淡的样子,会使对方很难受。同时,丈夫在自己热情似火的时候,也需要慢慢地爱抚对方,勾起对方的欲望之火。

6. 性生活节奏太快。

性生活常常会遇到房事过程草草结束,双方并未达到愉悦的情况。

解决方案:将性生活节奏放慢。彼特拉指出,性生活前进行按摩是十分有益的,不仅可以使对方充分放松,而且还可以让对方接受自己的身体,增强性欲。

7. 夫妻之间没进行交谈沟通。

夫妻之间不把自己的真实感受说出来,缺少交通和沟通,这样只会增加隔阂和压力,从而使性生活索然无味。

解决方案:坦诚沟通和正确面对。夫妻之间的交谈沟通不是大声叫喊和威胁恐吓,而是静下心来表达出自己的内心世界,双方以一种互相体谅支持的态度共同面对生活。即使性生活出现了问题,也需要双方勇敢讲出来,共同去解决。

8. 生活过于程序化。

现实中夫妻的爱情生活并非电影里的花前月下,尤其是婚后多年的夫妻,由于繁忙的工作等诸多因素,生活已渐渐程序化。

解决方案:多花一些时间与爱人共处。多一些时间与爱人在一起,享受旅行带来的乐趣或者只是一顿美味,让对方充分感受到共处的温情。同时,最好策划一个浪漫的假期,表达出爱意。在这种氛围中,自然会产生性欲望。

9. 性生活成为"例行公务"。

夫妻生活一程不变,久而久之就变成了"例行公务"。

解决方案:在性生活寻找新的变化,拒绝模式化。如果感到性生活现状十分无聊,最好在性生活中寻求一些刺激,创造一种新的感受。

10. 性观点不正确。

许多人对性并不渴望,却不意味着他们在性功能上有问题;许多人性欲较低,却在进行第一次性行为时便疯狂地喜欢上了性生活。

解决方案:摈弃以前的观念,正确面对现在的性生活。许多人在进行性行为之前,可能持有不同的态度,需要以身体和感情的第一感受实践正确的性观念。

人类的性心理障碍

性心理是指人类在生理的基础上，在社会环境、文化背景的影响下而形成的对性及性活动的认知、体验、观念、情感等心理活动。正常情况下，两性相爱，通过自然界赋予的性行为方式产下后代，延续人类这个物种的存在。但是在有的时候，性的唤起却不是通过与异性的交配产生，而是通过一些非正常的途径和方式，包括性对象、性动作方式、性识别方式等方面的障碍等。有些性心理障碍在心理和医学上能够给予治疗和逆转，有些则很难治愈。随着人类社会文明的进步，人们对这些异常的性唤起有了更深的认识和更理性的态度，并且在其不对社会造成伤害的范围内逐渐给予认可。

一　何为性心理障碍

孩子从生下来那一刻起,焦急的长辈询问的第一句话往往就是"男孩还是女孩?"通常情况下,问题的答案就凭着孩子两腿间那一点根本不起眼的不同。自此,孩子一生要走的路就被确定了,包括父母的培养,他(她)应该有的言行举止,以及他(她)以后走向社会需要扮演的角色等等。如果是个男孩,他可能被培养成一个刚毅坚强、勇敢好胜的人,随着身体的发育,他会逐渐对女孩有好感,并最终娶一位心爱的女子为妻,开始扮演他父亲曾经扮演的角色;如果是一个女孩,她会被培养成一个温柔善良、感情细腻的人,嫁给一个心仪的男孩,最终成为一名母亲。人类复杂的历史其实就是在这样一个看似简单的模式里周而复始,经历着生生死死、成功失败、悲喜哀乐的轮回。

但是,人类的生活就只有这样一种模式吗?

诚然,在以前,大部分学者都一厢情愿地认为生活只有这样一种模式,坚定不移地认定不属于这种模式的便不属于"常态"。但随着认识的加深,人们逐渐看到了问题的另一个层次:正如自然界其他方面的变异范围一样,人类不只有一种性的"模式",性生活的变异范围也是很大的。

什么是正常的变异范围呢? 这不是一个容易回答的问题。

著名性心理学家蔼理士曾经提出一个标准:"性的目的原在生殖,凡属多少能关照到生殖的目的的性生活,尽有变异,总不失其为正常。"但这并不意味凡属不以生殖为目的的性生活都是异常的。不过,有的性活动,不但不以生殖为目的,并且在方式上根本就使生殖成为不可能,当故意采取这种方式时,就有些不正常了。

正常和异常虽然只是统计学用语,但是用在心理学上,往往还包含了道德内涵和潜在的批判意味。关于正常和不正常的标准,一般有以下四种:1. 绝对性定义:从专业的立场,运用专业的知识与经验作为准绳下定义。比如从心理角度看,某男性喜欢收集女性内衣,而对女性本身却兴趣不大,更不愿交女朋友或结婚,这种情况就和正常人不一样了。2. 统计上的区别:我们判断一个人是体重超标而另一个人不是,所用的指标就是来自大规模人群的数据统计结果。这种判断是个渐进的过程,有时往往还会根据个体的具体情况灵活掌握、综合判断。3. 功能上的判断:根据个体所表现或发挥功能的情况作出判断。如稍微走一点路就心慌气短需要休息,恐怕心脏或肺就有些毛病。4. 社会文化的规定:比如一个人在海滩边穿泳装不算什么,可是若在商场和餐厅里如此,或者更夸张一些,在出席毕业典礼或董事会议时这样穿,一定会让身边的人受不了。

性心理变态或性变态(Sexual deviation)是性心理障碍导致的性行为异常,表现为寻求性欲满足的对象歪曲和方式异常,出现违反社会习俗而获得性欲满足的行为。对于性心理和性行为方式正常或异常的判断,往往需要综合运用上述各种方法。

性冲动的变异种类多,范围广。平时我们常见一个正在恋爱状态中的人,对爱人的一副手套或一双拖鞋爱不释手,这也是一种变异,不过是最轻微的而已,人们也能理解、接受。有时也有一些极端的例子,比如听说某地又抓获手段残忍、令人发指的强奸、杀害恋人的凶犯等等。不过我们知道,从这一极端到那一极端,中间的过渡是很模糊的,是没有确定的界限可寻的。

一些人之所以会出现异常的性行为,是因为对于常人没有多大性爱价值甚或全无价值的事物,在他们眼里都变为富有性爱价值的事物。

性变态约有 20 多种,大致可分为以下三类:1. 性对象障碍:如恋童癖、恋老癖、恋尸癖、恋兽癖、自恋癖、恋物癖等;2. 性动作方式障碍:如露阴癖、窥阴癖、施虐狂、受虐狂、摩擦癖、色情狂等;3. 性别认同障碍:如易性癖、异装癖等。

二　性别认同障碍

简而言之,性别认同障碍就是对自己的性别认同存在障碍。人对自己属于男性还是女性的认识称为性别认同。一个人只有在明确了自己的性别属性后,才会依照社会性别角色规范去完成属于自己的角色,去适应并建设这个社会。

其实很多人在生长发育过程中会有这样一个阶段,如四五岁的男孩总想跟母亲学做菜,并对母亲的化妆和女孩的服饰表现出一定的兴趣;一些十来岁的女孩子总喜欢穿裤子、剪短发、爱爬树等等,像个男孩一样说话、做事。随着年龄的增长,这种现象就会消失,这称为发展性性心理认同问题。但如果青春期过后这种现象还持续存在,就值得注意了,需要纠正。电影《霸王别姬》中的程蝶衣就是患有性别认同障碍的一个艺术形象。临床上常见的性别认同障碍有以下两种。

迷失的亚当——有关易性癖

易性癖最早由考德威尔于 1949 年首先命名,又称异性转换症、异性认同症等。易性癖者生物性别、性征发育完全正常,但其心理认同的性别与自己的真实性别截然相反,从根本上想改变自己的性别。韩国知名艺人何莉秀就是一名易性癖者。

1992 年刘达临对大陆 15 省市 3000 余名大学生进行调查,发现 2.6% 的男性和 15.6% 的女性厌恶自己的性别。台湾 1992 年调查易性癖的发生率为 97/10 万。荷兰报道 1988 年易性癖发生率为 1/1.8 万(男)和 1/5.4 万(女),男女比例为 3∶1。新加坡男女两性易性癖发生率分别为 1/2900,1/8300。

易性癖的病因

患有易性癖的人往往从小就有这样的倾向,从四五岁就开始,到青春期更加明显。他们不喜欢自己的生物性别,渴望变更自己的性别,不仅喜欢异性的穿着,效仿异性的言行举止,而且感到和异性混在一起很舒服。一般认为,该病是生物、心理、社会多因素致病:

1. 生物因素。性别认同障碍的患者男性多于女性,这一事实促使人们从胚胎发育的角度去寻找问题的答案。胎儿的性腺结构在初期本是准备发育成女性性器官卵巢的,到了胚胎发育的第 6 周,在 Y 染色体的作用下引起男性性腺睾丸的发育和雄激素的分泌。在胎儿雄激素的作用下,女性内外生殖系统的前身苗勒管逐渐退化,取而代之的是男性生殖系统的前身沃尔夫管的充分发育,最终形成男性婴儿。如果此时没有雄性激素的刺激,胎儿的女性化倾向就会继续发展下去。

男性大脑在胚胎发育时较之女性发生更大的变化,这造成男性大脑的性别选择机制更容易出现问题。一旦男性脑中通过激素接受男性信息的部位和路径出现障碍,那么,即使他出生以后躯体里的雄性激素正常,也只能维持他躯体的男性化,而不能从根本上改变他的性别身份认同和性取向。

后来的学者陆续发现一些易性癖患者的内分泌也有异常,如1986年弗特威特发现32.5%的女性易性癖者有内分泌异常,1991年威道尔纳发现男性易性癖者血中考的松升高。但是内分泌异常与早期胚胎发育的联系机制并未得到完全阐明,其作为病因还未完全被公认。

2. 心理因素。学者多公认易性癖的产生与性别识别的错误学习有关。这种错误学习主要来自于"母子结合"的作用,即一种可以强化男孩女性化的心理因素。早在怀孕期,母子间的接触就已经开始,生命从形成的第一天起,对母体温暖呵护的感受就随着胎儿的发育日益增强。婴儿降生以后,母婴的目光交流、皮肤接触,以及母亲关怀的话语、慈爱的态度,都使婴儿与母亲建立起一种特殊联系。男孩出生后与母亲相处密切,母亲极宠爱他,并使他继续维持这种与母难分的状态,母亲形象占据了孩子幼小的心灵,一种女性化的倾向在男孩身上建立起来。其实这是一种认同的过程,但也造成了男孩性别认同紊乱的潜在危险。

3. 社会因素。社会环境的影响,尤其是父母亲的态度和行为会对性身份障碍起一定作用。如母亲把男孩当女孩养、穿女孩衣服,患有"妻管炎"的父亲在家庭中似无其人,缺少男性示范模式,会导致男孩心理性别认同的错误,使其产生易性癖。社会上广泛存在男尊女卑、女性就业困难等性别歧视现象,造成女孩和母亲对女性性别强烈不满,也助长了女性易性癖的产生。

易性癖的分类

易性癖分原发性和继发性两种。

原发性易性癖又称真性易性癖,可能是先天的遗传基因和后天的环境因素共同作用的结果。男性易性癖者多起病于 3—5 岁,这时他们即朦胧地希望变性,主要表现为缺乏男孩行为特质,喜欢穿女孩服装,多与女伴玩耍,喜玩女孩玩具,宣称自己为女性。随着年龄增长,这些女性化气质的男孩多数发展成同性恋者,其余的成为异装癖和易性癖者。性成熟期前后,他们形成了牢固的女性心理、个性及行为模式,强烈反感、憎恨自己的男性生殖器和行为模式,又无法加入女性群体中,心理上充满孤独、痛苦,有时通过穿女装来安慰自己。青春期后多与同性发展成同性恋,并以女性身份自居。与此同时,他们强烈要求做性转换手术,以自杀或自己切除生殖器的方式来抗争。当无条件手术时,则服雌性激素使自己具有女性特征。如社会宽容、经济条件允许手术,术后多能适应女性身份的家庭生活。

案例 1　原发性男性异性癖者的自述

　　我是家里的老么,上面有六个哥哥和一个姐姐,从小就备受父母宠爱,被当做女孩养,留长发、梳辫子、穿裙子,还涂口红,喜欢和女孩子一起玩耍,喜欢学习绣花、织毛衣、缝缝补补等女活。小学时,我仍旧穿着女装,被编在女生中,整天和女同学一起玩,喜欢唱歌、跳舞。上初中后,我依然喜欢和女孩一起玩,并渐渐地开始喜欢男孩子。14 岁时,我产生了变性的想法,希望将阴茎和睾丸全部切除。上高中后,虽经家中和校方多次劝说,我仍然坚持穿女装,由于个子超过母亲和姐姐,不能再穿她们的衣服了,我就自己裁减缝制。高中时,我对转变性别之事非常感兴趣,自己找书和报刊看,并多方打听。18 岁后,我自己购买、服用己烯雌酚,致使乳房发育。从此完全女性装扮,生活在女性之中,见到比自己漂亮的女性有时还会嫉妒。后来我做了变性手术和阴道成型术。术后,我很快乐,身体也很好,比以前胖了 10 斤。此后不久,我就结了婚。现在,我心情愉悦,工作顺利。

女性易性癖者在儿童期即表现为"假小子",喜穿男孩装,玩男孩游戏,具进攻性、粗野、竞争性男孩气质,与男孩结伙,声称自己会长出男性生殖器。青春期后,她们对女性生殖器官、月经、第二性征的出现特别厌恶,产生性转换的强烈愿望。性成熟后,她们与同性者恋爱并以男性自居。家庭和社会不允许她们变性时,她们满足于同性恋方式,服雄性激素睾丸酮以改变女性形象;当社会宽容、家庭被迫同意、时则强烈要求通过手术把自己变成"男人"。

案例 2　一名少女的来信

我是个 15 岁的女孩子,不知怎的,每当我看见自己的腋毛、阴毛和稍微突起的乳房时,就会不愉快,特别是月经期间。说真的,我渴望把自己变成男的。我也曾在梦中多次看到自己变成男的。这种心情不知是因什么原因产生,我很喜欢女同学,从来没有重男轻女的思想,但就是不喜欢自己是个女的。我该怎么办?

继发性易性癖又称假性易性癖,可见于两种情况。一种是生活中遇到挫折的人,如婚姻破裂、恋爱受挫、事业失败等等,转而想改变性别,去尝试另一种性别的生活方式。另一种就是部分精神分裂症者的性别认同发生紊乱,在一些奇特想法的支配下,做出想转化性别的举动。如一名男性患者,坚信自己是仙女下凡,体内有女性生殖系统,因而以女性的角色主动接触男性,一天突然用水果刀将自己的外生殖器割下扔掉。

继发性易性癖在产生改变自己性别的想法之前,均过着与自己解剖性别相符的正常生活,并可以结婚生子。他们的性别认同障碍可以出现在成人期的任何阶段,甚至老年期,但不一定持续终生。

案例 3　张某,男性,21 岁

张某在家排行老四,上有两姐一哥,均长他十岁以上。父母老年得子,因此对他娇生惯养,使他形成了胆小怕事的性格。7 岁上小学,因有多动症,成绩欠佳。初二时(15 岁)曾对一名女生心生好感,向其求爱而遭到拒绝,心理很苦闷。并且认为女性可以穿很漂亮的衣服、烫发、化妆,从而想变成女的。19 岁时开始像女性一样蓄长发、穿花衣裳,并公开提出要做变性手术。经过心理治疗和抗焦虑治疗,他逐渐恢复平静,不再提出这样的想法。

易性癖的治疗与愈后

几乎所有的易性癖者都希望能通过激素治疗和手术实现自己变成异性的梦想。易性癖症患者应该由精神科医生、临床心理学家、内分泌专家、泌尿外科专家会诊，提出合理的治疗方案。手术前应该进行详细的精神检查、内分泌检查、染色体检查、心理测试等等，排除雌雄同体及其他器质性病变，明确心理障碍的性质和程度，确系原发性易性癖，在心理治疗、激素治疗等手段效果不佳的情况下，患者又十分执着，可根据患者意愿考虑变性手术。手术前应令患者以异性身份生活至少一年，如适应良好方可手术，以免术后懊悔，产生新的问题。对继发性易性癖者不能做转换性别的手术治疗，而应主要针对导致他们对自己性别不满意的原因进行心理治疗，解除其一些负面情绪并同时给予性激素治疗。

应该指出，目前对性转换手术持两种态度：一些医生从伦理角度考虑，反对性转换手术，以免患者术后成为不男不女之人，无法生儿育女，过正常家庭生活，以致年老时无儿女可依；而另一些医生从人道主义角度考虑，在患者不手术便自杀的情况下建议给予手术，以拯救生命，改善其生活状态。

性别转换手术后的效果，每个人都不大相同，有报道说85—90％患者在变性手术后适应良好。瑞典曾对13例做了人造阴道的男转女异性症者随访6—25年，结果显示了一定的问题，约1/3的人造阴道有功能障碍，有4位患者术后后悔当初的选择，其中还有1例要求通过手术再变回男性。患者术后还要做心理治疗，以解决术后出现的新问题。如人造性器官的功能障碍、怎样对待过去的性别历史、如何面对社会的歧视和排斥、怎样使婚后的性生活更和谐等等。

需要加强关心和指导的还有易性癖者的家属和亲人。突然面对自己的孩子从一个小伙子变成了一个大姑娘，或者相反，这对为人父母多年的长辈而言，是一个应激性事件，他们往往一时难以接受，不知如何正确面对。还有的患者选择手术时年纪已经较大，不乏已有家室和子女者。不论患者家人怎样努力去理解患者手术这个事实，面对诸如"爸爸嫁人"或者"妻子娶妻"总会让他们觉得难堪。随之而来的家庭解体、邻里和社会的非议乃至歧视，都会对患者的家人和亲友带来心灵上的创伤。因而及时让家庭成员了解、理解以及适应这种变化十分重要，要让他们知道，手术使他们的亲人获得了新生，为之带来了幸福和欢乐，这才是最重要的。

找错衣橱的人——有关异装癖

异装癖指以通过穿戴异性服饰来满足性欲。患者平时按照自己的生理性别穿衣服，有时按照异性的穿着打扮，从表面看，宛如异性一般。不同于易性癖患者，他们没有要求转换性别的欲望。异装癖者也不同于某些喜欢着异性服装的同性恋，他们本身对自己的性别认同并没有紊乱。

蔼理士认为，异装癖是比较常见的性心理问题，在人群中的比例仅次于同性恋。刘达临一项以国内大学生为样本的调查发现，2.8％的人穿着异性服装能诱发性兴奋，也证实了异装癖占相当大的比例。异装癖又叫哀鸿现象。哀鸿骑士（Chevalierd'Eon de Beaumont，1728—1810）是法国东南部勃艮第地区的人，家世很好，法王路易十五时代在外交界做过官，后来寄寓在伦敦，直至去世；他在伦敦流寓期间，一般人都以为他是个女子，直到他死后医师验尸时才发现，他是一个在其他方面都很正常的男子。

心理因素是引发异装癖的主要原因。学习理论认为，在男孩幼儿和儿童期，家长把他当女孩抚养，导致他们从小偏好女性打扮。这种穿女装的行为偶然与性快感结合，经几次强化，建立了异装癖的条件反射和行为习惯。异装癖患者的母亲希望出生的婴儿是女孩的，大大超过一般母亲。精神分析学派认为，异装癖的男性儿童在其心理发展时，男性气质受到压抑而发展成为女性气质，产生阉割焦虑，把自己看做是具有阴茎的女性。

异装癖患者儿童期几乎都喜爱并经常穿着女装。大多数为异性爱者，仅少数人一度有过同性恋经历。与异性结婚后婚姻生活正常，与正常男性区别仅在于对女性服装有特殊爱好，并有较明显的女性气质，敏感性也较高。一部分异装癖者认为只有异性服装才符合自己的性别身份，他们穿异性服装只是为了符合自己的性别偏好，并不伴有性兴奋和性快感，被称为双重角色异装癖；另一部分患者偏爱女内衣，以穿着女装获得性满足，一旦达到高潮,其性唤起就开始消退,并脱去女装,此时难与恋物癖患者相区别,这类人又称恋物性异装癖。

异装癖患者初期只偏爱某一类女装,但逐渐发展成对女内衣、外衣、装饰品的全面偏爱。他们在穿女装的早期,都可激发性兴奋,并同时进行自我刺激或有充分快感的性交。若其穿女装行为受阻,则产生焦虑、紧张、压抑等沮丧情绪,并发生性功能障碍。随年龄增长,异装癖患者穿戴女性服装的迫切程度逐渐降低,着装与性兴奋的关系也逐渐减弱,但仍不能完全停止异装行为。异装癖者与妻子的感情多很融洽,当妻子发现其爱人有异装行为时多能容忍,个别妻子甚至配合;但不能忍受甚至离婚者也有。

案例4 王某,男性,40岁,离异

王某从小性格内向,和母亲住在一起,学母亲的穿着,也擦口红,后来被父亲发现,重重地处罚过,但这并没有改变他对女式装束的兴趣。他成年后娶了一位漂亮的女士为妻。婚后不久,妻子就发现丈夫喜欢穿女式内衣,总向她借内裤穿。开始妻子以为这只是他的一时兴趣,可是时间长了妻子就受不了了,因为丈夫不仅穿女人的内裤,而且在家还喜欢擦口红。妻子屡次劝阻都无法阻止他的怪异行为,二人终于离婚。离婚后,他并没有改变自己的癖好,反而变本加利了,自己购买女性的衣服穿,涂上口红,梳女式的发型,在街上走,甚至上班也这样。他并无同性恋行为,也不想改变自己的性别,相反,他一直希望找到一个能容忍自己这一习惯的女士,拥有一个美满的婚姻。

需要注意的是社会风俗对男女的穿着打扮是有一定影响的。有的社会里,男子头上插花以示诱惑,一些部落允许男人戴耳环、颈圈等饰物等等,这必须要和异装癖区分开来。还有些人穿着异性服装是迫于某种不得已的原因,并非出于自己的喜爱,如国人耳熟能详的"女附马"进京赶考、花木兰替父从军、祝英台扮成男子去书堂念书的故事,这些也不能算作异装癖。中国和日本有一些传统戏剧里,常有男性经过训练扮成女性演出或者相反,这是社会文化的影响、行当的规定和个人生计的需要使然,不能算作易装癖癖好。

异装癖是一种偏离社会习俗的行为，患者并无其他病症，所以治疗原则只是矫正其异装行为。可采用厌恶疗法，当他们着异性装时给以电棒击打，或在异性装上喷洒他们厌恶的气味以逐渐减少乃至消除其异装行为，同时培养并增强他们对本身性别的认同，鼓励他们以正常的性别身份参加各种社交活动，增强他们的社交能力和技巧。其他方法还有：认知疗法，分析其错误信念和思维方法，予以纠正；精神分析疗法，挖掘其童年潜意识冲突、恋母情结，上升到意识领域查找原因，以矫正其异装行为。

孩子成长中家长应注意的问题

性身份的确定对婴儿性心理的发展至关重要。母亲与婴儿的接触既不能过少也不能过多，尤其是男婴。在孩子稍大时，要逐步解脱母子之间的亲密联系，使孩子顺利地脱离母亲的直接庇护。母亲要减少对孩子的特别关爱，少抱，多让孩子自己活动，以利于孩子正常成长，建立自己的独立人格；应有意创造父子之间更多的接触机会，使男孩有仿效对象，对男性角色产生认同。如果家庭中缺少父亲角色，就应该为男孩提供一个替代性的男性来进行接触，以帮助男孩形成正确的性别认同。有些家庭中，母亲颐指气使，父亲言听计从，形成母亲决定一切的局面，母强父弱的环境使得男孩产生对女性角色的认同。

总而言之，良好和谐的家庭氛围，家庭成员各自遵守自己的性身份和角色，这为孩子观察父母如何完成他们的性角色，不断调整自己的行为特征以符合自己的性身份提供了可能，有利于孩子的健康成长。

整个社会环境也会对儿童的身心健康发展有影响。育婴嫂、幼教老师对儿童的性心理发展也负有责任。当儿童的行为与其性别一致时，就给予鼓励，当不一致时，则及时纠正。尤其是出现"涂脂抹粉"男孩和"假小子"女孩时，要尽早矫治纠正，以免长大后出现性心理上的偏差。

三 性对象异常

人类在进行正常的性活动时，需要有异性性伴侣，这是保证人类正常性生活的前提。通常来说,我们所需要的性伴侣的条件是适龄范围内的同类异性。凡是性对象不在这个范围内,都是异常的。

角落里的怪物——恋童癖

恋童癖指成年人对少年儿童怀有强迫性的、难以抗拒的性欲望,并把与儿童发生性行为作为主要的性满足方式的性心理障碍。恋童症有恋异性童症和恋同性童症,也有一些人对二者均有兴趣。

恋异性童症的受害者多为 6—11 岁的儿童,恋同性童症的受害人年龄要稍微大些,多为 12—15 岁。恋童症者多为受害儿童的亲戚、熟人或者邻居,至少与受害儿童相识,与受害者关系为陌生人的只占少数。恋童症的实际发生率要比发现的高得多,被揭露的案例大约只占总体数量的 15%。因惧怕打击报复或担心“家丑外扬”,很多恋童症的案例并没有公开。

恋童症者对儿童的侵犯常表现为以儿童食品、玩具或漂亮衣服等为诱饵,哄骗引诱不懂事的儿童到家中、公园或其他偏僻场所,对其进行性侵犯。男性教师借职务之便,藉口谈心、补课等诱骗性侵犯女性小学生的案件,近年亦偶有报道。恋童癖的主要形式依据受害者的年龄和懂事程度的不同有所区别,一般为抚弄、口交、性交等,有一部分人会暴露自己的生殖器于儿童面前,还有极少数人会折磨迫害甚至杀害儿童。

从患者的年龄上看来,可分为青少年恋童症、中年恋童症和老年前期恋童症,分别集中在青春期、35—40 岁和 55—60 岁。青少年恋童症者往往在社会上疏远他人,尤其是不与女性来往。中年恋童者有的已经结婚,但是家庭关系一般都不和睦,家庭成员之间的冲突较大;他们与同事之间的关系也存在着一定问题。老年前期恋童症者在社会上往往比较孤独,与社会隔离,他们在人格上改变不大却缺乏感情上的发泄机会,这是产生境遇型恋童癖的原因。

恋童癖多源于性心理发育不成熟或性生理功能障碍。有学者发现,许多恋童癖者有着多种诱因,他们有的在儿时受过性侵犯,包括来自亲戚的和来自父母的,有的因为求爱被拒绝或被剥夺了成年异性的爱,有的因性欲低或“差劲儿”被妻子羞辱,有的存在性功能障碍等等。他们感觉自己不是个真正的男人,潜意识中对成年性伙伴怀有憎恶、敌视和报复心理,试图找到一个孩童来发泄或证明自己"合格"。所以,从某种程度上说,他们也是"受害者"。

因为恋童癖者对幼童的性侵犯严重地摧残了儿童的身心健康,对社会危害很大,所以恋童行为一旦发现必须绳之以法,严厉惩处。家庭和社会都要关心孩子的成长,学校里的老师和家长要引导、教育孩子学会自我保护的方法,如告诫孩子不要贪吃陌生人的东西或贪玩陌生人的小玩具,谨慎对待陌生人的搭讪,遇到紧急情况最大限度地保障自己的安全。

恋童癖的治疗可采用厌恶疗法同时配合以精神分析疗法。

案例 5　John,45 岁,离异

John 有两个女儿、一个儿子。在长女 9 岁那年,他虔诚的妻子定期参加教堂的晚弥撒,她不让孩子们离开家,他只好陪孩子们待在家里。妻子沉迷于宗教之中,拒绝过性生活,使他一度怀疑妻子有婚外情。在妻子不在的时候,他以饮酒打发时间。逐渐地,他开始注意到了已经长大的女儿。这个女儿跟母亲经常发生冲突。在他眼里,女儿跟自己很亲密,甚至经常摆出各种姿势诱惑他。开始,女儿睡觉前总到父亲的房间和父亲接吻告别。后来二人接触日渐频繁,女儿在他的怀里吻他,最终发生性关系。从此,他体会到了和幼童性交的快感,并开始努力寻找这样的机会。

偏执的家伙——恋物癖

恋物癖指对异性服装或带异性物品产生特殊的兴趣,通过接触引起性兴奋,他们经常、反复性地以一些没有生命的物品作为性唤起以及性满足的刺激物,但对于异性本身却反而缺乏兴趣。

如果迷恋物品只是作为提高性兴奋的一种方式而已,则不能称之为恋物癖,只有迷恋的物品成为性刺激最重要的来源,或者成为达到性满足的必要刺激时,恋物癖的诊断才能成立。

恋物癖者多为成年男性,所迷恋的物品包括妇女使用过的乳罩、内裤或月经带、头巾、丝袜等。他们将这些物品放在鼻子前闻,用嘴咬,或者用手抚摸,有的伴有手淫。有的恋物癖者只在性交时摆弄这些物品。恋物癖者在接触到自己偏爱的物品时,会导致性兴奋,甚至性高潮,因此,他们会尽一切可能盗取妇女用过的一些物品加以收藏,即使要冒极大的危险。一般来说,他们对于新的、未经使用的女性用品并不感兴趣,对物品主人本身也没有特殊兴趣,因此不会向她们进行人身攻击。

另有一些人偏恋女性身体的某些部分,如手指、脚趾、长发等,或者单对脚的味道特别感兴趣,被称为部分体恋。同样,他们也不择手段地收集自己所喜欢的东西。如果是恋发者,往往会在公共汽车上、火车站候车室、地铁列车内等拥挤的公共场合偷偷抚摸女人的头发,甚至会将女人的头发剪下带回去收藏。

恋物癖被认为是物品和性兴奋同时出现,由于条件反射而使当事人把二者联系起来所致。曾有学者用实验证实了这一观点。他给男性志愿者看靴子的图片,紧接着给他们看性唤起的图片。重复多次后,就可以用靴子的图片唤起性兴奋。

恋物癖者所选的物品往往和他们儿童时曾亲密接触过并产生特殊感情的某些人的所有物有关。

此外,恋物癖与社会文化、习俗也有一定关系。比如中国过去曾十分流行妇女缠足,很多男子对畸形的小脚和小鞋十分有兴趣,晚清时期甚至出现了风靡一时的鞋恋(履恋)现象。这种现象在今天就不可能出现了。

案例6　李某,25 岁,男性

李某出身干部家庭,独生子。父亲较少关心他,母亲严厉而专横,动辄罚他"睡可怕的黑屋"。自幼胆小、畏缩,性格内向而自平。从记事起就喜欢与小女孩玩耍,当女孩哭泣时抚摸其头发会引起愉快的体验。8—9 岁时偶与堂妹共睡一床产生想摸对方身体又不使其发现的念头。试摸其头发未被大人和对方发觉,感到十分"好玩"。初中以后,常情不自禁地借故抚摸女生头发以至引起对方反感。考入大学后学习优良,惟迷恋女发变本加利,常常不能自控地要设法触摸。在拥挤场合,偶尔触及女发或嗅及其香气亦激动不已,并多次携带剪刀外出,在触摸之后偷偷剪下珍藏,恋发欲念出现便取出抚摸、嗅吻即感满足。曾因夜间潜入女室剪取头发被校方捉拿处分过。每被抓获,他均承认自己行为丑恶,追悔莫及。他坦言自己也不明白为何将获得女性头发视为"最高欲望",每次"行动"时均感紧张、心慌、冲动,伴有阴茎勃起但从无排精,自己从无其他欲念。抚发感到性满足后却又自责和悔恨,然而一遇机会又欲罢不能。

恋物癖者虽然暂时能从物品中得到性满足,但是很快就会陷入自责、痛苦和自卑之中,也会遭受身边人的嘲笑、不解和讽刺,甚至会因"流氓"罪被拘留、惩治。治疗应着重于原发性性功能障碍,帮助其树立信心和勇气,并可结合认知领悟治疗和行为治疗。认知领悟治疗是通过解释使求治者改变认识、得到领悟而使症状得以减轻或消失,从而达到治病目的。具体做法是让患者对其疾病的过程进行回忆,帮患者找出发病根源,然后帮助患者分析解释恋物行为的幼稚性、危害性,最后使患者对自己的病因有所领悟。行为治疗主要基于现代行为科学理论,让患者在接触所恋物品时接受处罚,获得令其不愉快的情绪体验和结果,达到厌恶治疗的效果。

恋兽癖——人兽情未了

恋兽癖指在有机会与成年异性发生性关系的情况下却反复以动物作为性对象满足性需求,或将与动物发生的性接触作为唯一达到性兴奋的方式的性心理障碍。恋兽癖在人类性行为中较为少见,多见于青春前期的未成年人或乡村青年。男性多与温顺的家畜如猪、羊性交,女性则多与家庭宠物如狗、猫等发生性接触。

在我们今天的文明社会里,兽交在大多数人看来是荒诞的、应受到唾弃的。但在人类的某些历史时期,兽交并不被视为一种罪恶。如在瑞典,一直要到 13 世纪末期,非宗教性的地方法律才把兽交算作一种轻微犯罪,犯过的人只需给动物的主人一些赔偿费即可。在更原始的民族里,例如加拿大不列颠哥伦比亚境内的色里希人(Salish,印第安人之一种)认为动物与人类同等尊贵,有兽交行为的人不会因此受到鄙薄。

蔼理士认为恋兽癖存在的原因主要有三:1. 人们对生命存在着原始概念,并不承认人类与其他动物,尤其是一些高等动物之间有如何大的界限。2. 农民因为生计而与自己的家畜建立起比较亲密的关系,感情深厚,有时再加上接触不到妇女,夫妻生活不易建立,这种关系和感情自不免进一步发展。3. 有许多民族的传说和迷信无形中也有推动的力量,例如,宣称和动物性交可以治疗花柳病等等。

可以这么认为,有些人的兽交行为可能是在不得已的情况下,临时所采取的一种释放性紧张的手段。一个德国的农民在法官面前说:"我的老婆好久不在家了,没有办法,我就找我的母猪去了。"可见,对这个农民而言,兽交和手淫以及其他临时满足性欲的方式没有多大区别,都是不得已而求其次的权宜办法。还有一个重要的基础,就是农民往往和动物的关系特别密切。对他们来说,他们和家畜的关系远比和街坊邻舍更为亲密,农民和牲口合住一屋是当时德国乡间最普通的一种情形。

兽交行为可以在与异性伙伴的成功交往中消退。如果在有机会与异性交往时仍不消退,并且成为习惯,那就是真正的恋兽癖了,就要作心理治疗矫正。

恋尸癖——误入阴界的"爱"

恋尸癖以异性尸体作为性欲满足的对象,极为少见。有患者得知女性死亡后,于深夜掘墓奸尸,或割除其阴毛、手指、足趾、头发以激发性冲动,满足性欲,影响极坏。国内曾报道多起奸尸案,患者具有责任能力,均被判刑。

四 性行为方式障碍

人类的一切性活动最终都是以生殖为目的的。有时一些本该是生殖性性活动的辅助或者准备活动取代了正常的性活动,满足性欲的行为方式发生异常,不管性伴侣是否正常,都是值得注意的性心理障碍。

露阴癖——胆小的炫耀者

露阴癖指以在异性面前裸露自己的外生殖器而求得性兴奋的癖好。患者多为男性，往往躲藏在隐蔽之处，如在公园僻静处、城市中偏僻的街巷、厕所附近佯装小便等，一旦有女子走过来，就忽然拉开裤子，暴露自己的阴茎或以手电筒照射暴露的生殖器让女子观看，使对方恐惧惊叫而逃走。他们在女子的惊叫声中、恐惧的表情、逃跑或厌恶反应中获得性欲满足，情况越惊险紧张，他们感到的刺激和性满足也就越强烈。

露阴癖者在露阴时总幻想与女子发生性接触，但却很少会真正侵犯女性。他们一般会保持相当的距离，不讲威胁的话，也没有攻击行为，总是不断地重复这种变态举动，常选择天真烂漫的女子为受害人。

露阴癖是最常见的性侵犯，在欧洲和北美，三分之一的性侵犯行为是露阴。露阴癖可分为两种类型：1. 温和型：露阴癖者自己内心有强烈的思想斗争，对自己行为的违法性是有认识的，每次露阴行为后都会有罪恶感。2. 攻击型：露阴癖者显露勃起的阴茎并手淫，可能伴随反社会型人格。

露阴癖的受害者是妇女，既包括成年女性，也会有小女孩。因为小女孩不懂事，对露阴癖者的行为感到好奇，她们好奇的反应极大地满足了露阴癖的心理；同时因为年幼无知，她们很少会去告发这种行为，使得露阴行为更加安全。年纪稍大的女性则会对这种露阴行为表现得较为冷淡，甚至视若不见，使得露阴癖者索然无味。

对露阴癖机理的众多解释中，一个比较有说服力的说法是"阴道恐怖"的观点。该观点建立的基础是露阴癖者害怕女人的生殖器。与正常人的性行为模式正好相反，女人的求偶行为会抑制露阴癖者的性活动，而女人的非求偶行为会激发他们的性活动。露阴癖者用露阴行为代替求偶过程中男女生殖器的结合，他们害怕女人、害怕性交。曾有人调查，即使女方主动配合，也只有半数露阴癖者愿意和女性交合，这是他们害怕女性生殖器的具体表现。

露阴癖者更喜欢在有别人在场时进行性活动，他们为自己的阴茎而自豪，并希望因此被人羡慕。这使得一些学者认为露阴癖是一种自恋的行为。

一位接受治疗的露阴癖者就认为:"20个女的只有一个报警,说明其余的女的一定很喜欢看我的阴茎。"但与此相反,也有学者认为露阴行为是一种自卑的表现,他们缺乏自信,对自己的阴茎感到特别自卑。

案例7　赵某,男,47岁

赵某从18岁开始露阴,曾多次因此被抓。第三次被抓获时判刑两年,获释后又因露阴再度服刑两年,在其43岁时就已经因为露阴而度过了十八年的铁窗生活。他曾在24岁时结婚,但婚后的性生活很不和谐,妻子的辱骂讥讽使他根本感受不到爱,而是更加焦虑和恼火。他竟然清楚地记得在和妻子口角后立即出去露阴的次数。在第一次离婚后,他与另一个女子同居,二人时常发生性关系并能和谐相处。他最爱向她夸耀自己的性能力,但再婚后不久他就阳痿了,于是他又开始露阴,并且情节更加恶劣。

露阴癖的治疗常用精神分析疗法、认知疗法和行为疗法。

窥阴癖——不解自抑的偷窥者

窥阴癖是指以反复偷看异性裸体、异性器官或别人性生活而取得性冲动、性快感、性满足的性心理障碍。这种快感往往代替了正常的性活动,而成为他们唯一的性追求。

患者多为男性,常会通过厕所、浴室、卧室的窗子或小孔,甚至通过针式摄像头进行偷窥,有时会伴有手淫。偷窥者明知自己的行为不对,也知道其严重的后果,却控制不住自己的性冲动,只能铤而走险,具有强迫的性质。一般情况下,他们只止于偷看,对被偷窥者不会有进一步的侵犯和伤害。

需要区别的一点是,很多人偶尔偷看异性上厕所、洗澡仅是出于对异性的好奇心理,并不属于窥阴癖,与那些伴有强迫心理的反复偷看的人不同。

案例8　钱某,男,29岁,已婚

钱某自幼成绩优秀,学习努力。20岁参加工作后,积极努力,与同事和家人的关系都很好。24岁时当兵,听人说女性的外生殖器有不同的形状,感到有兴趣。25岁恋爱时要求与女友发生性关系被拒绝,更对女性生殖器感到神秘。一天下午酒后扒看女厕被发现,并受到处分。此后其多次窥视女性如厕或洗浴。后来,每到夜晚,他都要跑到外面邻居小巷,寻找机会窥视,否则就难以入睡。曾被多次抓获,接受审查时愿意接受处罚,并立下"绝不再犯"的保证;但事隔不久,又会重蹈覆辙。他透露自己平时与妻子发生房事,但内心总是不够满足,只有窥视才能引起快感,获得性满足。

施虐狂和受虐狂——是摧残还是享受

施虐狂(sadism)指通过虐待他人以造成其肉体或精神上的创伤而取得性欲满足的变态;受虐狂(masochism)指乐意接受他人对自己躯体、精体上的虐待而取得性欲满足的变态。两者合称性施受虐症,在性心理障碍中占有相当大的比例,有时这种满足甚至取代了性交过程。

施虐狂又叫"沙德现尔",受虐狂亦称"马索克现象"。这两个名词均来自于人名。施虐狂一词源于法国一位名叫沙德的侯爵,他的作品以突出残酷而兽性地对待他人尤其是妇女的情节而闻名,渐渐地,"沙德现象"就成了施虐狂的代名词了。受虐狂一词出自19世纪奥地利小说家萨歇尔·马索克,他自己是一个受虐狂者,他的作品也屡屡叙述受虐的情形。

性施受虐症的主要行为包括制造疼痛、捆绑、羞辱等等。制造疼痛可包括各种方式,如用拳打、用棍子打、鞭子抽、牙咬、掐拧、用钳子夹、用火灼烧、电击等。还有的人专门损毁异性的性器官,以见血为快。有的人会将性伴侣捆于痛苦难受的姿势和位置,有时还要堵上嘴、蒙上眼。还有的人一定要用各种方式羞辱伴侣才能感受到快感。他们会让伴侣做跪爬、学狗叫等做各种有辱人格的事情,强迫其穿上各种难看的无法见人的衣服,扮演卑贱而带有侮辱性的角色。任意地凌辱谩骂、讽刺挖苦伴侣也是常见的形式。

受虐者从所感受到的痛苦中得到快感,而施虐者则由伴侣遭受的痛苦中获得快感。性施受虐症者并不认为他们的举动是残酷的,相反,他们认为自己的举动充满了感情,会给伴侣带来欢悦。一些性功能衰弱的人,用这种方式增加性冲动,为衰弱的性欲增加力量。

案例9 孙某,已婚,41岁

孙某体格健壮,性格刚强。经过自由恋爱和现任妻子结婚,但是婚后不久妻子就发现了他的一些问题。每次晚上上床行房事前,丈夫都会要求妻子打他,而且只有打痛了,他才会和妻子行鱼水之欢。开始妻子还能忍受,后来情况愈发严重了,发展到要用木棍打,而且还容易受伤。但他不但不觉得痛苦,反而兴致更高了。终于,妻子受不了了,带他去看心理医生。经过心理辅导,找到了原因所在。原来,孙某小时候,父亲常常酗酒不在家,母亲忙着做家务,很少关心他。只有偶尔他犯了错误的时候,母亲才会把他的衣服都扒光,用手或棍子打他,这让孙某觉得兴奋,因为他认为这是母亲关心他的唯一方式。长大后,他保留了这种感觉,喜欢让妻子打他。

从动物学上来说,很多动物在交配之前都会搏斗一番,雄性动物会咬住雌性动物的某些部位以便取得交配时的更好位置。这类场景,我们在电视节目《动物世界》中常能见到。这种疼痛刺激,对雌性动物来说,可以通过情绪和内分泌系统的作用,有助于排卵和增加受孕机会。一些学者发现,在强迫下发生性关系的女子更容易受孕,这也是因为遭受强奸时的特殊情绪状态会诱发排卵。这是不是说明虐恋也是人类属于动物这一大范畴的物种本性呢?

关于性施受虐症的病因,一些学者认为是先天的,来自遗传;而另一部分学者认为是后天学来的,与环境、家庭和父母教育方式都有重要关系。其实轻微的施虐和受虐心理在普通人中间也是存在的,比如有时轻微的痛苦所造成的震惊、悲伤等情绪可给当事人和旁观者带来轻微的愉快感受。近年来播出的《不要和陌生人说话》《戈壁母亲》等电视连续剧收视率很高,当别人吵架或打架时,也总有一些人会去围观,也是这种心理的反映吧。性施受虐症只是这种心理状态的过分夸大和延伸而已。

在性别的差异上,一般主动的、施虐的多为男性,而被动的、受虐的多为女性。当然也有一部分人是同性恋兼有性施受虐症的。在美国曾经作过的调查中,从施受虐中获得性快感的人群中,喜欢施虐的男性比女性多1倍,而喜欢受虐的女性比男性多1倍,符合这种性别差异。

施虐和受虐有时联系在一起,并且一个人可交替充当这两种角色。受虐狂者有时还具有恋物癖和异装癖的倾向。譬如许多男受虐者喜欢在着女装时受虐,有恋物癖倾向的受虐者则喜欢自虐而不是由施虐者施虐,他们能够利用那些无生命物品达到性高潮。

触摸癖和挨擦癖——被唾弃的肌肤之"亲"

触摸癖是指用手触摸素不相识的异性身体而获得性快感的癖好;挨擦癖是指用身体(多见勃起的阴茎)摩擦异性的身体以达到性欲满足的癖好。患者多为男性,他们常在公共场所或公共汽车上,在拥挤的人群中,找机会靠近女性,趁机摸女性的乳房、阴部等或以勃起的阴茎摩擦女性身体,有时会伴有性高潮。由于人多避闪不及,有些害羞的女性不知如何是好,但也有人会破口大骂,并叫来警察。但是这种情况往往很难被第三方察觉,所以不容易有客观的证据,难以逮捕或处罚。

并非所有的触摸和挨擦行为都是性心理障碍,只有那些极端的,以这些行为代替了性交的人才属于性心理障碍。

性窒息癖——厌氧的性癖好

性窒息癖是指在人为造成的缺氧状态下手淫,以求达到性高潮,寻求性满足的癖好。这是一种很少见的性心理障碍。性窒息癖者会单独一人在房内或偏僻隐蔽之处,用绳索或布带套于颈间,然后身体慢慢下坠,使绳索压迫颈部血管而造成大脑缺氧。由于大脑在缺氧及二氧化碳蓄积的情况下可导致勃起中枢兴奋,出现持续的勃起和射精,同时还造成意识恍惚,使人体验到飘飘欲仙的感觉,甚至会出现幻觉,为患者增加很多乐趣,使得他们冒着可能致命的危险而去尝试。

性窒息癖者多为男性,在人格上偏女性化,有的人还伴有其他心理障碍,如异装癖、性施受虐症等。

性窒息症者多在意识恍惚时能够自行解开绳索,但有时会出现失误情况,如过分贪图性乐,追求最大限度的快感,造成缺氧状态过深、持续时间过长、失去自控能力而窒息致死。

五 对性心理障碍的正确态度

正如在漫长的进化道路上的其他变异一样,人类的性心理活动过程也有着种种变异。如果观察得足够仔细,我们会发现每个正常人的性生活都有一些变态的成分,变态的人的性生活也并不是完全和正常人不同。所谓的正常性行为和异常性行为之间,其实只是一个量的连续渐变过程,并不存在什么明确的分界线,往往只是程度上的轻重不同而已。

即使是人类自身的一些原始的性冲动,也有很多在我们现在看来是异常的。许多觅取性快感的方式,发生在其他人的身上,我们会觉得龌龊、不雅;而到了自己发生热恋、陷入情网时,也就无所忌讳了。对形形色色的满足性冲动的方式,我们无法作出一个统一的规定或者判定标准,也没有必要这样做。

治疗只是针对那些因此而产生痛苦感、危害自身健康和对社会造成危害的人。性心理障碍并非都具有危险,也不必一概而论地给予特殊的治疗。多数性心理障碍者不会自愿接受治疗,他们往往是被家人和治安人员发现后送来。对于这个问题,不要总着眼于"是不是异常的",而要关注"这样的行为有没有害",性冲动的不正常满足,无论多么出奇,无论多么令人憎恶,只要不对他人和社会构成威胁,社会和法律就应该给他们更多的自由,人们也应该宽容这些行为。

如果一个人乐于用不同的方式来获取性满足,喜欢私下体验新奇方式来得到性快感,只要不伤害到别人的行为自由,应该得到社会的宽容。我们应当看到,凡是正常的性关系能自由发展的地方,性心理、性行为的歧变是很难滋生、蔓延的。目前国际上有一种认识,性心理障碍不必划为精神障碍的范畴,而应把这些人看成是"性少数"。

说说同性恋现象

同性恋的历史沿革

揭开同性恋现象的神秘面纱

关于同性恋原因的种种说法

同性恋者的性心理特征

正确认识同性恋

　　同性恋现象是当今社会上一个十分敏感的问题。同性恋是伴随人类产生而出现的现象，并且不同的文明和不同的历史时期里，人们对同性恋的态度有着巨大的差异。至今人们对同性恋的产生原因并没有一个明确的答案，同性恋者的生活方式、情感生活以及对性的认识都有其特点。已经不是所有人都认为同性恋是一种病态的生活方式，但是同性恋者自身在社会中确实承受着较大的痛苦和生存压力。适当地对孩子的行为方式进行监督和及时矫正，有利于避免同性恋现象的产生。

一　同性恋的历史沿革

从斯巴达的圣军说起

如果时光可以倒转两千年,让我们来到当时欧洲文明的中心希腊,那我们一定会听到有关这一支活跃在斯巴达战场上的底比斯圣军的传说。这是一支传奇的军队,转战三十三年,立下了赫赫战功,创造了辉煌业绩,直到最后被马其顿帝国的亚历山大大帝以优势兵力击败,300名战士几乎全部战死沙场。你一定不会想到,这只军队全部是由一对对彼此相爱的士兵组成。

同性恋是任何时代、任何民族、任何社会均回避不了的,人类要面对的最敏感、最棘手、最令人长期困惑的问题之一。同性恋是在人类历史的时间和空间上都有广泛分布的最常见的性偏离现象,外国有,中国也有,文明社会有,未开化的地区也有,而且因时代和文明圈的不同,人们对此的认可也大相径庭,很多时候甚至同一地区的人们对此的态度也截然不同乃至对立。

西方社会对同性恋现象态度的变化

在西方,古希腊时代同性恋不仅被人们认可,而且还受到尊敬。在斯巴达,如上述的靠"同性相爱"的士兵获得军事胜利的军队还不少,对此柏拉图曾评价道:一小群彼此相爱的士兵并肩作战,可以击溃一支庞大的军队。每个士兵都不愿被他的"爱人"看到自己脱离队伍或丢下武器,他们宁可战死也不肯受此耻辱……在这种情况下,最差劲的懦夫受到爱神的鼓舞,也会表现出男人的勇敢。不仅是斯巴达,古希腊的另一个著名城邦雅典也盛行同性之爱,大哲学家柏拉图自己就是一个同性爱者,并极为欣赏和赞美这种爱的"高尚"。另一个传奇人物阿西比亚德将军因为生得高大英俊,成为雅典城中众多男子欣赏和爱慕的对象,有记载说他无论走到那里,都有一大群男人追随,是雅典青年心目中的偶像。

在古希腊,成年男子常常同已经度过青春期但尚未度过成熟期的少年发生热恋,并负责该少年的道德和心智的发展教育。他以仁慈、理解、温暖及纯粹的爱对待少年，竭力培养少年道德上的完美。古希腊人甚至将此视为"高等教育"的一个分支。

但是基督教产生并影响欧洲之后，同性恋的地位就一落千丈。在公元4世纪，基督教成为罗马宗教，同性恋行为开始被罗马成文法定为违法行为，同性恋婚姻不受罗马成文法的保护。到中世纪早期，所有非异性性交行为都被认为是违背天性（against nature）。《圣经》训导中浓厚的生育崇拜是反对同性恋最根本的理由，同性恋因不能产生后代而直接威胁到基督教的价值观，因而被基督教视为同谋杀、巫术一样的死罪。在教会的影响下，各国制定了更多的反同性恋法律，其中包括长期监禁和苦役，甚至将同性恋者用火刑、绞刑等方法处死。

16世纪，英国和北美制定了反同性恋的法律。"反常性交罪"的法律禁止同性恋行为和口交等性行为，英国闻名世界的唯美主义文学家王尔德和电脑之父、在二次世界大战中因破译德国密码而立下赫赫战功的图灵均因此被判刑，关于同性恋的文艺作品和研究一时成为无人敢碰的禁区；在法国和其他受到《拿破仑法典》影响的国家（如荷兰、比利时、意大利等国），单纯的同性恋行为并不与法律抵触，但焚烧仍然被作为一种惩罚同性恋者的措施而执行，持续了相当长的一段时间；在德国，关于同性恋的立法也很严厉，许多高层官员都害怕有同性恋的传言，曾有一名王子因此而引退，招致朝野议论多年。到了19世纪，宗教和法律的谴责与医学界的严厉批评相结合，同性恋这种"不道德的行为"和"犯罪行为"被认为是疾病，宗教界、法律界和医学界联合起来制止同性恋。到了纳粹德国时期，对同性恋的压迫和制裁登峰造极，灭绝同性恋更是成了一种公开的政府行为被广泛执行，当时计有约30万同性恋者惨遭杀害。

在现代，有关同性恋的研究得到加强，对同性恋的认识进一步加深。一批学者开始打破坚冰，从事同性恋的研究，提出了一些新观点，改变了人们的认识。德国律师卡尔·亨利希·乌尔利克斯从自己的成长经历出发，摈弃将同性恋归为道德败坏或堕落的观念，将其视之为一种天生的本性，引起了一些医学界人士的关注；奥地利精神病医生理查·冯·克拉夫特-埃宾就受此影响开始研究同性恋，并根据临床经验写成了《性倒错》，他认为同性恋是一种精神病,是性倒错而不是犯罪;心理学家霭理士自从发现妻子是同性恋者后,开始关注这个议题,出版了《性心理学》一书,提出了同性恋非罪非病的观点,认为同性恋是亘古以来就存在的人类正常性倾向之一。

近年,同性恋解放运动逐渐兴起,同性恋的地位进一步得到改变,西方大多数国家已不再追究发生在两个成年人之间的自愿的同性性行为。在美国,已有人提出要求减轻成年人之间的经双方同意的性行为罪责,有 50 多个市政府立法保护同性恋者享有居住、就业、公共服务、教育和信贷的权利,许多公司在雇用和晋升时禁止以性别定向为依据,有过半数的州允许同性恋合法存在。北欧的丹麦、挪威、瑞典甚至已承认了同性婚姻的合法性。一些宗教组织也减轻了对同性恋者的谴责,英国圣公会已公开任命同性恋者作为牧师,基督教长老会的教徒、唯一神派的教徒和卫理公会的教友也公开允许同性恋者做牧师。

柏拉图关于同性恋原因的论述

柏拉图曾对同性恋的原因作过解释,至今听起来仍充满浪漫色彩,现引述如下:

从前的人与现在的人不一样:第一,从前人类有三种人,不像现在只有两种。在男人和女人之外,还有一种不男不女亦男亦女的人。这种人现在已经绝迹,但名称还保留着——"阴阳人",他们在形体上和名称上都是阴阳两性的。第二,从前人的形体是一个圆团,腰和背都是圆的,每人有四只手四只脚,头和颈也是圆的,头上有两副面孔,前后方向相反,耳朵有两个,生殖器有一对,其他器官的数目都依比例加倍。

那为什么从前人有三种,身体如此构造呢?因为男人由太阳生出,女人由大地生出,阴阳人由月亮生出,而月亮同时具备太阳和大地的属性。后来人类冒犯了众神,宙斯为惩罚人类,想出一个办法,把每个人截成两半,使他们的力量削弱而数目加倍了,这样侍奉神的人和献给神的礼物也就加倍了。

人这样被截成两半之后,就会思念另一半,就会想要再合拢在一起。若是其中的一半死了，另一半还活着，活着的那一半就会到处寻求配偶，只要一碰到就跳上前去拥抱，不管那是全女人截开的一半（就是我们现在所谓的女人），还是全男人截开的一半（就是我们现在所谓的男人）。

　　如果抱着相合的是男人和女人，就会传下人种；如果抱着相合的是男人和男人或女人和女人，至少也可以平息情欲，让心里轻松一下，好去从事人生的日常工作。就是像这样，从很古的时代，人与人彼此相爱的情欲就种植在人心里，它要恢复原始的整一状态，把两个人合成一个，医好从前被截开的伤痛。

　　凡是由阴阳人截开的男人就成为女人的追求者，现在的男人大半是这样产生的，至于截开的女人也就成为现在的女人，男人的追求者。凡是由原始女人截开的女人对于男人就没有多大的兴趣，只眷恋和自己同性的女人，于是有女子同性恋者。凡是由原始男人截开的男人都只是原始男人一个截面，爱和男人做朋友，睡在一起，乃至于互相拥抱，这就是男同性恋者。

　　另同性恋者在同龄男子中大半是最优秀的，因为具有最强烈的男性。特质有人骂他们为无耻之徒，其实这是错误的，因为他们的行为并非由无耻，而是由于强健勇敢，富于男性特质，急于追求同声同气的人。最好的证明是这批少年只有到了成年之后，才能在政治上显出是男子汉大丈夫。一旦到了壮年，他们所爱的也就是少年男子，对于娶妻生养子女没有自然的愿望，只是随着习俗去做；他们自己倒宁愿不结婚，常和爱人相守。总之，这种人的本性就是只爱同性男子，原因是要"同声相应，同气相求"。

　　如果这样一个人，无论他是少年男子的恋爱者，还是另一种恋爱者，碰巧遇到另一个人恰是他自己的另一半，会发生怎样的情形呢？他们就会马上互相爱慕、亲昵，一刻都不肯分离。他们终生在一起共同生活，可是彼此想从对方身上得到什么好处，却又说不清楚。没有人会相信，只是由于共享爱情的乐趣，就可以使他们这样热烈地相亲相爱，很显然，两人心中都在期望着一种隐约感觉到却说不出来的东西。……

他们每个人都会想,这正是他们许久以来所渴望的事,就是和爱人熔成一片,使两个人合成一个人。

这一切就源于人类本来的性格:我们本来是完整的,对于那种完整的希冀和追求就是所谓爱情。

柏拉图的解释中隐含的观点是:其一,同性恋现象起源于最高的神宙斯的安排,因此不能去责备同性恋者本人;其二,同性恋出自人类本性,追求他们原来的一半,因而是天生的;其三,同性恋者追求同性的行为,是一种真实的感情,不是什么不道德的事;其四,男同性恋者具有强烈的男性特质,是真正的男子汉、大丈夫。第四点反映了柏拉图和当时古希腊的性别观念,与现代人的性别观念大相径庭,结果是使他认为男同性恋者反而比一般异性恋者优秀。

东方古文明对同性恋现象的宽容

在东方悠久的文明史上,同性恋不仅长期存在,而且人们对其态度也相当宽容。在最为古老的古埃及文明中,人们把男性之间的性爱行为看做神圣的事情,传说霍禄士和塞特这两位大神就有过这种行为。在古埃及的后宫,每个女人都有一个亲密的同性朋友。古印度也有类似的情况。

根据记载,在古代的美索不达米亚也有大量同性恋现象存在,并有许多男妓专门为同性恋者服务。在巴比伦的神庙,男妓聚集在特殊的妓院中,由教会实行监督,由主教负责管理。

拉丁美洲三大文明之一的玛雅文明,记载了青春期的同性恋现象。有专家认为,玛雅文明属于喜爱同性恋甚于异性恋的文明。玛雅的男孩在结婚之前,父母通常会给他安排一个男性玩伴(男奴),以满足他的需求。玛雅人还认为,成人之间的同性恋是天性使然,难以改变,因而对同性恋采取了宽容的态度。

在封建时代的日本,公元 10 世纪,佛教徒间有一种古希腊式的肛交传统,他们喜欢古希腊那种师徒关系,一个年长的僧人作为师傅和保护人,年轻的僧人则以爱和献身回报,常常有和尚与漂亮少年同居的事情发生。每个武士也都带着一个少年，经常为争夺少年而引起决斗。三岛由纪夫写道："美少年体现了一个理想的形象——他实现了一种未吐露的爱情的理想。"到了17世纪，肛交这种古典形式被成年人之间的同性恋所取代，后者在完全由男性演出的日本戏剧中表现得极为普遍。日本人从未视同性恋为一种越轨的行为或罪恶，习俗反而认为男人爱男人比男人爱女人更值得敬佩，只要符合一定的社会规则如婚姻。直到19世纪中叶，日本还有提供男妓的茶室。

中国是世界上古代文字历史材料最为丰富的文明，无论正史还是野史中都有大量有关同性恋的记载。春秋战国时代如卫灵余桃的故事、安陵龙阳的逸事，已是国人耳熟能详的历史。

西汉时代，很多皇帝都有明确记载的同性恋史，最为夸张的汉哀帝与董贤，竟上演了一出同性版的不要江山要美人的故事。董贤英俊潇洒，是御史董恭之子，被选为太子舍人。哀帝在与他的交往中产生了爱恋，封他为董门郎，并封其父为霸陵令，迁光禄大夫。不久，董贤又被封为驸马都尉侍中，《汉书·董贤传》载，这时董贤"出则参乘，入御左右，旬月间赏赐巨万，贵震朝廷"。两人形影不离，同床共枕。有一次哀帝醒来，衣袖被董贤压住，他怕拉动袖子惊醒"爱人"，于是用刀子将其割断，可见爱恋之深。从此，"断袖之恋"就成了同性恋的别称。哀帝还为董贤建造了一座与皇宫类似的宫殿，并将最好的御用品送给董贤，自己则用次品。他为了与恋人生生世世在一起，还在自己的陵墓旁边为董贤修建了一座冢茔。《汉书·董贤传》载，哀帝还曾开玩笑地对董贤说："吾欲法尧禅舜，何如？"吓得大臣们目瞪口呆。

魏晋南北朝时期是真正的"男色时代"。在这个奇事层出不穷的时代，国土四分五裂，社会动荡不安，士庶门第之见深固，男子讲究容姿品性。士族子弟争相熏衣剃面，傅粉施朱，驾车出入而望若神仙。著名的美男子卫就是在出行时被太多的"粉丝"围观而挤压致死，男色之盛，几乎可以和古希腊媲美。这个时代的史书里各种关于同性恋的记载不胜枚举，著名的人物如前秦皇帝符坚、东晋大将桓温等都传闻"一雌复一雄"，北魏彭城王甚至男扮女装甘为北齐文宣帝之嫔，梁简文帝、晋朝阮籍、张翰等都写过诗专门咏同性之爱，一些士大夫和民众"狎昵娈童"也很常见。

明清两代,梨园之中继续盛行男风,社会对同性恋现象持暧昧和默许态度,很多达官贵人都愿意到这一类"相公堂子"中寻找相公或象姑寻欢作乐。当时的名著《金瓶梅》、《红楼梦》对此都有一定的反映。这曾让早期来华的西方人大为不解。初履华境的教士能够很敏感地辨认出同性恋的存在。早在明嘉靖年间,葡萄牙商人盖略特·伯来拉(Galeote Pereira)在《中国报道》中即曾记道:"我们发现他们当中最大的罪孽是鸡奸,那是极常见的丑行,一点都不稀奇。"到了清乾隆年间,英国人约翰·巴罗(John Barrow)作为马戛尔尼(Macartiney)使团的一员曾经过中国南北各地,他的记述是:"这种令人憎恶的、非自然的犯罪行为在他们那里却引不起什么羞耻之感,甚至许多头等官员都会无所顾忌地谈论此事而不觉得有什么难堪。"著名的传教士利玛窦以厌恶的口吻对北京及外地的优伶同性恋进行评述:"这些可悲的人习惯于违性之淫,而这既不被法律禁止,也不被认为是戒之事,甚至引不起一些羞愧。丑行被公开谈讲着,四处传播着,却无人去加以阻遏。在一些城市当中这种令人憎恶的事情是非常普遍的——就像在国都一样——那里的某些街道上公然充斥着精心打扮的男妓模样的娈童。有人专门买回一些少年,教习他们歌舞音声,然后艳服裹身,朱粉傅面,修饰得恍如美女一般。就这样,这些可怜的少年开始了他们可怕的淫恶生涯。"

中国人受儒家思想影响,重视三从四德等纲伦说教,视女娼为大不道,严加查禁;男娼却因不会影响到家庭和社会的稳定而被忽视,以至能有一定程度的发展。

中国古人也曾对同性恋原因进行过解释:

1. 天因缘轮回说:自唐代小说里就有姻缘前定之类故事,后人又加上轮回一说,使之成为老百姓相信的东西。前定的婚姻,如果今世不能完成,则在来世完成。当然来世可以还是女的,也可以女的转而为男。但为什么要转男呢? 就没有人去深究这个问题了。

2. 淫恶果报说:纪晓岚曾以方俊官的故事为例,说方在幼年做过一个"装新娘子"的梦,这是"事前皆定"。"此辈沉沦贱秽,当亦前身业报,受在今生,不可谓全无冥数。"(见纪晓岚:《阅微草堂笔记·如是我闻》卷三)

3. 意志堕落说:在与纪晓岚的辩论中,倪余疆不同意纪的观点,他认为当事人意志堕落而有了同性恋这样的想法才是根本的原因。"是想殊始,积有是想,乃有是梦,既有是梦是想,乃有是堕落,果自因生,因由心造,安可委诸夙命耶?""一念不入邪……不至于堕落。"(见纪晓岚:《阅微草堂笔记·如是我闻》卷三)

4. 环境劫诱说:认为同性恋并不是与生俱来的,而是幼童在生长环境中,受到了欺骗造成错误认识,或是屈从别人的意识或权威,被迫如此而已。"娈童则本无是心,皆幼而受给(欺哄),或势劫利饵耳。"(见纪晓岚:《阅微草堂笔记》卷十二上)

二　揭开同性恋现象的神秘面纱

同性恋人群知多少

一个非常令人关心的问题是,同性恋究竟在人群中占多大比例。对此早有学者展开过研究。起初人们普遍认为同性恋在人群中是较为罕见的。20世纪初,德国性学创始人赫兹菲尔德估计,同性恋及双性恋在人群中约占1—5%,同一时期的著名性学大师蔼理士也估计当时英国的同性恋约占全国人口的2—5%。到了20世纪中期,著名的性社会学调查专家金赛的调查报告问世,人们才产生了变革性的新认识。

阿尔弗莱德·金赛于1948年发表了他对美国男性性行为的实证研究。金赛的研究因没有现成的经验模式和理论体系可参考,几乎都是开创式的工作。他不辞辛苦,调查了大量的人群,坚持让数据说话,打破了一些传统思维的禁锢。研究所得的结果,揭示了民众传统认识和人们实际性行为的巨大差异,震惊了当时的社会。在调查中,金赛放弃了传统的同性恋(变态)—异性恋(正态)的简单二分法的定性思维,而采用了定量思维,根据人们对同性和异性性行为的体验比例,划分出了七个连续的等级。金赛的数据告诉我们,在美国,和男性有身体接触并达到性高潮的男性人口比例竟高达37%,10%的被调查者承认,在11—55岁期间至少有三年的绝对同性恋行为。

金赛的七等级异性—同性性行为分类：

0 单一的异性性行为

1 异性性行为为主,偶有同性性行为

2 异性性行为为主,常有同性性行为

3 异性性行为和同性性行为相等

4 同性性行为为主,常有异性性行为

5 同性性行为为主,偶有异性性行为

6 单一的同性性行为

金赛的报告数据也引起了一定的争议,有人指出,金赛的样本中来自同性恋组织的成员、教育程度极低的男性和有过进监狱经历的男性偏多,以至于过高地估计了成年男性通过同性性行为达到高潮的发生率。现经过修正后,这个数据被估计为在 25—30% 之间。女性显现的同性性行为要比男性少,但金赛的报告指出,到 55 岁时,至少有一次通过同性性体验达到高潮的女性也占了 13%。

英国舒克棱克博士曾就因调查者标准不同而产生的数据之间的差异说过这样一段话:"事实上,没有人知道(准确的数字)。这完全要看你给同性恋下什么样的定义。如果只有一生中从来不和异性发生性关系的人才算同性恋,那可能只有百分之一或二。但是如果把大部分时候搞同性关系,但也曾经有过异性接触的人也算进去,数字可能会高得多,也许是百分之四。说到底,非要把大部分人都说成要么是同性恋,要么是异性恋,那是很荒谬的。很多人是两者兼有。"

在我国,性科学起步较晚,在此方面的调查研究开展得不够;同时由于我国的特殊国情,同性恋的调查难度大,准确性也不易把握。我国相关部门曾通过调查得出结论:处于性活跃期的中国男性同性恋者约占性活跃期男性大众人群的 2—4%。按此估算,中国有 500—1000 万男性同性恋者。

我国目前不同性定向的估计分布是:

性行为	比例
单一的异性性行为	35％
异性性行为为主,偶有同性性行为	35％
异性性行为为主,常有同性性行为	20％
异性性行为和同性性行为相等	2％
同性性行为为主,伴有异性性行为	4％
单一的同性性行为	4％

何谓同性恋

"同性恋"这一术语最初是由一名德国医生于 1869 年命名的。尽管这个词在民众中间早已不陌生,但是人们对于这个名词本身的认识并不完全统一。我们试列举一些定义加以分析。

1. 蔼理士《性心理学》:"假如一个人的性冲动的对象是一个同性而不是异性的人,这就造成一种性歧变的现象,即性的逆换,比较普通的名词是同性恋。"

2. 金赛《金赛性学报告》:"同性恋是一种性取向,用来描述对与自己同性别的人产生浪漫的吸引力、性欲或性行为。"

3. 本杰明·J. 萨多克等《性科学大观》:同性恋"可用简单地以通用言词称之为:与同性者产生涉及性关系的行为。但这样的定义不能恰当地解释这类行为的各式各样的动机"。

4.《现代汉语词典》:同性恋指男子和男子或女子和女子之间发生的恋爱关系,是一种心理变态。

5. 朱智闲主编《心理学大词典》:同性恋指性欲望和性行为以同性为对象。

6. 彭晓辉主编《性科学概论》:同性恋指在正常生活条件下对同性成员

持续表现性爱倾向,包括思想、感情和性爱行为,同时对异性缺乏或减弱性爱倾向,但也可以有正常的性行为。

7. 李银河《同性恋亚文化》:同性恋指以同性为对象的性爱倾向与行为的性取向。

8. 许毅主编《性的奥秘》:同性恋是性定向,在此定向中个体形成一种认同(自我认同),即认为自己是一个受同性性吸引并选择同性作为性伴侣的人,同时同性恋者对自己本身的性别定向明确无误。

从以上列举的定义可以看出,关于同性恋一词的含义,并没有一个统一的说法。

由于同性恋和异性恋行为界限不明晰,同性恋和同性恋行为也不完全统一,同性恋概念的界定就更复杂化了。有人提出,根据金赛的七等级同性—异性性行为分级,把属于"1"、"2"的人称为特定情况下的同性恋,把属于"3"、"4"的称为"双性恋",把列在"5"、"6"的人称为"纯同性恋",也许这样会比较准确吧。

长期以来,以克拉夫特-埃宾和弗洛伊德为代表的性学家都把同性恋看成是一种病态,并在研究中偏向于病因的分析和寻找治疗方法。虽然在20世纪早期,蔼理士等人已经提出同性恋是人类性倾向的正常形式之一,但在那个时代却不足以成为主流理论。二战后,人们对同性恋的认识进一步深化,同时西方同性恋解放运动兴起,同性恋精神病理论受到极大挑战。

很多组织都在努力为同性恋争取合法权益,特别是在20世纪60年代末和70年代初,美国的同性恋者和同性恋的支持者举行集体游行,抗议社会对同性恋者的不公,此举甚至得到了某些精神科医生的支持。1973年,美国的精神病学会决定将同性恋从精神障碍的分类系统中取消,引起了相当大的意见分歧和争论,最后只得由会员投票来解决;结果有58%支持,38%反对,4%的会员弃权,使得美国心理学会和精神病学会决定不再把同性恋列为精神疾病。但是这并不代表同性恋者在心理上就完全健康了,分类中还保留有"自我不和谐的同性恋"这样一个术语来说明那些因为同性恋而苦恼的心理障碍。在我国,也于2001年4月颁布的《中国精神疾病分类方案和诊断标准(CCMD—III)》中,正式将同性恋从心理障碍部分删除。

三 关于同性恋原因的种种说法

关于同性恋的成因,是另一个令人饶有兴趣的问题。多年来,生理学家、心理学家、精神病学家和社会学家都对此展开了大量的研究和摸索,但也尚未形成一个较为一致的结论。概括起来一般包括生理原因、心理原因和社会环境原因三类。

同性恋成因的先天说:生理原因

毫无疑问,遗传学是人们最容易想到的寻找答案的领域。克尔曼(Kallmann)在1952年曾找到85位是孪生子的男同性恋者进行调查,调查对象包括这些人以及他们的孪生兄弟。结果发现,其中的40对同卵双生子,只要一个是同性恋者,另一个必定也是同性恋者(100%的一致率);而其余45对双卵双生子中,只有40%是一致的。但是这个结果也是有一定争议性的,后来有人报道了多起同卵双生子一个为同性恋者、另一个却是异性恋者的例子。还有人指出,克尔曼所选的同卵孪生子中精神分裂症患者或严重嗜酒者居多,而且他们有共同的家庭和环境因素,关系密切,在一起嬉戏时涉及性较少有罪恶感产生。这些使得遗传学的说服力有限。

1993年,美国国家癌症研究专家哈莫等人发现,76名男同性恋者的男性亲属中同性恋比例相当高,而且问题均可追溯到母系这一边。此项家谱研究提示,男同性恋者可能由母亲所遗传,且可能与X性染色体有关。为证实上述猜测,一项针对其中40对同性恋兄弟的DNA序列分析发现,33对兄弟的X染色体的q28基因位点存在一个特别区域,该区域上兄弟两人竟然有5个基因相同。由于男性X染色体上的基因片段是其母亲两个X染色体上的基因高度随意的组合,因而两兄弟的基因排列应该极不相同。又由于两兄弟在其他方面的特征均不相同,只有同性恋是他们的共同特征,表明有一个与同性恋有关的基因位于染色体的这一区域,男同性恋可能是一种遗传变异。"这是迄今为止有关性取向具有遗传基础的最有力的证据。"

但如果真是这样,那么对繁殖后代不利的"同性恋基因"为什么没有被自然进化所淘汰呢? 最近意大利的研究人员对本国 200 名男性作了一次调查,他们发现了一组基因,这些基因在男子体内会产生同性恋的影响,而在女子体内则会促进生育、增强繁殖能力,也就是说同性恋男子的母亲体内有这种基因优势,可以比普通母亲生下更多的后代,然而这种优势传递给男性后代时就会转化为抑制繁殖的效果。这真是一个有趣的结论。

另一些研究者则试图从激素方面寻找问题的答案。维兰尼等人检测了男同性恋者尿中雄激素——睾丸酮的水平,发现比男异性恋者要低;而女同性恋者正好相反。科洛德尼则检测了 35 位男同性恋者血中该激素的水平,结果也显示出显著低于异性恋对照组。似乎可以这样解释,雄性激素缺乏导致男性同性恋,雄性激素过多导致女性同性恋,真是这样吗? 不是的。首先,人们发现激素疗法不能改变同性恋;其次,激素检验的结果并不可靠,精神因素、生理因素、一般健康状态(饮食、用药史、吸烟、性活动)都可能影响激素检验结果,1977 年布罗迪等人甚至发现年轻同性恋者血中睾丸酮水平比对照组更高;最后,同性恋的产生和激素水平变化的因果关系也难以确定,究竟是激素水平的变化导致了同性恋,还是同性恋的心理和行为激发了激素的变化尚不得而知。

还有人研究了同性恋者和异性恋者大脑的差别,希望从中对同性恋的产生提供合理解释。早在 1886 年,克拉夫特·埃宾就声称同性恋是由于异性脑中枢占支配地位造成的。1991 年 8 月利维(Simon LeVay)在《科学》上发表了他对 41 例尸体大脑组织的研究成果。其中 19 例是死于艾滋病的男性同性恋者,16 例是男性异性恋者(6 例死于艾滋病,其余 10 例死于癌症、尿毒症、血液病或肺炎等),6 例是性取向不明的女性(死于艾滋病、红斑狼疮、癌症、败血症等)。研究发现,男异性恋者的 III 型下丘脑前区间质核(大脑中被认为与性取向有关的结构)体积比女性大两倍,有显著差异,也比男同性恋者大一至二倍,男同性恋者则与女性无显著差异。这是目前关于同性恋先天成因的最新和最高的研究成果。但是,和遗传假说、激素假说一样,脑科学的研究成果也不能最终得出同性恋先天形成的定论。研究结果需要重复证明,很多问题也需要进一步分析和阐明,例如这种差异究竟是同性性行为的原因还是同性性行为的结果等。

同性恋成因的后天说：心理原因

后天说的一个主要流派就是精神分析学派。该学派的缔造者弗洛伊德本人对同性恋的形成提出过解释。他认为婴儿一旦来到这个世界上，性欲就存在于人的体内了。性欲以利比多(libido)的方式存在，是性本能的和自然存在的力量或能量，是获得性快感的原动力。儿童的性心理发育主要经过五个阶段，即：口唇期(口欲期)、肛门期(肛欲期)、生殖器期(自恋期)、潜伏期(同性恋期)和青春期(异性恋期)。

阶段	年龄	性满足的部位或途径	性快感的体会
口唇期(口欲期)	0—1 岁	通过口腔和唇舌的刺激进行	非饥饿状态下的吮吸活动中体会到性快感
肛门期(肛欲期)	2—3 岁	通过对肛门和直肠粘膜的刺激进行	蓄便和排便的过程中体会到性快感
生殖器期(自恋期)	4—5 岁	体会到生殖器给自己带来的优势感，对异性家长的深刻爱恋(俄狄浦斯情结)	体会到生殖器给自己带来的快感
潜伏期(同性恋期)	6—11 岁	兴趣转向同性，与同龄同性别的儿童建立有一定社会意义的联系	进行同性之间的性游戏，增强了性别的认识
青春期异性恋期	12—18 岁	兴趣转向异性，与异性进行性行为和游戏	生殖器带来的性快感居中心位置，其中自慰为一种主要形式

弗洛伊德的理论中，五个时期有发展的延续性，但是每个过程都有可能被某些因素干扰而不能完成。当这一发展停滞不前或从某一较高层次回归到较

低层次时，个体性心理滞留在某一较低阶段，即为固置作用（fixation），这时个体采用较低的方式来表达自己的性冲动。

通过肛交来获得性满足的同性恋行为，是性心理固置在幼儿肛欲期的表现。男童以原始的注意方式观察两性的差别，认为每个人都有与自己相同的男性生殖器。如果这样的心理在此时"固置"，则此人无法想象其性对象没有和自己一样的生殖器，一旦到达性成熟期，就会成为一名同性恋者，而女性对其就没有了吸引力。又如，男童在其童年初期有恋母情结，（俄狄浦斯情结）如果"固置"，则他在以后的岁月里就会"模拟"这个女人，以自己为性对象，"寻找与自己相似的年轻男子来相爱，就有如他们母亲爱他们一样"。

一些学者的研究也证实了弗洛伊德的观点。拜伯1962年对106名同性恋者和100名异性恋者的家庭情况进行对比分析发现，同性恋者的母亲和同性恋儿子的关系异乎寻常地亲密，在许多实例中，儿子是她们生活中最重要的人，往往取代丈夫成为她们施爱的目标。父亲一般不受尊重且被统治，男孩由于没有男性形象可供认同，童年时对男性爱的需求受到了致命的挫折。他总结道，一个疏远而有敌意的父亲和一个亲密而具有诱惑力的母亲——即"双亲命运之星"，使得男孩惧怕异性关系，这是同性恋形成的重要原因。

后天说的另一大学派是行为学派。这一学派认为，人类的绝大多数行为都是通过培训即学习得来的，这种通过学习获得的行为也能通过学习消除。人类的性反应被推测与经典的条件反射有关，许多性行为也是因为操作条件化作用而形成的。

让我们来看看该学派对手淫这一行为的解释：儿童最开始无意中摸了自己的生殖器而感到快感，快感作为行为获得的报偿强化了这种行为，直至青春期后通过该方式达到性高潮。于是手淫逐渐成了青春期后青年反复进行采取的满足性快感的行为。同样，行为学派认为，同性恋行为和手淫一样，只是一种行为方式，而与个人的内在特征无关。同性恋行为也是受环境的影响而习得的，如果一个人在与异性的交往中受挫，这种不愉快的体验就成了负面强化，使得异性恋情再得不到正常的发展，反而转向同性。行为学派特别注重的是伙伴群关系、偶然的机遇以及特殊的性经历等事实。

贝尔等人对 979 名同性恋者和 477 名异性恋者的童年生活进行了比较研究,发现童年期的性别系统紊乱,如男孩玩女孩的玩具和游戏,与同性恋心理的形成有很大关系。他们认为,从性心理发育的持续性考虑,女性化的男孩在心理发育过程中伴随着对女性的性别认同,被女性社会化,当他们成年后就像女性那样选择性伴侣,从而成为一个同性恋者;同时,男孩儿童期沉溺于女孩圈子,被其他男孩排斥轻视,被社会环境否定,导致其渴望男性的感情,这种渴求欲望以性成熟后发展成同性恋的方式得到补偿。

行为学家还在儿童时期的抚养方式上寻找答案,他们认为,父母强烈的禁欲主义倾向对此负有一定的责任。父母(往往是异性的一方)对异性间的性爱持有特殊的态度,为了避免孩子受到不良影响,常常禁锢自己的性爱表达。他们在潜意识中对异性间情爱关系的回避,也影响到他们的日常生活和对子女的教育。他们对同性中的来往采取积极支持的态度,鼓励同性间各种形式的亲密交往,却限制和干预异性间的种种交往。在这样的环境中长大的孩子,对异性反感,在异性面前感到不愉快、不安、忧虑甚至压抑,拒绝与异性主动接触和交流,在同性面前反而非常舒适自在。因此到成年以后,也自然而然地在同性朋友之中寻求性的满足了。

行为学家也认为,特殊环境下对异性的模仿、不愉快的异性交往经历等,都有可能成为形成同性恋倾向的"学习"途径,并最终形成了这样的"学习"结果。

境遇性同性恋:社会环境原因

境遇性同性恋是指因为异性恋机会缺乏而以同性恋作为替代。其产生的最根本原因是"单性环境",即一种与异性完全隔绝的环境中,人们很自然地会把异性恋中对异性的欲望转移到同性。典型的此类环境有监狱、军队、男子寄宿学校或女子寄宿学校、男子修道院或女子修道院等。

同时,一些暂时和小范围内出现的性别比例失衡情况也会造成境遇性同性恋。一些长期在外奔波的业务员、推销员之间,一些进城打工的农民工之间,由于异性供不应求或者难以接触到,往往也有同性恋活动存在,只不过常常不被当事人认同,而当做是暂时的发泄。

四　同性恋者的性心理特征

在追求真正的爱情这一点上,同性恋和异性恋毫无差别,他们也有悲欢离合,也有缠绵悱恻,只不过这一切都是指向同性而已。但与异性恋相比,同性恋也有一些自身的特征。

性交往的随意化

同性恋者在性活动和性接触中带有感情的很少,与异性恋相比,显示出一种纯粹以快乐为目的的性质。这主要是由于同性恋者在一起既不能组建家庭也不能生育子嗣,反倒没了传统婚姻的道德感,双方相互吸引的更多的是相貌、体形、年龄等,而不是地位、家庭、职业等传统择偶要素。尽管多数人都认为仅仅有性满足不太好,应该有一定的感情才在一起,但真正能做到的却不多。很多同性恋者在调查时承认有过几十次上百次的性接触经历,但具有感情色彩的仅几次而已。在他们所结交的同性朋友中只见一两面就再不往来的所在多有,用他们自己的话来说,"这个朝三暮四的圈子对真爱是没有信心的"。

另外,同性恋者的固定对子往往不长久。在调查中,长者多不过三五年,短的诸如只会面一两次的很多。比起异性恋男性来说,同性恋男性更少建立起长期的关系,主要原因有:1. 社会不认同。金赛认为,同性恋关系缺乏"好的外界条件和外在维系力量,反而不断地受到个人内心冲突和个人与社会冲突的烦扰",以至于感情必须偷偷摸摸地流露。在这种社会压力之下,很多人出于安全的考虑也不愿意结交长期朋友,而更乐于及时行乐。2. 同性恋关系由两个同性的人构成,双方都会寻求性生活的变化,并不像异性恋一样还受到婚姻家庭的约束。3. 同性恋团体和机构为同性恋者的接触创造条件,也妨碍了其关系的持久。很多酒吧由于"乱交"和性泛滥而声名狼藉,为光顾的个人提供了广泛进行性接触的种种可能。4. 喜新厌旧也是人的本性,尤其是男性(雄性),有明显的多性伴倾向(这一倾向在多种单性伴哺乳动物中可观察到,在生物学上有利于物种的保存、繁衍和进化)。

　　同性恋者选择伴侣最主要的要求是出色的外表,包括长相、身材、年龄等,有一些人干脆仅仅以这些为标准。其次是要谈得来,双方要在感情、观念上一致,这是进一步保持交往的动力。

　　同性恋者之间的性行为方式包括接吻、抚摸、相互手淫、口交、肛交等。抚摸为主要的方式,其次是接吻,相互手淫、口交相对不多,肛交更是罕见。对个人而言,很多人会偏爱某种性行为方式而厌恶其他的类型。

　　通常人们都认为肛交和异性恋的阴道性交最相似,是男同性恋最常见的方式,调查数据则正好相反。肛交并不占主要地位的原因有很多。首先,是条件的限制。肛交不像其他的方式,要受到场所和卫生条件的限制,使得同性恋者并不容易找到合适的场所。其次,艾滋病的流行也使得更多的人为自己的健康担忧起来,很多人出于对疾病的恐惧,杜绝了肛交或者采取了一种更加谨慎的态度。再次,从生理上说,很多人觉得肛交并不干净,且对被施予者有一定的痛苦;从心理上说,肛交带来的是一方征服和战胜另一方的优越感,总有一方有受辱的感觉。

性观念的游戏化

　　一直以来,无论在西方的基督教世界里还是以东方的传统伦理观点看来,生育都被视为性活动唯一的也是理所当然的目的,任何违背此目的,包括以娱乐和享乐为目的的性活动都被视为罪恶和堕落。而同性恋与异性恋相比,更多是以娱乐为目的的。所以,很多同性恋行为都被视为"荒唐不经"。

　　不少同性恋者自己也把他们的性活动称为玩,在他们看来,性就是玩,玩完就走,并不带有太多的感情色彩,追求的就是一种舒服的感觉,而不像异性间的性活动或多或少还有一些传宗接代的生殖动机在里面。这种不会面临结婚和生儿育女压力的安全感,使得同性恋者在性行为方面往往是乱交的。

　　酒吧、浴室、公园、公共厕所和一些偏僻的街道等是同性恋者常去的场所。同性恋酒吧是同性恋社会生活和交往的一个重要据点,提供了娱乐、社交和相会的便利,男同性恋者可以寻找伴侣进行短暂的没有任何感情的性接触,通常以非语言的姿势如甩个眼神或微笑作为开端,随即搭上并相约到另一个地方进行性活动,也有可能过夜。接近70%的男性会在这样的酒吧里搭讪,大约有一半的人至少每周去一次或更多。此外,舞厅、浴室以及一些公园和公厕也是同性恋者经常活动的场所。在这里,他们找到自己理想的伴侣,只是为了满足基本的性需要。短期的性接触之后,他们往往连对方的姓名和基本情况都不知道就会离开。

有一些同性恋者双方出于彼此的真爱和默契,能够在一起生活多年,过着安静、谨慎的生活。这样的稳定关系在女同性恋中更常见一些。

当然,也有一部分同性恋者,对于他们而言,性活动并不如感情和生活中的其他一些事重要,这些人往往有较高的文化修养、超脱的性观念和正确的价值观,有时同性爱倾向也不能在他们心中占据重要位置。

性角色的异性化

人们对男同性恋者最普遍的印象之一就是他们在外观、服饰、行为和潜在的人格特征方面都是女性化的。人们认为,可以通过女性化的服饰、姿势和语气等分辨出同性恋者。很多电影、电视和文学作品中拿同性恋开心,经常把同性恋者描述成妖艳离奇、扭捏作态、阴阳怪气故作女性状的样子,引起人们的反感,导致大众对同性恋者认识的片面化。其实大多数比较注重自身的形象,包括化妆、保养以及穿着打扮等的同性恋者中,只有一部分男同性恋者有这样的一些特点,而一些异性恋者有时也会表现出类似的行为。有一些男同性恋者在服饰、行为乃至躯体外貌上表现出高度的男性特征。所以,异性恋—同性恋和男性化—女性化是无关的。

对于男同性恋者来说,很多人也希望找到男性化的伴侣。对他们来说,女性化的特征没有吸引力甚至是令人厌恶的,明显的男性特征和男性气质为他们所钟爱。在体形上喜欢宽肩窄臀、身材高大、肌肉发达的居多,也有一部分喜欢肤色白净、文静秀气的。当然有一些同性恋者是喜欢其伴侣表现得女气一些的,但总的来说比例不大。

还有很多人认为,一些具有女性化特征的行业里男同性恋比较集中,如理发业、设计装潢业和演艺圈。其实只是因为这些行业里的人更愿意公开披露其同性恋活动,并且行为上比其他职业的同性恋具有更高的女性化特征而已。

在男子的同性性行为中,往往一方扮演主动的、支配的、施与的角色,而另一方扮演被动的、服从的、承受的角色。但是和我们通常认为的不一样,他们中只有部分人带有女性特点,因为这部分人最容易被人们看出与常人有异,也会自己去求医问药,所以为研究者和大众所关注。其实还有很多人并不是这样,他们除了在寻找性爱对象时喜欢同性这点与异性恋者不一样外,其余在外貌衣着、行为动作乃至自我性别认同方面均与异性恋男子无异。金赛曾说:"在同性性行为中,绝大多数男性仍保持、保留有他们的男子气,仍然遵从男性的行为模式;绝大多数女性也是如此。他们与那些只发生异性性关系的男女没什么两样。"更有人把同性恋分为"自体同性恋者"和"对象同性恋者",前者是指自我感觉和行为都像一个异性,后者指自我感觉与异性恋者无异常,只是行为对象为同性而已。

女同性恋的特点

之所以要将女同性恋问题作为一个专题列出,是因为人们对女同性恋的了解还是比较少的,现有的研究很多是以男性为观察和研究的对象而得出的。这是因为现代文化对女性存在着偏见,对女同性恋问题的重视度不够,同时女性很少会因此类问题去寻求专家的帮助,使得相关的资料十分有限。

女同性恋与男同性恋的一个最大的不同就是,女同性恋在现实社会中保持稳定的比例较高。相比之下,人类社会更加宽容女性之间的亲昵行为,如在大街上,两个女子彼此牵手、拥抱甚至是亲吻并不会使人们觉得太奇怪;倘若两个男子这样做就一定会惹来人们的非议。一些女孩带有阳刚之气,着男子服饰会让人觉得潇洒,人们善意地称她们为假小子;倘若一个男子举止如女性,着女性服装,则一定会引起猜测。另一个不同就是有纯同性恋行为的女同性恋的比例大大低于男子,比起同性恋男性,同性恋女性更多地介入到异性恋婚姻中。首先,在成长过程中,女性在社会中受到的挫折较男性为少,女性的依附性和做母亲的责任相对男性的进取性、自立性和做父亲的责任更容易实现。其次,就性行为本身而言,女性进行性行为较男性更容易,这使得一大部分同性恋女性具有异性性行为的经历和尝试。再次,女性选择和同性伙伴在一起生活更容易实现,是为社会所接受的常见现象,这也使得女性在选择不同性别的伴侣上进退自如。

女同性恋者的幼年生活背景多有一个相同的特点,即家庭中有强烈的"反对"异性恋的倾向。很多女同性恋者生长在女权主义的家庭,母亲盛气凌人,对女儿蛮横专制,而父亲则采取中立的态度,孤僻谦逊。有一些人则因与家中的男性有强烈的敌对关系或竞争关系,从而对男性产生敌意,对自己的性别无可奈何。还有一些人能清楚地回忆起小时候父母把她们当做男孩养大的经历。这些心理影响使得她们后来与男性建立性联系时感到沉重的压力,产生明显的恐惧感和厌恶感。与女性伴侣发生联系时,她们能很自然地在情绪上和感受上表现出信任、理解、同情和怜悯,更容易在感情上表现出完全的自我,有机会自由地选择主动和被动角色,并进行充分的体验,摆脱传统社会所造成的压抑感。

大多数女同性恋者会把她们的性行为局限于接吻和一般的身体接触,对同性恋有较为广泛的认同和经验的女同性恋者会尝试高度亲密的性行为方式,包括手和口对乳房和生殖器的刺激。

与大多数人想象的正好相反,女同性恋者很少采用阴茎模型对阴道和肛门进行刺激,也很少发生两位女子紧紧地贴在一起相互摩擦生殖器的现象,而是多采用以手刺激生殖器和舔阴的方式,刺激的重点是阴蒂、阴唇和阴阜等高度敏感的区域,显然,一位女性会比男性更了解另一位女性的性偏爱和性敏感带。

五 正确认识同性恋

同性恋不是精神病

一个长期以来备受人们关注的问题是,同性恋究竟是应该给予治疗的一种精神疾病,还是仅仅为当今主流文化所不容的一种方式?

弗洛伊德很早就试图回答这个问题,他在《性学三论》中认为同性恋不是疾病,它见于与他人无其他严重差异的人群中。但是近代许多精神分析家却长期把同性恋看做一种病态,究其原因,可能是因为精神病学家对同性恋的印象主要来自他们所能见到的前来就诊的病人,而不是整个同性恋人群。把同性恋看成精神病的主要论点有:1. 同性恋是性发育失调的产物。2. 同性恋现象偏离了生物的规范。3. 同性恋者是一贯遭受沉重困扰的不幸的人。后来人们对同性恋有了更深层次和更清楚的认识,不再认同上述论点,而倾向于把同性恋和精神病分开看待。

同性恋恐慌综合症是指一些对自身性别气质持怀疑态度的人,以恐惧的形式表示出怀疑,害怕自己成为同性恋者或被别人这样看待,从而以宗教、法律、道德以及科学理论为掩护,主动地表现出对同性恋者的强烈对抗、憎恶或不满。其实先天的男性和女性特征原本就是有重叠的,如就总体而言,男子比女子更富于进取,更爱活动,然而即使相同环境中成长的男孩和女孩,仍有许多完全正常的女孩比完全正常的男孩更富有进取能力和活力。甚至有一些学者提出人人都有潜在的同性恋倾向,以此对抗部分人的同性恋恐慌综合症,有一定效果。但是,同性恋恐慌或多或少反映出我们的社会文化中对同性恋有根深蒂固的偏见。

有关预防

在谈到这个话题时,我们已经做好准备迎接某些人士的"愤怒"了:同性恋本身已经不算疾病,何来预防一说?!其实我们在和身边一些同性恋者交谈时,当问到对下一代性倾向的期望,几乎所有的人都回答不希望是同性恋,理由是在现有的文化体系中,同性恋的生活方式太痛苦了。显然,如果采访异性恋者,更会得到这样的答案。所以,在同性恋病因还没有定论的今天,姑且相信后天说中的一些理论,对有可能导致同性恋的原因进行探索,采取一些预防措施,应该是无害的吧。

幼年时期,即青春前期,是预防的最佳时期。父母应扮演正确的家庭角色,消除有可能产生同性恋的家庭因素,让孩子正确认识与同性家长关系的协调性,也不妨碍其与异性家长之间的纯真关系。

一旦子女明显地出现对同性的偏好,偏离当事人的主观愿望而一厢情愿地要求其去矫正是不可取的方法。父母应该以更大的耐心和更多的理解去对待同性恋问题,不要排斥子女,而是帮助子女迎接他们这种行为可能产生的意想不到的社会后果。除非有伤风化或触犯法律,不然同性恋者的行为是不需要用法律来惩罚的。

有关治疗

恐怕有相当多的持性解放观念的人士是无论如何也无法同意这种说法的,他们认为,同性恋先天而来,由体质或遗传决定,并不是治疗所能改变的。但是我们不能否定,有相当多的产生自我厌恶性烦恼的(egodystonit homosexuality)同性恋者会主动以求医者的角色来到医院,希望通过医学手段改变自己目前的性倾向。

一部分同性恋者就诊的最基本动力来自于社会的压力。在当今社会中,同性恋者无论是在性的追求还是现实生活中人际的交往、事业的发展、公共形象的塑造都是困难重重、不令人满意的,很多的同性恋者长期生活在苦闷和彷徨的阴影中,摆脱现有状态成为异性恋者是他们最期待的治疗结果。这就使得我们治疗同性恋、矫正这种性倾向有了一个的基础,即患者本人的强大动力。

首先要对患者做好心理调试,告诉患者接受、悦纳自己,达到心理健康,然后尝试找出办法改变其性倾向。曾经有人报道过用外科手术的方法施行睾丸移植术改变同性恋者为异性恋者的事例,但绝大多数学者并不认可。精神分析也是方法之一,需要患者和医生高度合作,但大多数患者只是加深了对自己过去和现实生活的了解。曾经有人用催眠的暗示方法改变部分人的性倾向,但这些人往往并没有在性观念、性理想和本质的性冲动上实现根本的改变,仅仅是一次生理活动而已。还有人提出过联想治疗法,让异常性取向和正常性目标之间建立联想,如让一名男同性恋者把情欲转移到一名有男子气的女子身上。以上的做法只是对那些有强烈改变疑望的人实施的一种心理援助的过程。

必须指出的是,对本身并不愿意改变自己的性倾向或对治疗有强烈抵触心理的同性恋者,治疗是没有任何帮助的。医学本身对于治疗同性恋者是力不从心的,治疗需要医患双方的配合,医生不能表现出丝毫的蔑视或嘲笑,要用一定的技巧,含蓄而委婉地规劝患者远离同性恋行为,鼓励其异性恋行为。

我们应持有的态度

个人意识的发育,受到生理、心理、社会、文化等多方面的制约,在一定条件下,个人成长为一名同性恋者是不知不觉的。只要他的行为不损害社会,他的个人爱好和身心需求就应该得到尊重。如果两个人出于共同的爱好愿意在一起,那他们就可以共同生活下去;如果他们的共同生活能给社会带来财富,就应该被尊重。

第十二讲

人类的生殖与避孕

性细胞的发育

胚胎的形成

避孕知识

新婚期间宜采用的避孕方法

已有子女的夫妇应采用的避孕方法

不宜服用避孕药的人群

　　人口问题是一个全球性的问题。在公元 1 世纪的时候,世界人口只有 2 亿;到 1999 年 10 月 12 日,全世界人口已达 60 个亿。其中,我国的人口占全球的 1/5 强。人口如此迅速增长,无疑会导致各种资源的紧张,造成地球环境生态平衡的破坏。我国政府在 1982 年提出了计划生育的基本国策,20 多年来,无论在理论研究还是临床应用上,均取得控制人口的有效成绩。下面就来介绍一些人类生殖与避孕的基本知识。

一　性细胞的发育

性细胞是指男性的精子和女性的卵细胞。有性生殖的基本前提就是精子发生和卵子发生。分别叙述如下。

精子产生于睾丸内的曲精细管,它是由精原细胞 A 经过一系列变化而形成的。精原细胞 A 逐渐成熟,转变为精原细胞 B,进而生长为初级精母细胞。一个初级精母细胞经过第一次减数分裂便形成两个次级精母细胞,再经过复杂的形态改变形成成熟的精子,这一系列连续的分子发育过程即为精子发生。在性成熟后的男性体内,从精原细胞分化成为精子大约需要近 3 个月。而精细胞的繁殖,从男性青春期开始到死亡为止,贯穿于男性的大半生。在精细胞的发育过程中,可能受到温度、放射线、药物、体内激素、炎症等多种因素的影响。

卵细胞的发育过程与精子不尽相同。卵巢中的原生生殖细胞在胚胎期就已经过有丝分裂形成卵原细胞,大约在胎儿形成的第 4 个月,开始第一次减数分裂。在胎儿发育到第 7 个月时,大部分卵原细胞形成初级卵母细胞。到青春期排卵以前,初级卵母细胞一直处于静止状态。在排卵前的 36—48 小时,卵细胞的第一次减数分裂才真正完成。初级卵母细胞分裂为一个较大的次级卵母细胞和一个很小的第一极体,第一极体后来退化。次级卵母细胞若未能受精,则自行退化吸收;若受精,则进行第二次减数分裂,形成一个成熟的卵子(即受精卵)和一个第二极体。这个复杂的过程称为卵子发生。

在女性的一生中,卵母细胞呈现年龄性递减。女孩长大到青春期后,大约每 28 天,卵巢中有一个卵母细胞发育成熟形成卵子释放出来。大多数卵母细胞在卵子发生的过程中自行退化并被身体吸收。实际上,女性一生中所排出的卵,能真正存活、有机会受孕的只有 25 个左右。

二　胚胎的形成

精子和卵子结合后成为受精卵。受精卵一面分裂,一面运行。开始受精的部位为输卵管的壶腹部,在壶腹部停留大约 1 天后进入峡部,在峡部约停留 2 天。受精卵形成的第 3 天就变为桑椹胚,约在第 4 天从输卵管峡部进入子宫,然后成为囊胚,植入子宫内膜。

从囊胚期植入子宫内膜到胎儿诞生,经历了一系列发育阶段。胚胎发育的第 1 周为囊胚期,第 2 周为二胚层期,第 3 周为三胚层期,第 4 周为体节期,第 5—8 周为胚胎完成期。从第 3 个月开始,胎儿已具有人形,第 3—10 个月为胎儿期。3 个月的胎儿,外生殖器已开始发育,性别亦可辨认,各个主要器官的始基也开始形成。此时若受到某些病毒感染或过量的放射线刺激,会影响胎儿某些器官的发育而致畸形。第 6 个月已成婴儿形。第 7 个月男婴的睾丸开始向阴囊下降,女婴大阴唇已发育。7 个月时早产的婴儿,在精心护理下已可发育长大。在第 10 个月,胎儿足月,体形丰满,一个小生命就这样来到人世间。

三 避孕知识

我们知道受孕是个非常复杂的生理过程:精子在睾丸内生成,经过漫长的输精管道和女性生殖道,在输卵管与卵巢产生的卵子会合受精,受精卵植入子宫内膜而发育成胎儿。通过药物、机械等手段阻断生殖过程的某个或几个环节,就可以达到阻止受精或中止胎儿发育的目的。

抗排卵

在正常情况下,妇女卵巢每月排卵一次,而且一般只排一个卵子,两侧卵巢交替进行,每次排卵在下次月经前的第 14 天左右。卵巢这种周期性变化在中枢神经系统调节下,通过下丘脑—垂体—卵巢轴的作用进行。目前采用的抗排卵措施是通过药物对下丘脑、垂体产生负反馈作用而抑制卵巢排卵。临床上使用多年的含人工合成的雌激素和孕激素的复合型避孕药,如短效口服避孕药、长效口服避孕药、长效避孕针等,都是利用抗排卵原理研制成功的。

抗生精

精子由睾丸生成,在附睾中成熟。睾丸生精功能是受下丘脑—垂体—睾丸轴控制的。睾丸在生精过程中同时分泌雄激素。雄激素和由其转化而成的雌激素对下丘脑和垂体分泌有负反馈抑制作用。

根据这一原理,临床上给男性使用较大剂量的雄激素来抑制下丘脑和垂体激素的分泌,达到阻止睾丸生精的目的,但是单用雄激素效果往往不理想,所以又附加了孕激素。以前世界上曾试用的男用避孕药是长效乙酸甲孕酮合并庚酸睾酮。另外,科学家人工合成了下丘脑分泌的促黄体生成素释放激素的类似物,叫做 LHRH 激动剂它可以抑制垂体激素的分泌。临床实验证明,长期给健康男性注射 LHRH 激动剂可以阻碍生精,关键的问题是,它同时抑制了雄激素的分泌,还得同时补充雄激素来维持性功能。

还可以利用药物或物理因子,直接抑制精子生成。曾经轰动国内外的男性避孕药乙酸棉酚主要作用在睾丸生精上皮,抑制精子生成,只是由于它有一定的毒副作用,所以一直未能在临床上大规模使用。雷公藤是另一种正在研究中的抗生精药物。在物理避孕方面,人们曾使用温热避孕、超声避孕和微波避孕等方法,均达到程度不同的抗生精效果。

精子生成后要进入附睾内停留 3 周左右,以获得运动和受精能力。干扰精子在附睾中成熟是一种理想的避孕方法。目前发现的具有这种作用的药物尚不多,α-氯代甘油效果明显,起效快,但维持时间短,且毒性较大,尚不能在临床上使用。

抗受精

凡是阻止精卵相遇,使精子失去与卵子结合的机会和能力乃至杀灭精子,均称为抗受精。抗受精有以下几种方法:

1. 杀精。同房前在阴道内使用杀精药杀灭精子,使卵子无从受精。目前临床上广泛采用的杀精药有避孕栓剂、避孕胶冻、避孕片、外用避孕药膜等,其中主要的药物成分有壬苯醇醚、烷苯醇醚等。

2. 增加宫颈黏液黏稠度。通过口服或局部使用单纯孕激素,改变宫颈粘液性质,使之变稠,阻碍精子通过宫颈,使卵子失去受精机会。如各种探亲避孕药、阴道避孕环等均有此作用。

3. 精子和卵子透明带抗体。利用特异性抗体封闭精子或卵子的透明带,阻止精卵结合,目前尚在研究之中。因为透明带抗原与卵巢有交叉反应,所以透明带抗体研究的前景不乐观。

4. 阻断精卵运动通道。临床应用这一原理的避孕方法有:阴道隔膜、避孕套、体外排精法、尿道压迫避孕法、各种男性和女性绝育术等。避孕套也称为"安全套",现已成为实际生活中最常用的方法,简便易行。虽然有一定的失败率,总体而言是一个行之有效的避孕方法。

抗着床

阻止受精卵在子宫内膜着床生长的节育措施称为抗着床。受精 96 小时后受精卵变成胚泡,再经过 3—4 天胚泡开始着床。着床的关键在于胚泡的发育和子宫内膜环境以及某些激素水平,如绒毛膜促性腺激素(hCG)和孕酮等。因此,从胚泡、子宫内膜和黄体等方面着手,破坏或干扰受精卵着床过程任一环节,便可达到抗着床的目的。

1. 改变输卵管蠕动力。受精卵进入宫腔要靠输卵管蠕动传送,而输卵管蠕动是受神经、前列腺素和卵巢分泌的雌激素及孕酮共同调节的。临床上某些探亲药,如上海探亲片Ⅰ号(甲地孕酮探亲片)及 53 号探亲药均有加速卵子运行的作用,使卵子过早进入宫腔而被排出体外。

2. 改变子宫内膜环境。子宫内膜发育程度以及宫腔液成分(主要是子宫球蛋白等)对胚泡发育、着床起着重要作用。因此改变子宫内膜的形态和功能,改变宫腔液成分,控制子宫球蛋白的分泌或干扰蜕膜的功能,均可阻碍受精卵着床。临床上应用的宫内节育器、阴道避孕环和探亲避孕药等,均是据此设计的。

抗早孕

凡能使已着床的胚泡或胚胎从子宫腔排出的措施称为抗早孕。目前抗早孕的方法可分为两类：

1. 手术。采用以负压吸引为主的人工流产的方法仍然是目前抗早孕的主要措施之一。

2. 药物。采用药物催经止孕是抗早孕的又一途径。目前国产的抗早孕药物有前列腺素、天花粉蛋白手芫花萜等制剂，其作用机理是：杀伤胚泡或胚胎，降低母体内性激素水平，引起蜕膜变性、坏死，诱发子宫收缩而将胚胎逐出体外。

抗发育

中断胎儿在宫腔内发育并使其与附属物一起排出体外，称为抗发育或中断妊娠。目前采用以下几种措施：

1. 通过手术方法吸出或刮出胎儿，如负压吸引术、钳刮术等。

2. 直接诱发子宫收缩引起流产，如水囊引产、前列腺素引产。

3. 使用药物使胎儿附属物发生病理改变，致使蜕膜组织合成与释放的前列腺素增加，从而引起宫缩，导致流产。临床上应用的中期妊娠引产药物有芫花、甘遂及利凡诺等。

四　新婚期间宜采用的避孕方法

近年来，随着婚龄的放宽和生活的安定，青年们结婚的年龄普遍推后。有些年轻人为了参加业余学习和追求事业上的进取，或者为了其他考虑，往往不愿意婚后马上生儿育女。那么，到底哪种方法最适合于新婚后避孕的要求呢？目前主要有两种观点：其一，认为采用避孕套最好；其二，认为服用口服避孕药更合适。

下面我们来分析一下这两种方法的利弊。

对于任何避孕方法的要求不外乎两条：一是要可靠，二是要安全。

主张服用低剂量短效口服避孕药的医生认为，新婚期间女方阴道较紧，避孕套容易脱落。加上新婚期间性中枢兴奋性很高，性交频繁，用避孕套会带来不便。不如让女方服用短效药或探亲避孕药，待双方性生活趋于稳定、有规律后,再换用避孕套。短期服用激素类避孕药,只要停药后不马上怀孕,比如间隔半年后再怀孕,就不会对小孩有影响。但服药期不要长于2—3个月。

主张采用避孕套的医生认为,其优点是从根本上排除了激素类避孕药的副作用。至于阴道较紧的问题,可以考虑配合使用避孕药膏的办法来解决,这样做的好处是增强了避孕效果,增加了润滑程度,克服了容易脱落的危险。看来,采用避孕套来避孕更理想,只是需要正确使用才能保证避孕效果。

总之,以上两种方法都可考虑。对于新婚的女性,不建议立即放置宫内节育器,因为感染的发生率较高,也不适合采用安全期避孕,因为不大可靠。

待会阴及阴道松弛后,可改用避孕药膜或阴道隔膜加避孕药膏,也可坚持使用避孕套。

五 已有子女的夫妇应采用的避孕方法

当前,我国提倡一对夫妻只生一个子女。这样,生育后避孕就是一个长期必须认真考虑的任务。一个育龄妇女从初产到绝经期的二十多年内都必须采取科学的、合理的方法进行避孕或绝育。生育后避孕比新婚期避孕的顾虑要少得多,所以可供选择的方法也较多,选用时必须因人、因时、慎重考虑。

有了一个子女后,应考虑采取一种比较长期的方法。比较理想的是由女方采用宫内节育器。但如果女方行经过频、血量偏多、痛经和经前期紧张,则不宜采用宫内节育器。这时,应选用甾体激素类药物,因为这类药物不仅能避孕,还对上述疾病有减缓症状的作用。但患有肝、肾、高血压病者,应禁用甾体避孕药。另外,女方长期服用抗结核药利福平、抗癫痫药苯妥英钠、苯巴比妥及广谱抗生素、氨苄青霉素和四环素等均可能诱导肝脏的药物代谢酶增多,从而加快甾体避孕药的代谢,容易造成避孕失败。

根据以上情况,如果女方不适宜使用宫内节育器或不适宜服用甾体避孕药,或因患慢性疾病需长期服药时,应由男方担起节育的责任,这时避孕套又成了避孕的首选措施。

如果女方在分娩时进行过剖腹产，或者女方已服用甾体药数年需更换方法，或者在哺乳期（因带环易脱落，服甾体药又易影响婴儿哺乳）等情况下，则应以避孕套作为首选措施。当然，使用外用杀精剂也是一种较好的方法，如药膜、药膏等。

可供选择的另一种男用节育措施就是输精管绝育的节育方法，包括结扎术、精堵术和栓堵术，后两种方法是我国首创的，在世界上处于领先地位。前两种都是一劳永逸的理想方法，但一旦施行手术之后则难以恢复。虽然显微外科技术的迅速发展使复通成功率有较大提高，但复通不能保证复孕。

根据输精管结扎术复通复孕率仍较低的情况，实行结扎术要特别慎重。通常，我们鼓励先采用其他方法避孕。如果孩子已经七八岁，智力和身体发育都很好，父母可以重新考虑进行绝育手术。至于因子女有遗传性疾病倾向或女方身体健康状况不允许再次生育时，则以采用绝育为宜。在农村和边远地区，已经超生或已生育二胎的夫妇，最好选择男性绝育术作为永久性避孕措施。

六　不宜服用避孕药的人群

要想最大限度地发挥一种药物的药效，而又尽量减少其副反应及危害，就必须掌握正确的用药原则。因此，在服用避孕药时，首先应考虑它的绝对禁忌症和相对禁忌症，考虑每位女性的药代动力学的生物学差异，即药物在体内的代谢过程如何。服用避孕药合适与否的标准是什么？有人提出以子宫出血作为"生物检测的阈值"：若能维持正常周期性出血则为适宜，如造成不规则出血则为不适宜。其次还应注意监测近期的高危因素，包括血压变化，特别是头痛。再次是遵从服用避孕药的年龄限制。

根据 1980 年代以来避孕药研究的成果，医学界提出了有关避孕药使用年龄限制的新见解，即如检查妇女没有其他危险因素存在，则可以常规地连续服用短效避孕药直到 45 岁左右。这些妇女往往不愿停药，因为她们服药后的自我感觉良好。

至于长效避孕药，新婚妇女不宜使用，35 岁以上妇女应慎用，40 岁以上妇女则不应再使用。

第十三讲

关于性骚扰问题

性骚扰的概念及其由来

性骚扰的表现及其危害

性骚扰面对的法律困惑及其调整

性骚扰的预防及其应对措施

性骚扰(Sexual Harassment)是一个古老而又现实的社会问题,它既包含道德评判又包含法律约束,与一个社会的物质文化生活水平和背景有着密切的联系。它并非现代社会的特有物,只不过在社会进步、民主意识和权利保护意识增强以及妇女社会地位提高等因素的作用下,人们(尤其是女性)提出了新的权利保护要求,从而使这一问题凸显出来。

一 性骚扰的概念及其由来

2005 年 6 月修改后的妇女权益保障法规定:"禁止对妇女实施性骚扰;受害妇女有权向单位和有关机关投诉。"性骚扰这个在社会上受到极大关注而又长期得不到有效解决的问题,首次进入我国立法者的视野,我国立法史上第一次清晰而又明确地对性骚扰行为说出了"不"字。在立法层面上，明确了反对性骚扰的法律原则，这无疑给出了一个积极的信号，可以让权益受损害者拥有法律保护途径。但是，何种行为属于性骚扰？何为肢体骚扰、语言骚扰和信息骚扰？到什么程度叫骚扰？到现在都是很难界定的问题。

古人有"饱暖思淫欲，饥寒累果腹"的比喻，反映了性骚扰在一定程度上与物质文化生活水平的高低相关。当一个社会的物质文化生活水平处于匮乏的状态，性骚扰事件就相对"匮乏"；反之，当一个社会的物质文化生活水平处于丰富的状态，性骚扰事件就相对"丰富"。性骚扰是人类社会发展过程中所产生的一种社会现象，是有深刻的人性基础和社会历史原因的。

人们对性骚扰的认识有一个过程。因为性骚扰带有相对的温和性和隐匿性，最初它被认为只是一种私人范围内的生活作风问题，是基于性别吸引下无大害的追求与挑逗行为。现在看来，这样的认识更多地来自处于性别强势地位者的体验，而没有顾及被骚扰者的感受。"性骚扰"是一个舶来词，最早是在20世纪70年代，由美国女法学家凯瑟林·麦金农提出来的。她指出"性骚扰"就是通过滥用权力，在工作场所、学校、医院或其他公共领域，以欺凌、恐吓、控制等手段向女方做出不受其欢迎的与性有关的言语、要求或举动的行为。1976年美国首次对性骚扰作了司法规定。美国最高法院在一个判决中承认性骚扰是对联邦《反歧视法》的违反，并且认为雇主不制止其监管人员对其他雇员的性骚扰行为在法律上也应受到处罚。到了80年代，用立法的形式对性骚扰的概念加以确定，平等就业机会委员会在《反歧视法》案中把性骚扰作为一种性别歧视明令禁止。香港《性别歧视条例》把性骚扰定义为一方向另一方做出不受欢迎的与性有关的语言或举动，包括身体接触、言语、图文展示、眼神及姿势等。性骚扰亦指带有性别歧视的偏见和言论。由此可见，性骚扰一词的提出，最初即带有浓重的反抗男权社会的色彩，它意味着女性尊严的觉醒，也是对处于性别弱势者的一种关怀。现在性骚扰一词已成为公众知晓率最高的法律名词之一。

在我国，性骚扰也不是新鲜话题，相关的调查显示，相当高比例的人群遭遇过性骚扰。但长期以来，"性骚扰"并未纳入我国的法律体系，有关性骚扰的案例，多借力于法律和司法解释中的其他规定，这些规定与性骚扰不具有完全的对等性,立法上的模糊为性骚扰诉讼带来了很大的困扰。相关的司法案例在我国虽已发生多起,但原告大都以"侵犯名誉权"等名义与骚扰者对簿公堂。

如今这个时代,人们对性骚扰问题给予高度关注。实际上,中国自古以来就存在性骚扰行为,只不过不存在"性骚扰"这个词语而已,更多的以"耍流氓"、"下流"等词语鄙之。而"性骚扰"一词的登堂入室,也从另一方面说明我国社会文明程度提高,人们的人格尊严观念增强。

关于性骚扰的界定,不同的学者有不同的解释。巫昌祯(中国政法大学教授、《妇女权益保障法修正案草案》专家组组长)认为:强奸之外的性的色彩比较浓的骚扰都应列入性骚扰范围,老百姓通常所说的耍流氓、调戏、动手动脚、占便宜等是比较明显的性骚扰,但针对特定人的非直接的语言的、形体的性暗示和性挑逗也应该算是性骚扰。杨大文(中国人民大学教授、《妇女权益保障法修正案草案》专家组成员)认为:从广泛的概念来讲,强奸、猥亵都属于性骚扰的范围,强奸、猥亵已经构成犯罪,依据刑法的规定处理;还不够追究刑事责任的性骚扰行为依据治安处罚条例来处理。性骚扰的界定不宜过宽,像视觉骚扰就不应列入性骚扰的范围,骚扰者必须存在主观上的意图。中国人民大学法学专家杨立新教授认为,性骚扰中的受害人不仅仅针对妇女,男人也有可能受到性骚扰,或者同性之间也可能发生性骚扰。关键就看是否对方同意而做出有关性的行为或者语言。这里的关键在于是否违背个人意志。也有的学者定义为:"通过不当言行或暗示所传递出的一种单向式的性意念强迫行为,是不顾对方意愿和心理感受的性心理及其欲望的失控式宣泄,往往使对方产生不愉快甚至厌恶的心理情绪,有可能造成使受害方正常工作和生活受到干扰,身心健康受损的不良后果。"据《英汉妇女与法律词汇释义》解释,当一个男人对女性提出不受欢迎的性需要,或想获取性方面的好处,或对其做出不受欢迎的涉及"性"的行径,并预期对方会感到冒犯、侮辱或惊吓的话,他就已经构成了对女性的性骚扰。在1999年由上海辞书出版社出版的新版《辞海》中首次收入了"性骚扰"这一词条,其解释为:"性骚扰是20世纪70年代出现于美国的用语,指在存在不平等权力关系的背景条件下,社会地位较高者利用权力向社会地位较低者强行提出性要求,从而使后者感到不安的行为,是性别歧视的一种表现。"另外还有从社会地位不平等的角度定义的:性骚扰是指一方利用不平等的社会地位向不情愿的另一方施加的性需索,最常见的是雇主对雇员的性要求、教师对学生的性要求、治疗师对治疗者的性要求等。也有人将性骚扰宽泛地定义为"除强奸之外的性接触"。

综上所述,可以对性骚扰作一个概括性的描述:性骚扰是通过言行和暗示行为,为满足自己的私欲,在违背他人意志的情况下,传递出单向的性意念,最终给他人造成不愉快或是厌恶的心理体验,从而使他人身心遭受损害的不良行为。

到目前为止,我国对于性骚扰问题的专门研究很少,还没有形成体系。而性骚扰的相关理论问题也不是法律职业人士的单方面研究就能够解决的。因此,希望这一问题能够引起法学、社会学、女性学、性学、心理学等相关研究人员的高度重视,结合我国的实际建立自己的理论体系,为从实践上解决该问题做好充分的理论准备。

二 性骚扰的表现及其危害

性骚扰,其表现多种多样,危害极其严重。首先,从各种调查数据可以看出其影响范围的广泛。据全国妇联婚姻与家庭研究所关于北京市民遭受性骚扰情况的调查显示,接受调查的女性中有 70% 的人受到过性骚扰,54% 的人听到过黄色笑话,29% 的人遇到过有暴露癖的人,27% 的人曾经在不情愿的情况下与他人身体接触,8% 的人曾经被别人偷窥,2% 的人遇到过电话性骚扰。而且有关调查显示,性骚扰的地点大多发生在工作场所,少部分发生在公共场合或者私人场合;而职业场所性骚扰又大多发生于上下级之间,建立在权力地位不平等的基础上。另一项调查表明,50% 的性骚扰来自于工作场所,其中 36% 来自上级,14% 来自同事。而中华全国总工会的有关调查也表明,性骚扰已经成为女职工劳动保护中遇到的主要问题之一。从行业特征来看,据中国社科院等研究机构的调查显示,私营企业、外商独资、合资企业等新兴经济类型企业是性骚扰的高发区,其中管理规范化程度较低的企业更容易发生性骚扰。比如,新兴经济类型的单位中女性有40%曾遭受性骚扰,而在传统经济部门如国有、集体企事业单位中不到18%。服务行业同样是性骚扰的高发行业,其中娱乐业和个体、私营企业的问题更为严重。辽宁省妇联几年前对餐饮娱乐服务业的一项调查显示,70%以上的服务业女性受到过不同形式的性骚扰。其次,从受害者的类别来看,女性无疑是主要的受害群体。2003年,新浪网与《半月谈》杂志的联合网上调查显示,在5469名男性、2910名女性中,表示从未受到过性骚扰的,男性比例为78%,女性为21%;表示时常受到性骚扰的,男性为3%,女性为17%;表示偶尔受到性骚扰的,男性为18%,女性为60%。由此可以看出,性骚扰的受害者不仅仅是女性,也有男性,但主要是女性。一位女作家曾在她的一篇文章里这样写道:"凡是有女性涉足的场所,几乎都存在着不同程度的性骚扰。"这句话也许能从一个侧面说明性骚扰这种不良的社会现象在我们生活中存在的现状。

关于性骚扰的表现特点,可分为广义和狭义。广义的性骚扰不仅包括一般的语言骚扰、性挑逗和性胁迫等行为,还包括性别歧视骚扰和性猥亵、强奸等犯罪行为。狭义的性骚扰专指对女性的语言骚扰、性挑逗和性胁迫等行为。日常生活中常见的性骚扰归纳如下:

1. 身体接触骚扰。一般发生在公共场所,如商场、公交车、地铁等,自己的隐私部位被侵犯或被对方隐私部位侵犯,如乱摸、故意擦撞、强行搭肩膀或手臂、故意紧贴他/她人等,一般会被当事人认为是对他/她的性骚扰。例如在公共汽车上,故意紧贴着对方的身体,在地铁上故意接近他人,产生身体上的接触或碰撞等。

2. 言语骚扰。在两人(尤其是异性交往中)独处或多人集会时故意谈论有关性的话题,询问个人的性隐私、性生活,对别人的衣着、外表和身材给予有关性方面的评价,故意讲述色情笑话、故事,以下流的语言挑逗异性,向其讲述个人的性经历或色情故事等,一般会被当事人认为是对他/她的性骚扰。如"你今天穿得很性感啊","你真丰满啊"等。

3. 非言语骚扰。故意吹口哨或发出接吻的声调,身体或手的动作具有性的暗示,用暧昧的眼光打量他人,展示与性有关的东西,如色情书刊、海报,在工作场所周围摆放淫秽图片等,使对方感到难堪,一般会被当事人认为是对他/她的性骚扰。如对路过的女性吹口哨或发出尖叫声。

4. 短信、电子邮件骚扰。经常发短信、写纸条、发电子邮件,写一些黄段子或肉麻不堪的话,多次提出与对方到隐秘场所约会的请求,一般会被当事人认为是对他/她的性骚扰。例如短信中写道:你迷人的身材使我不能入眠,现在某某处等你。

5. 性索贿或性要挟骚扰。以同意性服务为条件来换取一些利益,甚至以威胁的手段强迫进行性行为,一般会被当事人认为是对他/她的性骚扰。典型事例如老师暗示学生要"付出代价",作为承诺考试通过、录取的条件;上司以职位的升迁、调迁,来暗示他人同意进行性服务等。

6. 自我暴露骚扰。在公共场所,如教室、自习室、集体宿舍,大庭广众下故意暴露性器官,或在胡同、地下通道等比较僻静的地点,暴露狂或露阴癖者故意走到身边或发出声音引起注意,然后做出下流动作,这些行为一般会被当事人认为是对他/她的性骚扰。

7. 偷窥骚扰。在商场试衣间或卫生间、浴室偷窥,一般会被当事人认为是对他/她的性骚扰。

8. 公开挑逗骚扰。在当事人极为反感的情况下,还在公共场合以开玩笑的形式称呼当事人"亲爱的"、"老婆"、"老公"、"情人"、"宝贝儿",或"开玩笑"与当事人拥抱、亲吻、动手动脚,喝酒时不断要求与他人喝交杯酒等,一般会被当事人认为是对他/她的性骚扰。

无论以何种形式出现,性骚扰都应是不受欢迎的性侵犯、性要求和其他具有性意味的言语或行为,而这会令他人有不舒服、不安、焦虑、尴尬、侮辱或不被尊重的感觉。

在职业场所发生的性骚扰,具有隐蔽性和地位的不对等性。美国许多商学院开设的人力资源管理课程都对工作环境中的性骚扰行为作出了人们普遍认同的界定:性骚扰是破坏雇佣关系公正性和稳定性的不正当行为方式。没有任何雇员应接受来自异性或同性的或明或暗的性表示或性行为,无论是通过语言还是行为所表述的欲念。

性骚扰给社会带来的危害后果是极其严重的。在台湾,一批曾在校园遭受过性骚扰的女性办了一个"小红帽"组织,她们在 1993 年 6 月写出了题名为《小红帽随身包》的校园反性骚扰行动手册。该手册把性骚扰行为划分为 5 个等级:(1)性别骚扰,这是最广义的性骚扰。凡是一切强化女性是二等性别的言行,包括各种带有性含义、性别歧视和性别偏见的言论以及污辱、贬低、敌视女性的言论都在此列;(2)性挑逗,包括一切不受欢迎、有攻击性的口头或肌体上的性挑逗行为,如公开展示色情图片、讲黄色笑话、掀裙子、抚摸女性的胸部或私处、暴露性器官等;(3)性贿赂,以同意性服务作为交换利益的手段,男性上司包括教师以要求约会或占性便宜作为允诺加薪、升迁或加分、及格等条件;(4)性要挟,以威胁或霸道的手段强迫性行为或性服务,这不仅适用于校园或工作场合中男性对女性的胁迫,也包括约会中在对方不愿意的情形下强吻、强留或强行发行性关系;(5)性攻击,强奸及任何造成肢体伤害的暴力动作或异常的性关系。这 5 个等级由轻到重,都是围绕性发生的。台湾清华大学的陈若津教授对大学生的性伤害进行了深入研究,将性伤害分成 10 种行为、3 个等级:第一等级为语言骚扰;第二等级为侵害者暴露私处或要受害者暴露私处故意碰触或抚摸身体、强行亲吻、强迫拍裸照、侵害者表演猥亵行为;第三等级为抚摸生殖器或被强迫性交、口交或肛交,强迫性交前有凌虐行为。很显然,性要挟、性强迫或被列为第三等级的骚扰在客观上已经构成性犯罪要件。

性骚扰对社会的危害性极大。首先,它严重摧残青少年的身心健康,败坏社会风气,破坏社会治安。性骚扰大多发生在公共场所或职业场所,骚扰的对象主要是女性,使女性的安全受到极大的威胁。道德失范、行为失检,造成社会伦理失衡,既败坏社会风气又腐蚀青少年的心灵。其次,它是严重的侵权行为,也是性伤害的一种形式,是性暴力延续的一部分。其危害程度比其他性暴力行为如强奸、强制猥亵要轻,但在生理、心理上还是会给受骚扰方造成极大的伤害,特别是在心理上,被骚扰者往往会出现忧郁、焦虑、自卑、自责、孤独或异性交往障碍等情况。再次,它还容易引发其他的社会问题,如领导干部的腐化堕落、贪污受贿以及治安、刑事犯罪等。

性骚扰的对象主要是女性,给女性带来的危害非常严重,主要表现在:1.严重的精神压力。性骚扰会使受害者产生情绪上的动荡和沉重的心理压力,出现害怕、烦躁、焦虑、自信心和自尊心下降的现象。2.较大的身体损害。由于性骚扰的受害者主要是女性,突如其来的性侵害会带来许多不适应的生理反应,如浑身无力、失眠、头痛、恶心等。3.正常交往能力的丧失。一些受害者会对异性甚至对社会产生不信任感和排斥感,进而丧失交往能力。4.工作和经济损失。很多性骚扰是以升学、就业、提职、涨薪等进行胁迫,这些来自上司和操纵利益人士的骚扰往往使受害者难以应对,有口难言,有的不得不辞职离开,从而造成经济损失。5.破坏婚姻家庭。已婚受害者遭受性骚扰后可能得不到家人理解,影响婚姻家庭关系;未婚受害者遭受性骚扰后常会受到舆论压力,名誉受损,影响其后的恋爱和婚姻。6.给少年儿童带来成长的阴影。少年儿童没有相关知识和自我保护能力,一旦成为受害者,会严重影响其身心健康,使其以后的成长和生活笼罩在巨大的阴影之中。

三 性骚扰面对的法律困惑及其调整

性骚扰面对的法律困惑

第十届全国人大常委会第十七次会议上顺利通过了新修改的《妇女权益保障法》,该修正案明确规定:"禁止对妇女实施性骚扰。受害妇女有权向单位和有关机关投诉。"这是我国首次将性骚扰列入现行法律的框架内。但是在这部法律中并没有明确规定什么是性骚扰,也就是还没有作出一个合理的尺度划分,面临一系列的困惑。

首先,性骚扰还不是一个严格意义上的法律术语,是一个日常用语,是一种侵权行为方式的通俗表达和概括性的模糊归纳。在现代社会,性骚扰的受害者需要法律救济,主要是因为社会的法治化不断强化人们的权利意识和平等观念。许多国家在定义性骚扰时,立足点多在于消除两性间权利的不平等和性别歧视。在这样的立法主旨下,性骚扰的内涵很难具有法律上定义所要求的一般性或普遍性。性骚扰是具体多样的,而作为一个语词,它却是模糊不清的,难以寻找到一条本质的线索将它们集合到法律规范中来,毕竟有些性骚扰行为只是道德问题,如何将这类性骚扰从法律定义的范围中排除是一个技术难题。这就要求我们必须及时出台相关法律法规或者司法解释,对此问题予以明确。否则,性骚扰这个问题仍然不能得到妥善解决。

其次,从法理角度分析,性骚扰行为应属于民事侵权行为,其侵犯的客体应为自然人的人格尊严权利和性的不可侵犯性。一般来讲,行为人实施性骚扰应具有主观故意,即明知该行为会使受骚扰人产生不愉快甚至厌恶的心理情绪依然实施。同时,更应强调受害者一方的精神感受,因为对于同一个行为不同受骚扰方会有不同的反应,要界定哪些行为属于性骚扰,重要的是看受骚扰方的感觉。因此,判断是否性骚扰应考虑以下几个因素:行为的持续性;受骚扰方与骚扰方的关系;受骚扰方与骚扰方的性别、年龄、体貌特征;当时的环境;骚扰者的动机。性骚扰上升为违法侵权行为,就必须符合违法侵权行为的构成要件。例如2004年3月12日,北京市朝阳法院宣判了首起短信性骚扰案。原告闫女士经常收到丈夫的同事齐某发来的带有黄色内容的短信,齐某对此也承认,但他认为自己就是在开玩笑,只不过玩笑有点过火而已。法院最后判决齐某败诉,赔偿闫女士精神抚慰金1000元。法院判决书从四个方面对性骚扰作出了认定,认为性骚扰是指违背对方意愿,故意侵扰对方性权利的某种作为或不作为:第一,被骚扰者的心理抵触、反感等;第二,骚扰者的主观状态是处于一种带有性意识的故意,即骚扰者明知自己带有性意识的行为违背被骚扰者的主观意愿,仍希望或者放任这种结果发生;第三,骚扰者的客观行为可以表现为作为,即积极主动的言语、身体、眼神或某种行为、环境暗示等,也可以表现为不作为,即利用某种不平等的权利关系使被骚扰者按照其意愿行为;第四,性骚扰行为直接侵犯的权利客体是被骚扰者的性权利,实质上是公民人格尊严权的一种。

再次,对性骚扰行为人必须追究法律责任,而追究法律责任并非一部《妇女权益保护法》就能成功解决的。一方面,《妇女权益保护法》是一部倡导性的权益法,法律责任的追究必须通过其他相应部门法如民法、刑法、行政法等来实施,但在这些部门法尚未确立针对性骚扰的相应法律责任之前,对性骚扰行为人追究法律责任是没有法定依据的;另一方面,性骚扰本身的情节有轻重之分,给被骚扰者造成的影响也有大小之别,所以法律责任的设置必须要做到"行为与责任相适应",也就是说要适当把握法律责任追究的尺度。目前许多受害者在遇到性骚扰这类问题时无能为力。法院、公安等有关机关在处理此类案件时也处于无法可依的境地。

第四,从诉讼的角度讲,"性骚扰"案的确很难取到确凿的证据。"性骚扰"本身就是一种敏感而隐秘的问题,比如说办公室里只有两人在场,是否"性骚扰"难以说清。即使性骚扰受害者能偷偷录音录像,这种证据的获取也会因为取证程序不合法而无法被法院认定。

关于性骚扰的法律调整

性骚扰是一个严重的社会问题,要从根本上解决有赖于多方面的努力,如立法的完善、司法的独立与公正、民众维权意识的提高、健康的性观念的形成等。加强对性骚扰的法律调整既反映了我国现实情况的迫切需要,也是社会主义精神文明建设的需要。进一步完善和制定细化的、有操作性的、具体的、能够给予当事人以法律保护的法律条文是当务之急。当然,法律不是万能的,只是社会矛盾的预警和解决冲突的最后一道防线。加强道德建设,提高社会的文明水准,才是永恒的主题。

从法律调整的角度看,首先,不断完善立法是解决性骚扰问题的主要途径。关于性骚扰问题,各国的立法模式主要有以下几种:1. 在平等机会法律或反对性别歧视法律中禁止骚扰,如美国的有关规定;2. 在劳动保护法中制定禁止性骚扰的条款,如意大利的劳动保护法规定雇主对雇员的身体和道德完整负责;在葡萄牙和芬兰的劳动保护法中,则要求保证雇员在身体和精神上有良好的工作条件;3. 在民法典中将性骚扰作为一种侵权行为予以规定,如日本在民法典中规定了性骚扰应负的赔偿责任;4. 刑法中规定有关性骚扰的犯罪,如法国1994年刑法明确规定了性骚扰罪。

在我国,性骚扰所指向的不法行为,在现行法律中并非没有规定,只不过在《妇女权益保障法》修订之前还未出现过"性骚扰"的字样。实际上,从反对歧视的角度来看,《宪法》第33条中规定了"中华人民共和国公民在法律面前一律平等",《民法通则》第105条规定了"妇女享有同男子平等的民事权利";从保护人格尊严的角度来看,《宪法》第38条规定了"中华人民共和国公民的人格尊严不受侵犯。禁止用任何方法对公民进行侮辱、诽谤和诬告陷害",《民法通则》第 101 条规定了"公民的人格尊严受法律保护";《刑法》第 236 条规定了强奸罪,第 237 条规定了强制猥亵、侮辱妇女、儿童罪;《治安管理处罚条例》第 19 条规定"侮辱妇女或进行其他活动的,尚不够刑事处罚时,处 15 日以下拘留,200 元以下罚款或警告,更轻的则由组织或单位给予处分";《妇女权益保障法》的第 1、2、6 条作了保护妇女权益的原则性规定,第 39 条规定"妇女的名誉权和人格尊严受法律保护。禁止用侮辱、诽谤、宣扬隐私等方式损害妇女的名誉、和人格"。从保护隐私权的角度来看,2001 年 3 月 10 日起施行的《最高人民法院关于确定民事侵权精神损害赔偿责任若干问题的解释》中已规定"违反社会公共利益、社会公德侵害他人隐私或者其他人格利益,受害人以侵权为由向人民法院起诉请求赔偿精神损害的,人民法院应当依法予以受理"。除此之外,治安管理处罚条例也明确将"侮辱妇女或者进行其他流氓活动"尚不构成刑事处罚的情形纳入第 19 条作为扰乱公共秩序的行为给予处罚,将"公然侮辱他人"尚不构成刑事处罚的情形纳入第 22 条作为侵犯他人人身权利的行为给予处罚。由此可见,性骚扰依其程度不同都能在现有法律体系下受到相应的规制,而且法律保护的主体不分男女。但从我国性骚扰问题的现状来看,这样的法律保护是远远不够的。在《妇女权益保障法》中明确写入"任何人不得对妇女进行性骚扰","用人单位应当采取措施防止工作场所的性骚扰","对妇女进行性骚扰,受害人提出请求的,由公安机关对违法行为人依法予以治安管理处罚",是我国立法史上首次明确对性骚扰说"不",填补了我国法律的一个空白。这表明了国家对性骚扰这一社会问题的法律态度,同时也向社会发出了法治和德治兼备的倡导性信号,从而为将来性骚扰的专门立法铺平了道路。但是同时还有很多漏洞和不足,如对不构成犯罪又不够行政处罚的性骚扰行为没有规定救济方式,对男性受到性骚扰如何处理没有法律依据。因此,首先,我们必须完善立法,从不同层次对性骚扰行为加以调整。

1. 在民法中增加贞操权的有关规定。所谓贞操是指男女性纯洁的良好品行。贞操权是指公民保持性纯洁的良好品行,享有其所体现的人格利益的人格权。它是一种以性为特定内容的独立的人格权,以人的贞操为客体,以人的性所体现的利益为具体内容,是权利人享有适当自由的人格权,其主体是所有公民(自然人)。性骚扰行为是一种侵犯贞操权的行为,对于侵权者来说只要构成侵权就应该承担相应的民事责任,如赔偿精神损失、物质损失、赔礼道歉等。这样的规定可以解决实践中轻微的性骚扰行为没有法律责任的问题,有利于保护自然人的合法权益。同时还能够激发受性骚扰侵害的人(尤其是女性)用法律维护自己的权利,与不法行为作斗争的热情。此外,这一规定为受强奸等性骚扰犯罪侵犯的被害人提起民事诉讼要求精神损害赔偿提供了直接的法律依据。

2. 在《劳动法》中增加禁止性骚扰的规定。针对相对封闭的工作场所高居性骚扰十大危险场合之首的情况,各个国家都对工作中的性骚扰相当重视,一些国家的劳动法中有明确禁止性骚扰的规定。如欧盟在 2002 年 4 月 17 日通过一项针对发生在工作场所的性骚扰的新法律,对"性骚扰"给出了具体定义和惩罚方法,并规定雇主有责任对公司内受到性骚扰的雇员进行经济赔偿。这是欧盟首次在法律上将公司内发生的性骚扰认定为违法。新法律要求公司老板采取所有可能的措施防止性骚扰的发生,并时常向全体员工通报相关情况。这项新法律于 2005 年付诸实施。许多跨国性的大公司,在管理守则中都有关于禁止性骚扰的规定,而且非常详细。与其他国家相比,我国的《劳动法》中没有关于性骚扰的禁止性规定不能不说是一大缺陷。为了加强人权保护、顺应国际潮流,我国的《劳动法》应尽快修改,把保障劳动者免受性骚扰规定为企业的一项基本规定,并规定一定的赔偿方法,从制度上更好地保障劳动者的劳动权及人格权,改变工作场所是性骚扰的重灾区的现状。

3. 在《妇女权益保障法》中增设禁止性骚扰的条款。新中国成立后,我国一直非常重视对妇女权益的保护。而《妇女权益保障法》把《宪法》的原则性规定具体化,应该说对于全方位的保障妇女的权益做出了较大的贡献。但是不可否认的是该法有一些不足之处,其规定多是宣言式的、原则性的,缺少有关权利的救济方式的具体规定,缺乏可操作性。女性是性骚扰的主要受害者,因此对于性骚扰问题,作为保障妇女权益的法律理应有所规定,这样才能充分发挥其应有的作用,达到应有的立法效果。

其次,司法中应该设立有利于受害者的程序和证据制度。性骚扰案件取证难是一个突出的问题。这主要是因为性骚扰大多发生在比较隐蔽的场所,多数只有两个人在场,受害人很难举出更多的证据。而且性骚扰更多的是造成精神损害,无法通过传统的取证方式进行证明。因此是否可以考虑在民事案件中适当降低此类案件的证明标准,即只要受害方所举的证据被认定为优势证据即可胜诉,只要证明性骚扰行为存在就应给与一定的精神损害赔偿。若发生致使受害人精神失常、神志不清等严重后果的,则需要另外举证。2002 年 4 月 1 日起施行的《最高人民法院关于民事诉讼证据的若干规定》改变了过去私自录音不能作为证据使用的局面,为性骚扰受害者的举证提供了比较有利的条件。在此基础上,对于举证我们还可以做更多的尝试,以便更好地保护性骚扰受害者的权益。有的学者提出对某些特殊的性骚扰案件可以实行举证倒置,将没有实行性骚扰的举证责任交予被控性骚扰实施者,如果其不能证明自己没有实行性骚扰就推定承担侵权责任。这样做的理由是:在这些案件中,性骚扰方总是居于主动的地位,行为的时间、地点、场所均由其决定,而孱弱的受骚扰方其实是任人摆布的。因此,举证责任应该由最方便举证者举证,在这类案件中最方便举证的就是被控性骚扰实施者。再者,任何人都有义务维护社会的伦理,有义务不使他人处于危险的状态,因此要求其被控性骚扰实施者承担相应的举证责任是符合自然公正的人类法则的。在一个文明社会中,人人都要尊重他人的人格尊严,民法就是权利法,为了公平,法官可以用符合正义的方式分配举证责任。

再次,改变传统观念,加大防治性骚扰的法律宣传力度。女性在历史上长期受到封建理念的束缚,对于性活动而言,女子更多的处于从属地位。在漫长的封建社会,以"女子不得失身"、"从一而终"为标志的贞操观念是套在女子身上的一副枷锁,是歧视妇女的一种反映;而男子则不受贞操的约束,也没有保持贞操的观念。新中国成立以后,我国的妇女地位不断提高,国家通过《宪法》、《婚姻法》等一系列法律文件确立了男女平等的原则,应该说这是具有时代意义的创举。但是与此同时,我们也应看到在实践中女性遭受歧视和不平等待遇还是比较普遍的现象,尤其在性方面。许多人至今仍然认为女性受到性骚扰,往往其本身也有过错,所谓"苍蝇不叮无缝的蛋"。试想在这样的观念的影响下,女性如何有勇气无所顾忌地与性骚扰者进行斗争呢?另外,随着社会的发展,性骚扰的受害者不仅是女性,男性弱势群体也深受其害(欧洲 10％的男性称曾受性骚扰)。他们不但无处倾诉,更无法用法律武器来保护自己。在这种环境下,随着立法的不断完善,必须通过多方面的宣传和教育,使人们形成正确的性观念。1999 年 8 月 23—27 日,世界性学会在中国香港举行第 14 次世界性学会议。会议通过了《性权宣言》。该宣言中认为:"性是每个人人格之不可分割的部分,其充分发展端赖于人类基本需要,诸如接触欲、亲密感、情感表达、欢愉快乐、温柔体贴与情恋意爱之满足。性由个人与社会结构之间的互动而构建,其充分发展为个人、人际和社会健康幸福所必需。性的权利乃普世人权,以全人类固有之自由、尊严与平等为基础。"该宣言目前虽然不具有任何实质性的法律效力,但它在一定程度上代表了性观念的发展方向。不久的将来,一些国家和组织很可能以此为依据对国内的性政策、性法律施加某种程度的影响。因此,现阶段我们可以借鉴其中的某些规定来帮助国人树立符合时代发展方向的性观念。社会媒体应该负起责任,加大对防治性骚扰的有关法规的宣传力度,促进人们形成健康的性观念和法律意识。一旦崇尚性权的观念确立,必将对防治性骚扰产生深远的影响。到那时,解决性骚扰问题的各方面条件都会更加完备,对性骚扰羞于启齿的情况将会大幅度减少,对人权的保障才会更加全面。

综上所述,解决性骚扰问题是一个漫长的过程,需要社会各个方面的协调与配合。现阶段我们应该利用现有的法律资源及社会资源,对性骚扰的防治问题给予高度重视,力求在现有条件下把性骚扰限制在最低限度内,待各方面条件具备之后,从根本上解决这一社会问题。

四 性骚扰的预防及其应对措施

性骚扰的危害性极大,青少年必须学会保护自己,采取必要的防范与防卫手段,机智、勇敢地进行斗争。

性骚扰易发生的地点、对象及时间、情景分析

为了更有效地防范性骚扰,我们必须对高发区域、时间、环境提高警惕。据一项统计数字显示,在接受有关"性骚扰"调查的百名女性(年龄在 20—35 岁之间)中,有 65％的人受到过不同场合、不同程度的"性骚扰"。其中,性骚扰实施多发生在公共场所,性骚扰实施者以上司、客户、熟人居多。目前性骚扰的主要表现也有三种形式:一是利用职务之便的办公室骚扰,尤其在三资企业中,职员大多是年轻的白领小组,性骚扰现象较多;二是离婚后的骚扰;三是公共场所的流氓行为。排列在前几位的危险场合是:

1. 相对封闭的工作场所。工作场所的性骚扰很大一部分来自上司。他们或假装关心或赏识地拍拍你的肩膀,或开玩笑似地在室内或楼道无人处拍拍你的屁股,或死死握住你的手不放,或两眼色迷迷地望得你浑身发冷。如在某科研单位工作的 Y 女士经常遭到所长 X 的性骚扰,X 常将 Y 堵在办公室里强行搂抱、接吻,被骚扰一年之后,Y 决定反抗,她准备了录音机,把 X 的下流话和流露出的猥亵企图都录了进去。拿着"铁证",Y 找到上级单位领导举报 X 的性骚扰行为。但因为未经对方同意的录音不能作为证据材料,最终 Y 的问题没有得到解决,精神和身体均受到极大打击,一度入院治疗。

2. 流动性强的公共场合。性骚扰实施者总像被迫无奈似地在你身前背后挤来碰去,实际上是怀着一种不可告人的猥亵心理。在某报纸所作的一次调查中,有 43％的人表示,在公共汽车上、在地铁里、在商业区繁华地带,均受到过性骚扰的侵犯,尤其是漂亮的女性。如中日友好医院的护士张小姐在接受某报记者采访时憎恶地说,我每天上下班要换乘两趟车,××路和地铁,多次遭遇或看到令人作呕的性骚扰行为。一位女大学生投诉说,她和同学们在游泳时,经常能碰到一些不三不四的人:收敛一些的,只是用那种异样的眼光盯着你;放肆一些的,就旁若无人般地经常在你身边游来游去,你到哪他就到哪,看似无意实则有意,因为他们经常潜在水下对你动手动脚,还有的人更是明目张胆地用言语挑逗。

3. 接待客户的场所。凭借手中生意,一些客户代表有恃无恐,一边频

频劝酒，一边捏捏碰碰，大占陪酒女员工的便宜。更有甚者，借着酒劲口出秽言，搂搂抱抱，纠缠不休。这种来自客户的性骚扰行为，大约占到性骚扰的15％。如在一家韩国贸易公司做公关小姐的白某说，她经常陪客户到酒店喝酒唱歌。那些客人跟她跳舞时，身体与她贴得很近，彼此的呼吸都听得见，可她又要陪着笑脸，误了生意谁担当得起呀。

4. 某些服务娱乐场所。某些服务娱乐场所的年轻女性服务人员，尽管是做正经生意的，也经常遭遇性骚扰。如在某宾馆客房部上班的张小姐经常在深夜接到客人的电话，在电话里客人要么提出无礼的要求，要么言语猥亵。更有甚者，有一次一位东北来的客人以倒开水为名让她进房服务，却突然从背后把她一把抱住，扭动下身做出各种下流动作。张小姐百般挣脱后，却不敢声张，因为宾馆里并无在此种情况下如何惩治性骚扰者的条文。

5. 校园也逐渐成为"重灾区"。校园因为女生集中而且单纯，性骚扰案例多有发生。大学固然如此，连中学甚至小学也难以完全避免。报载，今年3月初，13岁的少女小丽(化名)向平邑县公安局报案，称1999年9月27日晚上9：00许，她和同宿舍女生李某说话时被政教主任范某发现，范让二人写下不再违反纪律的决心书后，将小丽领到女生宿舍后边，先是劝其好好学习，随后又盯着她看了好大一会儿，突然问小丽来月经了没有，边问边对其进行猥亵。小丽当时极度恐慌，挣脱后跑回宿舍，从此后见了范某就害怕，精神恍惚直至被迫退学。

6. 被陌生人获知家庭电话。如西南某省级单位的女青年黎某，深夜突然接到极其下流的性骚扰电话，黎马上挂断电话。但不久电话又打进来，传来不堪入耳的下流话。一连几天，黎都在深夜接到骚扰电话。迫不得已，黎某来到云岩区公安分局110指挥中心报案。民警通过科学的刑侦手段，很快将两名犯罪嫌疑人抓获。

从时间来看，夏季是性骚扰事件高发期，一是夏季人们穿着单薄，尤其是一些女性的紧、薄、透、露、短极易引起异性的关注；二是有关性学专家解释的与人的生理有关，"夏季人体新陈代谢比较快，男性更易性冲动，攻击性也较冬季有所增加，心理道德缺乏的不良男性容易变成'色魔'"。另外，性骚扰没有感情，也没有固定对象，是骚扰者本人一种自我欲望的放纵。不同的是有人采用社会可以接受的方式释放,有人却采用隐蔽手段,进行性骚扰。除性骚扰者本身存在心理或生理病态外,与社会环境也有着极大的关系。

预防和应对性骚扰的对策

1. 预防性骚扰

鉴于女性是性骚扰的主要对象,为了防范性骚扰,女性自身要采取安全措施,提高警惕性。(1)穿着和举止要正规,日常生活中避免穿袒胸露怀或超短裙之类的衣服去人群拥挤或偏僻的地方。女性的着装可以适当暴露,但要分场合,否则不仅是对别人的不尊重,也是对自己的不尊重。在职业场所穿着要符合职业规范,在公共场所穿着更要十分注意,在明确需要乘坐公交车时,尽量避免穿过于妖艳或者暴露的衣服,也不要化妆表现得过于性感,以及喷洒过分浓烈的香水。这些外在条件往往会刺激公交车上的男性乘客,而那些性骚扰者也往往会把性骚扰目标瞄准这些女性。(2)外出时,到陌生环境要提高警惕,信任自己的直觉,注意那些不怀好意的尾随者,必要时采取躲避措施,避免夜归及走僻静路径。(3)不贪图小便宜,不但要警惕陌生人送钱财,也要对熟人的过于殷勤和热情有所防范,避免与初相识男子独处,拒绝服食药物或饮用来路不明的饮品。(4)不去歌舞厅、酒吧等人员复杂的公共场所,深夜不独自外出。(5)不向男性谈论家庭问题及私生活。(6)业余时间不要与有可能施行性骚扰者一起参加社交活动,尤其不要成双成对外出。(7)避免让陌生男性帮忙,即使帮忙不可避免,事后不要带其回到住所留下家庭地址、电话。(8)一旦遭到骚扰,要沉着冷静,随机应变,在适当的时机大声呼救、抗争。(9)女学生一般不要在深夜单独出门,也不要在同学家里过夜。(10)在公交车上,如果发现车内十分拥挤,应尽量避开或改乘其他交通工具。上了公交车后,尽量不要往人多的地方挤,尽量站在同车女乘客的身边,与男乘客保持一定的距离。有时候,一些男乘客故意站在或者坐在自己身边,装作睡着了或者汽车突然转弯、刹车时故意往自己身上靠,手也"不自主"地往自己身上摸时,最好及时离开原地,避免再次被骚扰。(11)学习有效自卫术,善用随身物品(例如挎包、雨伞、锁匙、戒指、鞋等)作反击武器。(12)谨记犯案者特征,并收集相关证据。

2. 应对性骚扰

遭受骚扰时,要沉着冷静,坚决表明"拒绝的态度",以不变应万变,机智勇敢地与坏人作斗争。首先是在任何威胁、利诱面前不屈服、不动摇,树立不畏强暴、敢于同一切坏人坏事作斗争的勇气。如果遭到暴力胁迫,应机智地把罪犯引到人多的地方,在适当的时机大声呼救并勇敢地进行抗争。坏人一般心虚,当遇到反抗和大声喊叫时,往往就会自行逃跑。反之,如果软弱可欺,就正好被坏人利用。如果胁迫你的流氓继续向你步步紧逼,图谋不轨,你必须鼓足勇气,奋力反抗,决不能屈从受辱。一面反抗,一面要高声呼救。可以用牙咬,用手狠抓罪犯的脸部皮肉,制造伤痕特征,以便侦破;可以用脚猛踢罪犯的下身,迫使其放弃流氓举动。总之,你要采取一切反抗手段保护自己。你的反抗行动即使对罪犯造成伤害,也属于正当防卫,会受到法律的保护;罪犯对你的侵害,必将受到法律的惩处。也许体力上罪犯比你强,但心理上你比罪犯强,要相信正能克邪,要有勇气,以防罪犯再次侵犯,同时协助公安机关抓住罪犯。有些女青年由于怕羞,受到胁迫甚至遭受强暴不敢声张,这正是罪犯求之不得的。怕羞使你失去反抗,受到侮辱,并可能再次遭受胁迫与侮辱。近几年来发生的好几件流氓犯罪案,都是由于受害的妇女不敢斗争、不敢报案而多次遭受强暴,应该引以为戒。

男青少年受到性骚扰的可能虽然比较少,但并非没有。如果受到同性恋者或成年女性的性骚扰,同样要设法尽快摆脱,并及时告诉家长、老师与民警。

遇到性骚扰,大家普遍认为,这样的事只能吃哑巴亏,因为它总像毒瘤一样滋生得那么隐蔽,只有受害人和被害人最清楚。如果想让实施性骚扰行为者受到惩罚,最直接也是最关键的就是证据。目前我国法律上认可的证据就是传统的人证、物证和视听资料,受害人要有意识地从这三方面收集证据。一是人证,尽可能地找到目击者为自己作证。二是物证,收到骚扰短信、电子邮件、纸条、与性有关的礼物或他人展示的色情刊物,要留下物品作为证据。千万不要畏缩或偷偷将其处理掉,要用坚定的语气向对方说:"你的行为实在无聊,若你不收回,我会投诉。"并将事情转告其他相识的人,留下证物。三是视听材料取证。录音、录像和照片等视听材料都可以作为被性骚扰的证据,如果长期被骚扰,应该随身携带录音机和摄像机、照相机进行取证。

3. 应对三部曲

首先,克服女性的软弱特点,不要做沉默的羔羊。在公交车、地铁等公共场所,女性要有强烈的自我保护意识,对遭遇的骚扰行为要给予坚决的反击,使骚扰者知道,自己不是好惹的!

其次,对于比较熟识的人,如老师、同学、同事、上司、客户、熟人等的处理方法则比较复杂。通常可分三步走:

第一步,点到为止。设计台词:"你说话归说话,手别乱动!"

第二步,晓之以理,动之以情。当你的"点到为止"并不能使他知难而退,他再一次对你进行骚扰的时候,你应该立即给他来一番晓之以理,动之以情的谈话,力求达到既不伤和气,又能避免受骚扰的效果。

第三步,宣之于众。当你委婉的劝导也不能奏效的时候,只能说明你碰到的是一个极端无耻的人。这时你需要明白一点,对这样的人而言,忍耐绝不是出路,委屈求全只能使骚扰者愈加肆无忌惮,只能在公众面前揭露他的丑行。

最后,运用法律手段保护自己,可以提请公安机关对违法行为依法给予行政处罚,也可以依法向人民法院提起诉讼。

性骚扰的心理特征及调试

受到性骚扰后,不论程度如何,都会造成一定的心理压力和困扰,为此,必须进行自我心理调节,避免心理失衡。如不及时调节,会产生性心理失常,不信任异性,恐惧异性,或反感压抑,导致性意识异常,带来心理障碍,严重者会发生性心理障碍。受害者的心理伤害往往表现在:(1)耻辱感。这会影响和限制被骚扰者的生活,损害自我形象以及自尊和自信,混淆自身的价值标准,产生自惭形秽的心理体验。(2)恐惧感。由于生理差别和文化影响,很多女性本来对男性就有种莫名的恐惧,性骚扰的发生会增加她们的厌恶和恐惧,使之生活在恐惧、怀疑和压抑之中,以致严重影响对男性整体的看法。(3)自闭。有些女孩因性骚扰的痛苦记忆而陷入"一朝被蛇咬,十年怕井绳"的习惯性恐惧中,从此有意识地把自己封闭起来,不与男性交往,拒绝恋爱和结婚,成为性骚扰的牺牲品。(4)盲目依赖。由于胆小和恐惧,受到性骚扰的女性很可能产生盲目依赖感,下意识地想置身于某个男性的保护下。这种过分企盼安全的不安全心理使她容易产生"急于求成"或"速战速决"的婚姻错误。

实际上,性骚扰和性犯罪(如强奸)只有一步之隔,并且很多性犯罪是从性骚扰开始的。表面看来,性骚扰不及性犯罪严重,但因其日常发生的频率高,给女性造成的伤害同样深重。无数实例证明,与性骚扰者遭遇时,任何紧张恐惧、惊惶失措、胆怯软弱的反应都有可能助长性骚扰者的邪念,加剧他的欲望,最终导致性犯罪的发生。为此女性要加强自尊、自爱,提高自己的心理素质和防卫能力,才能在这个开放的社会更好地保护自己。女性只有学会自己保护自己才会有真正的安全,在心理上尤其如此。在一般人际关系中与男性说话要落落大方,尽量避免过分女性化的言辞和腔调。一旦遭到性骚扰,千万不要惊惶失措,也不要使用伤害性语言,以免激怒对方,在这个时候,冷静和机智尤其重要。当骚扰已经发生,一要勇敢地拿起法律武器保护自己的权益,不要做沉默的羔羊;二要进行心理调试,必要时可借助心理咨询摆脱不良的心理障碍。

从性骚扰者的心理情况分析,有以下类型:(1)补偿型性骚扰。由于长期性匮乏或性饥渴导致的一时冲动,使其对女性做出骚扰的冒犯举动。此种人的骚扰行径多是出于不同程度的亏损心理,骚扰的目的与其说是想占有女人,不如说是想占便宜。大多数性骚扰者属于这类人。(2)游戏型性骚扰。多是有过性经验的男人,懂得女性的弱点,把女性视作玩物,对女人的非礼和不敬出于有意的游戏心态。这类男人一般是"猎艳能手"或花花公子。骚扰的目的是为了猎奇,也为印证自己的男性"势能"和"本事"。(3)权力型性骚扰。多发生在老板对雇员或上司对下属,尤以女秘书居多。骚扰者大都受过较好的教育,骚扰时虽然也多出于游戏心态,却比一般游戏者的表现要"高级"且"彬彬有礼"。此种骚扰者大都把女性视为"消费品",且因为明显的利益关系,甚至认为女人喜欢这种骚扰,并把这种骚扰当做自己的"权利"。(4)攻击型性骚扰。此种男人多半和女人有过不愉快的关系史,对女人怀有较大的恶意和仇恨,把女人视为低等动物或敌人。其骚扰有蓄意的伤害性或攻击性,骚扰者有时并不想占有那个女人,不过是满足和平衡其对女人的蔑视和仇恨。(5)病理型性骚扰。这是带有明显病态表现的性骚扰,如所谓的窥淫癖和露阴癖。此种男性骚扰者大都是真正的性功能障碍者。骚扰本身能给他带来强烈的性冲动和性幻想,却无法"治愈"他,反倒会加深他的病症。(6)冲动型性骚扰。多指处于青春期的青年,由于年轻、好奇或文化素质低,不懂得尊重女性,不具备应有的自制力。他们对女性的骚扰多半源于性的冲动,以发生在熟人间的骚扰居多,多以游戏和玩笑开始。此种骚扰者一般没有蓄意的伤害意识,多为显示男人的"能力"和"气概"。针对骚扰者的不同类型,应采取不同的对策,做到有的放矢。同时,也应针对不同的骚扰者采取必要的矫正措施,惩治与教育和心理治疗相结合,从根本上遏制性骚扰事件的发生。

第十四讲

浅谈性病

性传播疾病的发生与社会因素密切相关,可能引发许多心理障碍,所以说性传播疾病典型地反映了生物—社会—心理现代医学模式。性传播疾病通常会给患者造成巨大的身心伤害,更有甚者会造成家庭、社会的不稳定,因此在性传播疾病的诊治过程中,不仅要强调用药规范,而且要注意患者的心理调节。人们平时要洁身自爱,但一旦罹患性传播疾病,就要勇于面对、积极正视。

一 基本概念和知识

性病的确切含义是性传播疾病,即通过性行为传播的疾病。可以通过性行为传播的疾病非常多,从广义上讲肝炎、阴虱、疥疮等病都可以通过性行为传染,所以通常意义上的性病专指那些通过不良性行为传播的疾病。在中国最常见的性病是梅毒、淋病、非淋球菌性尿道炎、生殖器疱疹、尖锐湿疣等,近年来艾滋病也越来越引起人们的关注。

性病是一种传染性疾病,应该引起社会广泛重视。性病不仅会因其各种症状给患者带来痛苦,而且会对患者脏器造成实质性损害,轻者引起脏器功能紊乱、畸形,重者可诱发肿瘤甚至直接威胁生命。此外,性病还会给患者造成严重的心理障碍,引发社会问题。

性病防治应该以预防为主。除了社会意义上的洁身自爱以外,还要对安全套等防护措施给予足够的重视。普及性病基本知识、帮助患者调整心理状态同样具有重要现实意义。

患者罹患性病后,一定要及时到正规大医院就诊,同时注意性伴的同期治疗,避免交叉感染、迁延不愈。此外还要克服几种常见的心理障碍。首先是忌医心理,即害怕暴露隐私,不肯及时就医,或不愿意到正规医院就诊。殊不知这样很容易耽误病情,错治和过度治疗都会对患者造成不可挽回的伤害。其次是恐惧心理。很多患者罹患性病后心理压力巨大,甚至在各项临床指标均正常后还感觉不适,具体可以表现为疑病症、恐惧症和强迫症,这时往往需要心理治疗。再次是"无所谓"心理。有些患者对于罹患性病毫不在意,治疗不及时,或者自觉症状减轻就擅自停药,更有甚者,疾病还未治愈就又重复感染,如此则后果不堪设想。最后是迷信心理,迷信广告中诸如基因诊断、分子生物学方法等科学名词,滥投医。对于性病,国家卫生部门专门制定了标准诊断方法和标准治疗方法,不仅有效而且安全,那些广告上的高科技名词并不意味着代表先进。

总之性病的防治不仅是医学问题,而且是社会问题、心理问题。性病防治充分体现了生物—社会—心理现代医学模式。有效控制性病,不仅需要专业医师的努力,而且需要社会大众的关注。

二　梅毒

梅毒是一种历史悠久、广为人知、危害严重的常见性病。它的病原体是梅毒螺旋体,又称苍白螺旋体。梅毒的皮损形态多种多样,痛苦症状很少,但是一旦累及系统脏器,诸如神经、心脏、骨骼,就会造成不可逆转的畸形损害,甚至威胁生命。通常患者对于梅毒怀有恐惧心理,经常发生治疗过度的情况,尤其当对梅毒血清学检查结果的意义不清楚时,可能会引发严重的心理障碍。

梅毒的传播途径

梅毒分为先天梅毒和后天梅毒。后天梅毒多由不良性行为导致。有轻微破损的皮肤(多数情况下这种轻微破损不为人所察觉)接触了含有梅毒螺旋体的血液或体液是染上此病的直接途径。早期梅毒皮损处,诸如硬下疳、扁平湿疣等皮疹的渗出物含有大量梅毒螺旋体。还有些患者由于输血或使用了污染的医疗器械,导致感染梅毒,原理上依然属于体液传染。间接传染,即由于接触了梅毒患者的日常用品而感染的,不十分常见。先天梅毒又称为胎传梅毒,途径为罹患梅毒的母亲直接将病原体通过胎盘传给胎儿。胎传梅毒是社会的悲剧,所以加强育龄梅毒患者的教育十分重要。

梅毒的临床分期

1. 早期梅毒:病期小于 2 年。

一期:硬下疳。

二期:多形性皮损,无痒痛症状。

二期复发梅毒:因治疗剂量不足或病人免疫力降低,二期梅毒损害消褪后又重新出现。在出现皮损之前常先发生血清抗体水平的升高。

早期潜伏梅毒:没有临床症状和皮疹,脑脊液检查正常,但是血清化验呈阳性反应。这类病人一般不具传染性。

2. 晚期梅毒:病期大于 2 年。

良性梅毒:累及皮肤粘膜、骨、眼等。

内脏梅毒:累及心血管、肝脏等。

神经梅毒:累及神经系统。

晚期潜伏梅毒:除时间外,概念同早期潜伏梅毒。

通常认为早期梅毒具有传染性,而晚期梅毒没有传染性。

梅毒的临床表现

1. 一期梅毒

典型临床表现是硬下疳,为圆形质硬的浅表溃疡或糜烂面,不痛不痒,多在生殖器,即接触传染源的部位出现。硬下疳常于不洁性交后 2—4 周出现,经过 3—8 周可以不治自愈。由于没有症状,很多患者没有察觉硬下疳的出现,似乎直接进入了二期梅毒。硬下疳表面有大量梅毒螺旋体存在,具有很强的传染性。

2. 二期梅毒

硬下疳出现 6—8 周以后,多数患者会出现皮肤粘膜的损害。此期皮疹的一个重要特征是多形性,即可以模仿许多皮肤病的临床表现,诸如银屑病、玫瑰糠疹、多形红斑等,所以非常容易误诊。从临床表现诊断二期梅毒,一是要抓住皮损没有症状的特点,其次要认识一些二期梅毒的经典皮损,例如掌跖的铜红色斑疹、外阴处的扁平湿疣、虫蚀状梅毒性脱发(可再生)等。二期梅毒也可能累及骨骼、关节、眼等器官。二期复发梅毒的临床表现类似于普通二期梅毒,只是皮损群集现象更为明显。

3. 三期梅毒

约 40%未经治疗的梅毒患者会发生活动性晚期梅毒。其中 15%的病人发生良性梅毒,10—25%为心血管梅毒,10%为神经梅毒。良性梅毒主要侵袭皮肤、骨骼等非致命性脏器,特点为数目少、不对称分布、炎症和症状轻微,常表现为树胶肿和溃疡,往往造成不可逆的畸形和功能损害。眼的晚期梅毒可引发虹膜睫状体炎、视网膜炎及间质性角膜炎,最终导致失明。晚期心血管梅毒多发生于感染后 10—30 年,1/4 合并神经梅毒,主要表现为主动脉炎、主动脉瓣关闭不全、主动脉瘤等。神经梅毒可以累及脑脊液、脑膜、脑血管和脑实质,并引发相应症状。麻痹性痴呆和脊髓痨是晚期神经梅毒的两种代表性的结局。总之,三期梅毒虽然基本不具传染性,但是对患者自身危害极大。

4. 先天梅毒

指胎儿在母体内通过体液途径感染所致。没有硬下疳的表现,但是可有严重的内脏损害。早期先天梅毒多在出生 6 周后才出现临床症状。典型的临床表现有婴儿发育不良、滑车上淋巴结肿大、梅毒性鼻炎、皮肤粘膜损害(也具有多形性)、长骨软骨炎、脉络膜视网膜炎及贫血、血小板减少等。晚期先天梅毒最常见于 7—15 岁。由于儿童时期因其他感染而常应用抗生素,因此典型的晚期先天梅毒的临床表现较少见。晚期先天梅毒永久性标记包括:军刀胫、马鞍鼻、口周放射状皲裂、胡氏齿、桑葚牙等。尤其是胡氏齿、间质性角膜炎及神经耳聋构成胡氏三联征,具有特征性。总之,早期先天梅毒和晚期先天梅毒分别类似于二期、三期梅毒的临床症状。

5. 潜伏梅毒

指血清实验阳性,但没有临床表现。早期者有传染性,晚期通常被认为没有传染性,但是孕妇可以通过胎盘传染给胎儿。潜伏梅毒如不治疗,部分患者可能发生晚期梅毒。

梅毒的实验室检查

1. 暗视野显微镜检查:在硬下疳和二期梅毒扁平湿疣表面渗出物中有大量梅毒螺旋体存在。用玻片按压皮损以后,滴加生理盐水,在暗视野显微镜下可以看到螺旋状活动的梅毒螺旋体。

免疫荧光染色和银染色等方法也可以直接显示梅毒螺旋体的存在。

2. 梅毒血清学试验:分非螺旋体抗原血清学试验和螺旋体抗原血清学试验。一期梅毒时血清学试验通常为阴性,直到硬下疳出现 6—8 周后,全部病人血清学试验反应才呈阳性。

非螺旋体抗原血清学试验常用的有性病研究实验室实验(VDRL)、血清不加热的反应素玻片试验(USR)和快速血浆反应素环状卡片试验(RPR)。

螺旋体抗原血清学试验包括荧光螺旋体抗体吸附试验(FTA—ABS)和梅毒螺旋体血凝试验(TPHA)。

两类血清学试验具有不同的临床意义,以 RPR 和 TPHA 为例:RPR 不仅可以定性,还可以通过滴度定量,反映病情的轻重和治疗的效果,但是容易出现假阳性。滴度小于 1∶8 时,可能与肿瘤、结缔组织病等因素相关。TPHA 的诊断特异性非常高,但是一旦患者感染梅毒,将终身呈阳性,所以不能以此作为急性感染和判断疗效的客观指标。在梅毒诊治过程中,通常把 RPR 与 TPHA 结合起来进行判断。

3. 脑脊液检查对于神经梅毒的诊断、治疗及预后的判断均有帮助。检查项目包括细胞计数、总蛋白测定、VDRL 试验等。因为 RPR 所测定的抗体能够穿过血脑屏障,故而脑脊液检查 RPR 对于神经梅毒没有太大的意义。

梅毒的治疗

2000 年卫生部推荐的梅毒治疗方案要点如下:

1. 早期梅毒(包括一期、二期及早期潜伏梅毒):

苄星青霉素 G(长效青霉素),240 万单位,分两侧臀部肌注,1 次/周,共 2—3 次;或普鲁卡因青霉素 G,80 万单位,1 次/日,肌注,连续 10—15 天,总量 800—1200 万单位。

青霉素过敏者可选用盐酸四环素 500mg,4 次/日,口服,连续 15 天;或多西环素 100mg,2 次/日,口服连续 15 天;或红霉素,用法同盐酸四环素。

2. 晚期梅毒(包括三期皮肤、粘膜、骨骼梅毒,晚期潜伏梅毒或不能确定病期的潜伏梅毒及二期复发梅毒):

苄星青霉素 G,240 万单位,分两侧臀部肌注,1 次/周,连续 3 周,共 3 次,总量 720 万单位;或普鲁卡因青霉素 G,80 万单位,1 次/日,肌注,连续 20 天为一疗程,也可根据情况停药,2 周后进行第 2 个疗程。

对青霉素过敏者可选用盐酸四环素,500mg,4次/日,口服,连续30天；或多西环素100mg,2次/日,口服,连续30天；或红霉素,用法同四环素。

3. 心血管梅毒:

有心力衰竭者,先治疗心衰,不用苄星青霉素。为避免吉海式反应,青霉素注射前一天口服强的松,每次10mg,2次/日,连续3天。水剂青霉素G要从小剂量开始,每天增加剂量。首日10万单位,1次/日,肌注；次日10万单位,2次/日,肌注；第三日20万单位,2次/日,肌注；自第四日用普鲁卡因青霉素G,80万单位,肌注,1次/日,连续15天为一疗程,总量1200万单位,共两个疗程,间隔2周,必要时可给予多个疗程。

青霉素过敏者,选用盐酸四环素、多西环素和红霉素,用法同晚期梅毒,但效果不如青霉素可靠。

4. 神经梅毒:

同样要注意避免吉海式反应,激素用法同心血管梅毒。治疗用水剂青霉素G,每日1200—2400万单位,静脉滴注,每4个小时一次,连续10—14天,继以苄星青霉素G,240万单位,1次/周,肌注,连续3次；或普鲁卡因青霉素G,240万单位,1次/日,同时口服丙磺舒每次0.5g,4次/日,共10—14天,继以苄星青霉素G,240万单位,1次/周,肌注,连续3次。

对青霉素过敏者选用盐酸四环素、多西环素和红霉素。

5. 妊娠梅毒:

除四环素、多西环素以外,治疗用药和方法同上,必要时可增加疗程。还可选用普鲁卡因青霉素G,80万单位/天,连续10天。妊娠初3个月内注射一个疗程,妊娠末3个月注射一疗程。

青霉素过敏者只能选用红霉素,500mg/次,4次/日,早期梅毒连服15天,二期复发及晚期梅毒连服30天。妊娠初3个月与妊娠末3个月各进行一个疗程。所生婴儿应用青霉素补治。

6. 先天梅毒:

早期先天梅毒,脑脊液异常者用水剂青霉素G,10—15万单位/(Kg. d)。出生后7日以内的新生儿,以5万单位/(Kg. d),静脉注射每12小时1次；出生7天以后的婴儿每8小时1次,直至10—14日；或普鲁卡因青霉素

G,5万单位/(Kg.天),肌注,1次/日,连续10—14日。如无条件检查脑脊液者,可按脑脊液异常进行治疗。

晚期先天梅毒要用水剂青霉素G,20—30万单位/(Kg.d),每4—6小时一次,静脉注射或肌注,连续10—14日;或普鲁卡因青霉素G,5万单位/(Kg.d),肌注,连续10—14天为一疗程,可考虑给第二个疗程。对于较大儿童,青霉素用量不应超过成人同期用量。

对青霉素过敏者,可用红霉素治疗,7.5—12.5mg/(Kg.d),分4次口服,连服30天。

7. HIV感染者梅毒:

苄星青霉素G,240万单位,肌注,1次/周,共3次;或苄星青霉素G,240万单位,肌注一次,同时加用其他有效抗生素。

随访与复治

梅毒的治疗越早越好,而且要规则,性伴需要同时治疗。目前社会上普遍存在治疗梅毒滥用抗生素的问题,造成的菌群失调等后果会增加患者的痛苦,而且是性病患者心理问题的诱因。还应注意梅毒治疗前要完成梅毒血清学检查,并妥善保存,以作为治疗后的对照。

早期梅毒治疗后第一年每3个月复查一次,以后每半年复查一次,连续2—3年。如果血清反应由阴性转为阳性,或滴度增高4倍,则可判定血清复发,应当加倍药量重新治疗。超过2年血清不转阴者判定血清固定,如无临床症状复发,是否再治疗根据具体病情而定。要注意HIV和神经系统的检查。

晚期梅毒复查同早期梅毒,但应连续观察3年。

妊娠梅毒治疗后,分娩前每月复查梅毒血清反应,分娩后随诊同其他类型梅毒,但所生婴儿要观察到血清反应阴性为止,如出现滴度升高或有症状发生,应立即进行治疗。

心血管梅毒和神经梅毒应该终身随访。

随访时,要充分认识血清学指标的意义。要强调的是,RPR等非梅毒螺旋体抗原试验滴度的降低是一个缓慢过程,许多患者治疗后急于复查,结果 RPR 滴度没有明显变化，进而心理负担加重，甚至进行过度治疗。

三　淋病

淋病是一种历史悠久且常见的性传播疾病。致病菌是淋病奈瑟菌，也称为淋球菌。

淋病的主要传播途径是性接触，有时也可因密切接触淋病患者污染物而致病。淋病具有潜伏期短、传染性强的特点，而且可能导致多种并发症，严重影响患者生活质量。

淋病的临床表现

潜伏期多为 1—14 天，平均 3—5 天。患者感染后主要表现为尿道炎症状，后期可以沿尿路上行，累及多种器官。由于有些患者症状轻微，甚至没有症状，所以更增加了该病的传染危险度。有文献统计，由于解剖结构的差异，与淋菌携带者一次性接触后，女性感染的几率是 50％，而男性则为20％，被感染的风险随着接触的次数增多而逐渐增高。以上统计不应该成为男性放松预防的警惕性，因为男性一旦感染，出现症状的几率和症状的严重程度往往远高于女性。

单纯性淋病即无合并症淋病包括以下几种：

1. 男性急性淋菌性尿道炎：大约 80％以上被感染的男性患者表现出这一症状。初期表现为尿道口轻微红肿痒痛，有少量稀薄粘液从尿道口流出。此后症状很快加剧，表现为尿急、尿频、尿痛，甚至全身不适。尿道口红肿也加重，有大量黏稠白色或黄色脓性物从尿道口流出。此时腹股沟淋巴结可能肿大。症状体征常在第一周时最严重，若不及时治疗，可以逐渐缓解，但是这也将成为并发症出现的前兆。

2. 女性淋菌性尿道宫颈炎：女性淋菌感染会累及尿道和子宫颈，后者更常见。症状包括尿急、尿频、尿痛，外阴和阴道瘙痒，白带和月经异常。有报道说，大约 60％的女性患者是无症状带菌者，即使有症状也比较轻微。有时患者意识不到自己感染，这就对预防疾病的传播造成了一定的困难。

3. 幼女淋病：多数是因为密切接触了病原体污染的物品而罹患此病，个别案例与性虐待有关。较之成人女性淋菌性尿道宫颈炎，常常更为严重。

4. 淋病性肛门直肠炎：常见于同性恋患者，也可以由尿道、阴道脓性分泌物污染肛门所致。多数患者临床症状不明显，严重者可表现为肛门灼痒，局部红肿糜烂，大量脓性分泌物排出，里急后重等。这一类淋病一定要注意排查是否同时罹患其他性病，尤其是艾滋病。

5. 淋菌性咽炎：主要见于口交者，多数患者没有临床表现，症状类似于急性咽炎、扁桃体炎，咽壁有脓疱和脓性分泌物存在，颈部淋巴结常常肿大。

6. 淋菌性结膜炎：又被形象地被称为"脓漏眼"。该病多见于新生儿，出生后 2—5 天发病，双侧眼受累。主要是由于胎儿分娩过程中受母亲产道感染所致。脓漏眼，顾名思义双眼有大量脓性分泌物流出，结膜严重充血，治疗不及时可导致角膜混浊、溃疡，最后穿孔失明。因为婴儿抵抗力低下，所以需要检查是否同时存在播散性淋球菌感染、淋菌性关节炎、脑膜炎等。当然在下诊断之前要鉴别诊断是否为新生儿衣原体结膜炎。

淋病并发症的出现多是由于治疗不及时或治疗不规范。患者体弱、抵抗力低下，伴有其他内脏疾病也是并发症出现的常见原因。淋病并发症包括以下表现形式：

1. 男性淋球菌感染沿尿道上行，可引起后尿道炎、前列腺炎、精囊炎、附睾炎、睾丸炎等。女性淋菌上行感染可引起子宫内膜炎、附件炎前庭大腺炎、尿道旁腺炎等。这些并发症可以造成诸多症状，例如下腹不适、腰酸背痛、尿路不适，长期不愈可能造成不孕。由于这些合并症通常表现为慢性症状，所以往往给患者带来严重的心理负担。有时实验室检查证明患者已经痊愈，但是患者依然觉得有不适症状，反复求医，甚至过度治疗。

2. 播散性淋病非常少见，但却是最严重的淋病表现形式。此病妇女多见，可能与月经期性交有关。淋菌通过血行播散，引发菌血症、败血症，同时在多种脏器和部位引发化脓性炎症和严重局部症状。除发热等全身症状外，还常出现关节炎、腱鞘炎、脑膜炎、心内膜炎、心包炎、胸膜炎等。典型的皮肤损害为红斑基础上的坏死性小脓疱，分散于四肢被侵犯关节的四周。播散性淋病常因为严重的症状掩盖了生殖泌尿器的特征性表现而易造成误诊,延误治疗。

淋病的实验室检查

1. 直接涂片检查是目前临床上最常用的方法。将患者尿道脓性分泌物涂在玻片上,进行革兰氏染色,显微镜下观察,如果在多形核白细胞内发现革兰氏阴性双球菌即可明确诊断。取材通常在男性的尿道和女性的子宫颈,必要时也可采用前列腺液和尿沉渣。此种方法对于急性期有大量脓性分泌物的患者,尤其是男性患者诊断敏感度高,对于慢性患者和女性,效果则差强人意,其中一个原因是杂菌的干扰。基于同种原因,对于淋菌性咽炎和直肠炎,直接涂片法没有意义。

2. 淋球菌培养是诊断淋病的金标准,然而因为操作复杂,要求条件高,目前在临床上很少被使用。淋球菌的培养常在巧克力琼脂培养基中进行,要求3—15%的二氧化碳环境,培养温度是35—36℃,相对湿度是50%。一般培养24—48小时就可以观察结果了。培养的阳性率男性为80—95%,女性为80—90%。

3. 其他方法。单克隆抗体诊断、基因诊断等都是可行的诊断淋病的方法,然而因为技术条件要求高,所以也没有在临床上普遍使用。

淋病的治疗

2000年卫生部推荐的治疗方案如下:

淋菌性尿道炎、宫颈炎、直肠炎:头孢曲松250mg,一次肌注;或大观霉素2g(宫颈炎4g),一次肌注;或环丙沙星500mg,一次口服;或氧氟沙星400mg,一次口服;或头孢噻肟1g,一次肌注。

淋菌性咽炎:头孢曲松250mg,一次肌注;或环丙沙星500mg一次口服;或氧氟沙星400mg,一次口服。(大观霉素疗效较差。)

淋菌性眼炎:新生儿可用头孢曲松25—50mg/kg(单剂量不超过125mg),静脉或肌注,1次/日,连续7天;或大观霉素40mg/kg,肌注,1次/日,连续7天。成人可用头孢曲松1g,肌注,1次/日,连续7天;或大观霉素2g,肌注,1次/日,连续7天。(同时应用生理盐水冲洗眼部,每小时1次。)

妊娠期淋病：头孢曲松 250mg，一次肌注；或大观霉素 4g，一次肌注。（孕妇禁用氟喹诺酮类和四环素类药物。）

儿童淋病：头孢曲松 250mg，一次肌注；或大观霉素 4g，一次肌注。（体重大于 45kg 者按照成人方案治疗。）

淋菌性附睾炎：头孢曲松钠 250—500mg，1 次/日，肌注，连续 10 天；或大观霉素 2g，1 次/日，肌注，连续 10 天。

淋菌性盆腔炎：头孢曲松 500mg，1 次/日，肌注，连续 10 天；或大观霉素 2g，1 次/日，肌注，连续 10 天。（应加服甲硝唑 400mg，2 次/日，口服，连续 10 天；或多西环素 100mg，2 次/日，口服，连服 10 天。）

播散性淋病：头孢曲松 1g，肌注或静脉注射，连续 10 天以上；或大观霉素 2g，肌注，2 次/日，连续 10 天以上。淋菌性脑膜炎疗程约 2 周，心内膜炎疗程要 4 周以上。

若同时有衣原体或支原体感染时，应在上述药物治疗中加用多西环素 100mg，2 次/日，口服，连续 7 天以上；或阿奇霉素 1g，一次口服，并作随访。

判愈和预后

治疗结束后 2 周，确定无性接触史，如果症状和体征全部消失，治疗结束后 4—7 天淋球菌复查阴性则判断治愈。淋病患者若能早期、及时、适当治疗，一般预后良好，但若延误治疗或治疗不当，则可能产生并发症或播散性淋病，造成严重后果。

四　非淋菌性尿道炎

非淋菌性尿道炎是一组性疾病，可由多种病原体致病，主要包括沙眼衣原体、解脲支原体等，它们既可以单独感染，也可以混合感染。该病属于性传播疾病，症状类似淋病的尿道炎，但较轻微，因而要与淋病鉴别诊断。非淋菌性尿道炎治疗效果比淋病差，在发达国家发生率较高，近年来我国的发病率也有上升趋势，而且主要累及青壮年男女。

沙眼衣原体是一种寄生于细胞胞浆内的微生物，至少有 15 种血清亚型,其中 D、E、F、G、H、I、J、K 八种亚型与非淋菌性尿道炎相关。沙眼衣原体的致病性目前已经得到科学证实。支原体是最小的可以独立生活的原核生物,也有许多亚型。过去认为它是病原体,然而近年研究认为它可存在于正常人群体内,所以现在多数情况下不把它作为确诊指标。

非淋菌性尿道炎的传播主要通过不洁性交,偶尔也可以通过间接途径感染,胎儿穿过感染的产道时也有被传染的风险。

该病潜伏期一般 1—3 周,缓慢发病。男性症状主要为尿道痒痛,伴有轻度到中度尿急、尿频、尿痛和排尿困难的尿道炎症状,尿道口有少量半透明黏稠分泌物是其较特异的症状,尤其晨起时更明显。检查时可轻挤尿道口,会有少量分泌物排出。男性患者通常自觉症状轻微、病情进展缓慢,甚至迁延数月。若不积极治疗,可能并发附睾炎、前列腺炎等。此时患者常自觉不适,且治疗效果不佳,重者可能造成不孕。女性症状更加轻微,多数情况下只表现为阴道白带增多、宫颈炎,但可能并发前庭大腺炎、阴道炎、输卵管炎及盆腔炎。女性附件炎发生时,也会有比较明显的自觉症状,而且容易慢性反复发作。胎儿分娩时可能经产道感染,在生后发生结膜炎,损害视力,也可能引发衣原体间质性肺炎。

诊断非淋菌性尿道炎首先要明确感染史,潜伏期是非常有意义的诊断指标。尿道分泌物涂片中有中性粒细胞 5 个以上/油镜视野,就可以诊断为尿道炎。此时可以通过淋菌涂片与淋病进行鉴别诊断。如果条件允许,做衣原体和支原体血清学检查、培养或分子生物学检查,对于明确非淋菌性尿道炎有直接帮助。

非淋菌性尿道炎最重要的鉴别诊断就是淋病。后者潜伏期较短,仅2—3 天,且尿道炎症状明显,尿道分泌物量多,为脓性。作为治疗指南,明确非淋病性尿道炎的病原体非常重要,可以帮助选择敏感治疗药物。

卫生部推荐治疗方案为:对于急性尿道炎和宫颈炎,可选择多西环素100mg,每日 2 次,连服 7—14 天;或阿奇霉素 1.0g,一次单剂口服;或米诺环素 100mg,每日 2 次,连服 7—14 天;或红霉素 500mg,每日 4 次,连服 7—14 天;或罗红霉素 300mg,每日 1 次。如果合并症存在,可以将上述药物使用时间适当延长。对于妊娠期妇女,首选红霉素。儿童衣原体感染,当体重小于 45kg 时,红霉素 50mg/(kg. d),分 4 次口服,连服 10—14 天;体重大于 45kg 时,按成人量用药。

治疗后 1 周复查。治愈标准是症状完全消失,无尿道或宫颈分泌物,尿涂片检查多形核白细胞阴性。非培养性检查要在治疗 3 周后进行,否则可出现假阳性。如果治疗失败,应该明确原因并改用其他方案。

非淋菌性尿道炎治疗后容易复发,可能有多方面原因,诸如不洁性交、长期使用大剂量抗生素或不规则治疗、过重的心理压力和精神紧张造成的菌群失调,等等。非淋病性尿道炎患者极易表现出性病恐惧症,因而加强患者的心理调适也非常重要。

五　尖锐湿疣

尖锐湿疣即常说的生殖器疣,是一种常见的经典性传播疾病。尖锐湿疣很容易被患者发现,但是因为没有症状,所以有时得不到足够的重视,临床上常能见到巨大尖锐湿疣,甚至严重到累及整个外阴生殖器及肛周。巨大尖锐湿疣不仅治疗困难,而且本身就是一种癌前病变。

尖锐湿疣的病原体是人类乳头瘤病毒(HPV),人类是它的唯一宿主,通过皮肤黏膜微小破损而侵入。引发尖锐湿疣的 HPV 常见型是 6、11、16、18,其中 16、18 与肿瘤发生密切相关。

尖锐湿疣潜伏期较长,为 1—9 个月,平均 3 个月。传染途径主要是性接触,偶尔也可以通过接触污染的器具而间接感染,甚至通过自身接种而扩散。

尖锐湿疣好发于外生殖器、肛门,尤其是龟头、冠状沟、包皮系带等处。有时尿道内、直肠内、口腔也可能受累。基本损害是大小不等,单个或群集的疣状增生物,表面粗糙,分叶或呈菜花样。外观描述常用菜花状、蕈状、乳头瘤状等。常无自觉症状,但易碰破出血糜烂。继发感染时可伴有痛痒症状及恶臭。巨大尖锐湿疣并发下方组织破坏,被认为是一种鳞状细胞癌表现,又称为"疣状癌"。

尖锐湿疣多数情况下根据临床表现特点就可以诊断。对于潜伏感染和亚临床感染则可以通过醋白试验确诊。醋白试验是指在可疑皮损处外涂或敷贴5％醋酸液,3—5分钟后有尖锐湿疣的皮肤处局部发白。应用分子生物学方法检测 HPV 也是一种可行的方法,但是由于客观条件和实验本身的局限,目前尚没有广泛应用到临床上。

尖锐湿疣需要与多种发生在外生殖器的肿物鉴别诊断。现将常见鉴别病种列举如下:

1. 生殖器鳞状细胞癌:多见于中老年人,没有不洁性交史,皮损易出血形成溃疡,浸润明显。组织病理检查可以明确诊断。

2. 扁平湿疣:是一种二期梅毒疹,可以通过硬下疳或其他经典二期梅毒疹协助诊断。扁平湿疣处可以查到大量梅毒螺旋体,梅毒血清反应强阳性,这些指标对于扁平湿疣与尖锐湿疣鉴别诊断具有重要意义。

3. 生殖器鲍温样丘疹病:多发生于中青年人群,主要累及男性的龟头、阴茎和女性肛周、阴唇等处。表现为多发的红褐色小丘疹,部分可融合成斑块。病理上类似于鲍温病,一般损害可以自行消退。

4. 假性湿疣:主要发生于女性外阴,尤其是阴唇内侧和阴道前庭。多为密集分布的白色或淡红色小丘疹,表面光滑。

5. 阴茎珍珠状丘疹:多为环绕阴茎冠状沟的小珍珠状丘疹,表面光滑、彼此不融合,无自觉症状。

部分患者对于性病有恐惧心理,故而对于所有生殖器、肛周部位的增生性皮损都抱怀疑态度。总之,在正确诊断的同时,医生还要解除患者的心理障碍。

目前有多种方法医治尖锐湿疣,但是都无法解决易复发的问题,故而施治前要与患者充分交流,让其有"持久战"的思想准备,切不可因为皮损复发而造成不必要的思想负担。当然也要让患者对治疗给予足够的重视,临床上不乏治疗期间仍然有不洁性接触的患者,此种情况下疣体当然易于复发。

局部药物治疗具有方便、痛苦小的特点,多数患者乐于接受。常用药物有以下几种:

1. 0.5％鬼臼毒素酊,商品名为尤脱欣。它可以抑制细胞中期有丝分裂,进而抑制人乳头瘤病毒 DNA 的合成。每天以该药涂抹患处 2 次,连续3 天后再停药 4 天为一个疗程,可以重复用药 2—3 个疗程。

2. 重组人 α-2b 干扰素凝胶,商品名为尤靖安。这是一种广谱抗病毒药,有抗病毒、增强巨噬细胞和 T 细胞功能的作用。每天外用 4 次,6 周为一个疗程。此药更适合于辅助治疗。

3. 5‰咪喹莫特霜。它是一种干扰素诱导剂,可以导致含有病毒的细胞凋亡。此药有一定刺激作用,每周外用 3 次,每次用药后 6—10 小时清洗(通常睡前用,早间清洗),可连用 16 周。此药是近年投入市场的新药,随机双盲对照研究证实治疗尖锐湿疣效果较好。

4. 5‰5-氟尿嘧啶(5-FU)。该药通过阻断脱氧尿苷酸合成胸腺嘧啶苷酸的甲基化而阻断 DNA 合成,进而抑制病毒复制。此药外用后可用胶布封包,24 小时换用一次,连用 4 周。由于药物有一定局部刺激症状,因而要特别注意正常皮肤的保护。

5. 3‰酞丁胺软膏。这是一种 α-醛酮缩硫脲衍生物,抑制病毒 DNA 的合成,是广谱抗病毒药。2—3 次/天,4 周为一个疗程。通常也作为辅助治疗手段。

6. 复方硝酸溶液,商品名为思可得。它是一种含硝酸、醋酸、乳酸、草酸等多种酸的复合外用制剂。通过毛细试管将药液均匀涂于疣体上,直至疣体颜色变为灰白色或淡黄色,3—5 天若疣体未脱落可重复治疗一次。

物理疗法也是临床上常用的治疗手段,有时甚至是首选手段。现简略介绍如下:

1. CO_2 激光。这是一种最常用的治疗尖锐湿疣的有效方法。利用激光的热效应,可以把疣体高温气化,最终达到治疗目的。要注意的是,CO_2 激光治疗易留瘢痕,而且其气化产物含有大量病毒,容易对环境及操作的医护人员造成污染。

2. 光动力疗法。外涂 10—20‰δ-氨基酮戊酸这种光敏物质,3 小时后用 He-Ne 激光照射 2 分钟,激光总能量为 100J/cm^2。由于代谢旺盛处吸收光敏剂较多,而光敏剂又特异吸收激光的能量,所以尖锐湿疣可以以光动力方法治疗。但该治疗费时,经济代价较高,所以目前多用于尿道、肛门内难治性尖锐湿疣皮损。

3. 冷冻。该方法廉价、方便,被普遍应用于治疗尖锐湿疣。冷冻剂一般采用液氮。冷冻范围扩展到疣体周围 1—2cm 的正常皮肤效果更佳。

放射性治疗也对尖锐湿疣有一定疗效。常用 90Sr、32P 等放射源。目前不首选使用这种方法。

手术治疗多适用于外阴巨大尖锐湿疣，要注意彻底止血。此方法不能单独使用，一定要配合其他方法。

电干燥、电刮除的适应症与疗效等同于手术切除。电干燥和电刮除能起到电凝止血作用，这点优于手术，但是操作过程中易造成疣体气化，污染环境和医护工作者。此方法也要注意配合其他方法综合治疗。

局部注射干扰素、博来霉素、5-氟尿嘧啶这些化疗药物都对尖锐湿疣有治疗作用，但是要注意它们的局部和系统毒副作用，不作为常规手段首选。

过去常有尖锐湿疣患者注射胸腺肽、聚肌胞等免疫调节剂和细胞因子治疗，但是目前尚没有循证医学证据证明这些辅助疗法有明确疗效。

由于尖锐湿疣有恶变可能，所以一定要积极治疗。又因为该病治疗后易复发，所以要树立患者战胜疾病的信心。

六　生殖器疱疹

生殖器疱疹是一种病毒引起的性传播疾病。它有反复迁延的特点，但由于症状轻，故而许多患者不予足够重视，未正规就医。因为女性发病可能感染分娩的婴儿，所以常常给患病的育龄夫妇带来烦恼。

生殖器疱疹的病原体是单纯疱疹病毒。该病毒是 DNA 病毒，可分为两种类型，即单纯疱疹病毒 I 型和单纯疱疹病毒 II 型。I 型病毒感染多累及生殖器以外的部位，诸如头、面部，II 型则多累及生殖器或造成新生儿感染，换言之，90％的生殖器疱疹是由单纯疱疹病毒 II 型造成的。

人是单纯疱疹病毒的唯一天然宿主。病毒可通过呼吸道或生殖器等部位微小破损而侵入人体，可局部潜伏于感觉神经节。

单纯疱疹病毒原发感染多为隐性，多数无临床症状或有亚临床表现，仅少数（10％）可出现明显临床症状。原发感染后，病毒潜伏于人体内，正常人中约有半数是病毒携带者，其分泌物可成为传染源。单纯疱疹病毒在人体中不产生永久免疫力,所以当机体劳累紧张,或是有其他疾病造成抵抗力低下时,体内潜伏的单纯疱疹病毒就会活跃起来,疱疹随之死灰复燃。

如前所述,生殖器疱疹多数由单纯疱疹病毒 II 引发,但是在 24 岁以下的患者中,1/3 病例由 I 型病毒诱发。原发感染时潜伏期约为 3—14 天。可有发热及全身不适,局部淋巴结肿大。原发皮损是 1 个或多个红色小丘疹,很快就变成小水疱,进而衍变为小脓疱,破溃后形成糜烂、溃疡、结痂等。受累部位男性多见于龟头、冠状沟、阴茎体或尿道口;女性则常见于阴唇、肛周、阴道、子宫颈等处。病程约 2—3 周。复发性生殖器疱疹多在原发感染后 1—4 个月发生。通常在发病部位先会有灼痒等前驱症状,1—2 天后发生群集紧张性小疱,小疱破溃后形成浅糜烂面,整个病程约 7—10 天。复发生殖器疱疹症状轻微,就诊率较低,尤其是女性。生殖器疱疹复发周期从数周到数月不等。对于健康的正常人,复发周期会逐渐延长,最终生殖器疱疹痊愈。妊娠早期感染单纯疱疹病毒可引起流产、早产。母亲罹患的生殖器疱疹传染给婴儿最常见于分娩时。对于原发性生殖器疱疹,新生儿经过产道感染率为 50%;对于复发性生殖器疱疹,感染率为 8%。新生儿感染轻者无症状,重者可出现高热、疱疹、肝脾肿大、脑炎,有死亡病例报道。

临床诊断生殖器疱疹主要依靠反复发作的病史以及特异部位簇集的小水疱等临床表现。Tzanck 涂片细胞学检查,即将玻片在疱底做印片,然后行 Wright 染色或 Giemsa 染色,显微镜下找到气球变性、核中有包涵体的松解细胞,是诊断病毒感染的有力证据。目前还可以检测单纯疱疹病毒抗原:从皮损处取标本,以单克隆抗体行直接免疫荧光或酶联免疫吸附试验。PCR 等分子生物学手段也可以检查生殖器疱疹病毒抗原。

虽然目前有明确有效的治疗药物,但是无法一次性彻底解决生殖器疱疹复发的问题,治疗目的是减轻症状、缩短病程。

目前常用的抗病毒药物有:阿昔洛韦 200mg,5 次/日,原发性疱疹口服 7—10 天,复发性疱疹口服 5 天;或伐昔洛韦 300mg,2 次/日,原发性疱疹口服 7—10 天,复发性疱疹口服 5 天;或泛昔洛韦 250mg,3 次/日,连服 5 日。对于每年发作生殖器疱疹 6 次以上者,即认为是频繁复发,可采用抑制疗法:阿昔洛韦 400mg,2 次/日;或伐昔洛韦 300mg,1 次/日;或泛昔洛韦

125—250mg,2 次/日。这种疗法需坚持 4 个月至 1 年。

治疗生殖器疱疹的外用药包括阿昔洛韦、喷昔洛韦乳膏和酞丁胺擦剂等。要注意防止继发细菌感染,所以有时也用些抗细菌的外用药物。

生殖器疱疹患者的心理治疗也很关键,不要因为病情反复迁延而精神恐惧。女性复发性生殖器疱疹患者要定期做妇科检查,以排除外宫颈癌发生。

第十五讲

浅议性道德

历史上的性道德

性道德特征

性道德标准

恋爱中的性道德

青年们具备性道德观念的意义

性道德的调节手段

性道德是社会道德渗透在两性生活方面的行为规范,用来调节人们的生理机能与社会文明之间的矛盾,是人们性行为的标准,也是衡量人类两性关系文化发展水平的重要标志。德国近代著名的唯物主义哲学家路德维希·费尔巴哈曾精辟地谈道:"性关系可以直接地看做是基本的道德关系,看做是道德的基础。"德国近代杰出的辩证法大师黑格尔也曾深刻地指出:"两性的自然规定性通过它们的合理性而获得了理智的和伦理的意义。"

纵观人类发展的历史,不难能够发现世界上所有文明民族的历史上都曾经有过严格的性道德,有时甚至严厉到成为性禁锢。任何有利于人类生存发展的道德,实际上都是对有害于人类社会生活的无节制本能行为的一种约束,性道德也不例外。人类实行群体的社会生活,为了群体的生存发展,势必要求每个个体的行为都符合一定的社会规范,从而维护群体的稳定与繁荣。由此决定了人类社会必须建立在个体和群体行为都受到必要约束的基础之上。其中,对性行为的约束更是极为重要的一个方面,以至于可以毫不夸张地说,没有历史上形成的对性行为的社会约束,就不会有今天的文明人类。这就是为什么在不同地理环境中独立发展起来的不同文明民族,虽然各自的文化和历史背景差别很大,但却形成了十分相似的性道德观念的真正原因。

中国的儒家文化,欧洲的基督教文化,从西亚到北非的伊斯兰教文化,这些从古代延续下来的主要文化中都包含着极其严格的性道德。虽然各自的表现形式不同,而且也存在着程度不等的应该被摒弃的性禁锢,但其中的合理成分都是人类文明存在和发展所必需的。那些在历史上未能形成性道德或是性道德形成后又消失了的民族,不是被历史所淘汰而不复存在,就是在文明的进程上发展缓慢,停滞不前。

我国在性科学问题上长期受到两方面道德观念的桎梏和影响:一方面来自落后的封建道德观念,加之部分宗教禁欲主义伦理观的束缚,大多数人一直视性学问题为诲淫之事,避而不谈;另一方面,受西方享乐主义道德观的影响,少数人则过度提倡"性自由"、"性解放"。这些都不利于人们对性科学的正确认识。

改革开放以后,人们的道德观念发生了巨变,国家把普及性科学知识提高到关系生活质量、婚姻家庭幸福乃至社会安定团结的新高度,并提出普及性知识,推广性教育,扫除性愚昧,防治性疾病,弘扬性道德,预防性犯罪,为人人享有性健康而奋斗,这无疑对我国性科学的健康发展起到了巨大的推动作用。

应当指出的是,在 20 世纪 90 年代,国人对性问题的神秘感和愚昧观念虽已大为减少,但旧的道德观念还在人们头脑中起作用,如何正确地在群众中进行公开的性教育依然是个难题。

道德观念的更新、进步是随着社会生产力的提高、商品经济的发展和社会文明的进步而进行的,既不能超前,又不能滞后。在我国,需要符合国情,适时、适度、适量地对群众进行性科学知识的宣传和教育,在客观条件允许的基础之上,循序渐进,不可一蹴而就。

一　历史上的性道德

奴隶社会的性道德

随着对偶婚制(指一夫多妻,但有一个主妻,或一妻多夫,但有一个主夫)的不断发展与完善,产生了一夫一妻制。促使一夫一妻制代替对偶婚制的原因不是自然选择,而是社会动力即私有财产的出现。德国伟大的思想家恩格斯曾说:"一夫一妻制的产生是由于大量财富集中于一人手中,并且是男子手中,而且这种财富必须传给这一男子的子女,而不是传给其他任何人的子女。"所以,奴隶社会的一夫一妻制意味着女性被男性奴役,即只针对妇女而不针对男子的一夫一妻制。

在西方奴隶制社会时期,妻子实际上就是男子家里的奴隶。罗马共和国初期,即使是最显贵的妇女,也只能生活在庭院之中,不能外出。中世纪的禁欲主义突出的一点就是极端仇视女性。宗教书籍不断告诫人们:女人是邪恶的、凶残的,女性的肉体引诱具有极大的危险,男人们根本就不应该去爱她们,否则就会一败涂地,自取灭亡。例如在对特洛伊战争的描述中,海伦成了罪魁祸首。所以,此时出现了各种对引起性欲的万恶之源——女性的限制,诸如"女性割礼"、"贞操带"等。到目前为止,在非洲不少国家仍然保留了举行女性割礼的传统,而这种传统实际上是对女性生理的严重伤害。

奴隶社会中不平等的一夫一妻制尽管在性道德上是不完善的,但毕竟走出了群婚制与对偶婚制,仍不失为人类性关系的一个进步。其道德意义在于,要求夫妻间保持忠贞守一的性生活,排除了杂乱的两性关系,这标志着人类对自己的性生活提出了更为严格的限制,也为人类提供了发展爱情的必要条件。

封建社会的性道德

随着社会进一步发展,婚姻禁例变得越来越复杂,禁忌也越来越多。到了封建社会,原先的性活动自由已经完全发生变化,性欲被当成一种罪恶,要求人们必须抑制。当时的社会道德认为,性行为仅仅是为了"子嗣",为了传宗接代。"性即罪恶"、"性即淫秽"成了这一时期性道德的主旋律。然而,过分的压抑反而增加了人们对它的兴趣。因此,在这一时期与性禁欲主义并存的还有性行为堕落。

封建社会里的性关系是更严格的一夫一妻制,但这种严格完全是针对女性的不平等的性道德要求。男性是一家之主,妇女仅仅为了男性而活着,成为男性泄欲和生儿育女的工具。

我国封建道德宣扬的是男尊女卑、男主女从、长幼有序。"父子不同席,叔嫂不通问,男女不杂坐。"男人可以三妻四妾、单方休妻、丧妻可以续弦;妇女则只能为夫守节,从一而终,寡妇不能改嫁,饿死事小,失节事大。不仅如此,封建礼教还规定了女子要绝对服从男子,"在家从父,出嫁从夫,夫死从子"。

中国的性禁锢一向很厉害,但在社会的中上层仍存在性享乐之风。汉唐时期,描绘男女性交的春宫图就广为流行,出现了朝野竞谈房中术的现象;卖淫也一直是各朝各代兴盛不衰的职业,唐宋之后还有了男妓和男妓院;明末清初的一段时期里,中国社会还出现了一个狂热的性文学兴盛期,其数量之多、刻画之细都在世界历史上居于首位。像《金瓶梅》、《玉娇李》等色情小说通过对性欲的赤裸裸描写,加剧了社会上不健康性观念的流行。

总的来说,封建社会的性道德主要是性禁欲主义,可概括为性欲为恶,禁欲为善。

性解放与女权主义

女权主义源自西方,译文理解成一个主要以女性经验为来源和动机的社会理论与政治运动。

性与两性不平等的关系问题一直是女权主义内部最富争议性的问题。

大多数女权主义者认为,男性在经济和社会上的权力影响到他们与女性的性关系;女人在性的权利和权力上与男人是不平等的;双重标准的问题普遍存在。传统性观念认为,如果一个男人与许多女人有性关系,那么他只不过是一个花花公子;可如果一个女人同许多男人有性关系,她便失去了身份和尊严。这种双重标准对女人显然是不公平的,妇女运动向传统的性观念提出了挑战。

性解放,最初便是由此观点出发反对性别歧视,争取妇女与男子享有平等社会地位和政治经济权利的女权运动。它同时要求改变基督教禁止离婚的戒律,主张婚姻自由。此后,从这些合理要求逐渐演变为对宗教性道德的全面否定,认为性交是人人都应有的与生俱来的自由权利,性行为是个人的私事,只要双方自愿就可以发生两性关系。性行为不应受与婚姻有关的道德和法律的限制,他人和社会无权干涉。性自由者反对一切性约束,主张性爱和情爱分离、性和婚姻分离、否定童贞和贞洁观念,提倡婚前和婚外性行为,要求社会接受试婚和同居。一些极端的性自由者不仅主张娼妓合法化,甚至认为乱伦也不应受到指责,更不应受到法律制裁。

性解放的出现有其深刻、复杂的社会根源和特定的历史背景。19世纪,欧洲受英国维多利亚女皇时代严厉的宗教性禁锢影响极深,对童贞和贞洁的要求非常苛刻,妇女受到严重歧视;严格的终身一夫一妻制,感情完全破裂的夫妻也不准离婚;手淫被认为是亵渎神灵的罪恶;不准谈性,不准进行与性有关的科学研究和艺术创作。为此,人们普遍受到沉重的性压抑。弗洛伊德正是在这种社会条件下观察到大量神经症和精神病都与性压抑有关,因而建立其泛性论学说。这一学说对于性自由的萌现有着重要影响。罗素的婚姻革命观则是针对不合理的宗教性禁锢而产生的较为严肃的婚姻变革学说,对早期的性解放起过积极的作用。

此外,青霉素广泛用于医治当时的主要性病梅毒和淋病取得特殊疗效,加之激素类避孕药出现,乳胶避孕套质量提高,均消除和减轻了人们对婚前和婚外性行为引起性病和怀孕的顾虑;两次世界大战使欧美国家人口性比例严重失调;世界性青春期发育提前和婚龄推迟造成庞大的性饥饿人群;西方个人至上的价值观促使越来越多的人在性行为上缺乏社会责任感;生产力发展、消费资料丰富促成的追求享乐和纵欲的潮流等等,这些都成为加剧性解放蔓延的重要因素。1968 年开始于法国大学校园的"五月风暴"作为性解放顶峰的标志,使性解放狂潮迅速席卷西欧、北美,并影响到许多发展中国家,使大量年轻人的性行为处于混乱状态。"性解放"一词至此已完全失去妇女解放的主要内涵。

性解放使西方社会离婚率急剧上升,大量家庭解体,单亲家庭和非婚生儿童增多,家庭教育职能明显削弱,青少年犯罪现象激增。1980 年代,美国每年有 100 万以上的少女怀孕,其中 40％成为少年母亲;英国 50％的儿童为非婚姻产儿。最为严重的是,性解放引起全球范围的性传播疾病蔓延,性病发病率骤升,流行的性病种类增多,欧美 70％以上的成人患过性病,直至出现威胁人类生存的艾滋病大流行。性解放造成的严重消极后果已经使西方社会重新审视性道德的重要性,因而出现了性道德回归的趋势,表现为要求青少年婚前禁欲,保持严格的一夫一妻的两性关系,有些国家还出现了提倡童贞的少女贞洁运动。

性洁净观

指源于男女不平等以及历史上的婚姻形式,而将性的各种现象和表现划分为"干净"和"肮脏"的观念。这是人类历史上一种很重要、很久远的性观念。这种性观念认为,人类应该仅仅接受那些"干净的"性,拒绝甚至消除那些"肮脏的"性。

这是一种错误的性观念,因为它并不是根据卫生的标准,而是根据某些性道德标准来评价和划分人类的性现象和性行为。从卫生的角度来看,只有那些不加清洗或者消毒程度不够,因而有可能带来各种感染与疾病的性现象与性行为,才真正是不洁净的。但是人类历史上的这种性洁净观,却恰恰产生和流传于人类卫生知识极端贫乏的早期社会之中,因此它的目的是为了维护当时社会的性道德,而不是为了保持和增进人类的健康。

性洁净观来源于两个方面:一个是男女不平等,另一个是历史上的婚姻形式。

由于男女不平等的出现而产生的性洁净观有:认为女性的经血是脏的,

来月经的女性是脏的,女性的生殖器和分泌物是脏的,女性主动提出性要求或者在性生活中的主动是丑恶的,女性的性高潮状态是丑陋的,某些女性处于积极态度的性交体位或者性行为方式是丑陋的等等。由于传统社会的长期灌输,不仅很多男性信奉这种性洁净观,许多女性也信以为真,造成她们在性方面的自卑和消极。

性的洁净观也来源于历史上的婚姻形式。自从人类出现了以财产占有为基础和核心的专偶制婚姻以后,传统社会就把一切非婚性行为和违反社会规范的性行为统统视为肮脏的、不纯净的,把社会允许和赞许的性行为视为纯净的。这方面的主要表现有:认为"失贞"者的身体和性器官都是不洁净的,不符合社会规范的一切性关系里的一切性行为都脏的,一切不被传统社会所接受的性反应现象和性兴奋的表现都是丑陋的等等。男女两性中都有许多人信奉这些观念。

随着社会的不断发展变化,这些观念也已经产生了很大变化。某些过去被人们认为是脏或者丑陋的性现象或者性事物,现在则被人们越来越多、越来越深刻地运用卫生的和科学的标准来评价。

二 性道德特征

性道德是调节人类性行为的道德规范。异性相吸,性爱、性冲动和性行为是人类的一种本能,它涉及第二者,并产生生物学、社会学后果。因此,为了协调双方及与周围人的关系,就必须有性道德来约束人们的性行为。性道德是一种社会形态,它和其他作为社会上层建筑的意识形态一样,有着各自的特征,发挥各自的作用。

性道德是一种特殊的规范

首先,性道德所制约的对象比较特殊,它制约着人们的两性关系,是指导性生活的行为准则。而两性生活是人类社会生活中最具有感情色彩、最隐蔽、最动人心弦的一部分。其次,性道德的制约作用十分敏感,一旦有人越轨,很快就会引起舆论哗然,人们会议论、谴责,连亲友都感到有失颜面。

在舆论的压力下，个人也易于产生良心上的责备。同时，性道德规范与法律法规没有不可逾越的鸿沟，违反性道德，进而走上性违法犯罪的例子屡见不鲜。

性道德具有比较特殊的层次性

我国是多民族国家，各个民族的风俗习惯和性道德的形成有着民族自身的不同特点。

比如，在云南居住的摩梭人，他们还延续着母系氏族"走婚"的生活习惯。"走婚"的形式是男不娶、女不嫁，男方晚上到女方偶居，次日早晨回自己家中，男女终身都在自己的母系家庭里，双方都不是对方家庭的成员。

夏尔巴人也有自己的婚俗习惯，他们的婚姻形式有几种，一是男方请别人一起去女方家说亲、送酒、献哈达，女方家如果老少都同意，就请其吃饭，即可结婚。二是男方求婚时，女方父母同意，女方本人不同意，就采取抢婚的形式。三是男女双方同意，而女方父母不同意，就将女方抢到山上藏起来，再找女方父母求情，直至同意后才将女方领回家。夏尔巴人还有两兄弟同妻的婚姻形式。妻子有自己的住房，并设有大床，两兄弟丈夫各有自己的住房，谁与妻同宿，或由两夫决定，或由妻子决定。如果有弟兄 4 人，那么，他们习惯老大与老二同一妻，老三与老四另同一妻。

人类社会本身具有多层次性，大多数民族地区按照现代文明方式进行异性间交往，实行一夫一妻制，但在少数地区依旧延续着祖先的生活行为习惯，这也就在性道德方面提出了多层次的要求。

性道德具有相当大的稳定性

整个上层建筑相对经济基础来说都具有稳定性特点，既使经济基础改变，原来的上层建筑还将稳定地保留一定时期。性道德规范比其他上层建筑变化的速度更慢，有着更大的稳定性。因为改变旧的观念，需要人们的思想文化、社会风尚和心理结构有一个变化的过程，这个过程是比较缓慢的。新中国成立以后，相当长的一段时间内，在一些地方的农村还存在父母包办婚姻、寡妇不得再嫁等现象，这是封建的道德观念仍然在有形无形地对人们发生影响的表现。

性道德具有广泛而深刻的社会性

从纵向来看，性道德贯穿于人类社会的始终，是与社会共存的。从横向来看，性道德涉及社会的每一个成员，对个人、家庭和社会的影响都很大。

三 性道德标准

在两性关系过程中所应遵循的道德标准，是指导人们性行为的最基本的原则。

自愿的原则

人们要进行性行为，必然有其目的性，或是为了通过性行为达到肉体与精神的结合，或是为了对异性形体外貌美的追求，或为了通过肉体的接触、生殖器官的摩擦获得快感，又或是为了传宗接代、获得生育子嗣的结果。为达到这些目的，就必须由一个主体影响另一个主体，成为一种社会性行为。这样就会有双方主动或仅仅一方主动、双方愿意或仅仅一方愿意的区别。性道德的标准之一，就应该是性行为建立在双方自愿的原则上。

当然，在实际的性活动中，所谓"自愿"主要指女方自愿。无论从生物性性质或社会性性质上看，在性交过程中，一般说来男性多处于主动和进攻的地位。因而，在性行为中，作为男方，不仅要满足自己生理和心理上的性需要，也应顾及到女方的意愿。

细说起来，自愿的原则有其重要意义。首先，如果没有恋爱和婚姻关系，双方如违反自愿原则，就构成了强奸行为。其次，包办婚姻、买卖婚姻产生的性行为之所以不道德，也因为它违反自愿原则。即便是自由恋爱而结成的夫妻，以现行的道德标准来说，如果妻子不愿进行性交活动，而丈夫加以强迫，也是违反道德的，一般认为是"婚内强奸"，在一些国家也构成犯罪。

案例 1　被告王某,29 岁,上海某公司的职工

1996 年 6 月和 1997 年 3 月,王某以夫妻感情破裂为由两次向法院提出离婚诉讼请求。法院做出准予离婚的一审判决,然而判决尚未生效,王某来到原住处,见其妻钱某也在,便欲与其发生性关系。遭拒绝后,即反扭钱某双手强行实施性行为。上海某区法院以强奸罪判处被告王某有期徒刑三年,缓刑三年,这是新《刑法》实施以来上海判决的首例婚内强奸案。

无伤原则

假如只片面强调自愿原则,只要两性同意,就可以随时随地发生性关系,显然也是不道德的,这里还有个无伤原则。

无伤主要指两人之间的性行为不会伤害其他人的幸福,不会伤害后代的健康,不会伤害社会的安定发展。另外也要讲究性卫生,保证性交行为不会损害自己或对方的身心健康。

就第一方面的意义讲,我们可以理解,无论用什么样的辩辞,婚外性行为都是不道德的,在婚前与一人山盟海誓同时又"脚踩两只船"去欺骗另一人也是不道德的。

案例 2

1998 年元月,鄂州市梁子湖女青年吴某与大冶的毛某,经他人介绍相识并建立恋爱关系。1999 年元月,双方按照农村的习俗举行结婚仪式。同年 4 月,双方到婚姻登记管理机关补领结婚证。婚后,两人一同在外务工维持生活,夫妻感情一般。2003 年 8 月,两人在上海打工时,吴某认识了另一打工人员杨某,两人产生婚外情。一个月后,他们同时离开务工场所,去向不明,毛某多处寻找无果。为此,毛某向法院递交诉状。法院经审理认为,吴某在务工期间与他人产生婚外情,并离开毛某与他人同居,且去向不明,两人感情破裂,过错在吴某。后判决两人离婚,婚前财产归各人所有,吴某赔偿毛某精神损失费 5000 元。

由此看来,婚外性行为,无论此人与"第三者"的爱情如何真挚,尽管符合自愿原则,但违背了无伤原则,伤害了自己的妻子或丈夫,伤害了孩子,也给社会安定团结带来不良影响。除非履行法律程序,经法院裁决或协议离婚,再结婚,否则婚外性行为是一种极其违背无伤原则的行为。

其他婚外性行为,如嫖妓、宿娼、卖淫,易导致感染与传播性病,连自己的妻子或子女也会成为性传播疾病的无辜受害者,更是与无伤原则背道而驰。

婚前性行为虽然符合自愿原则,也无所谓伤害他人,但实际上若形成风气,无疑是对社会的一大危害。同时,这样的青年男女本身由于经常处在兴奋、紧张、担忧、沮丧等心理交替中,也妨碍自身身心健康的发展。何况若未婚先孕,对自己、对孩子都是极大的危害。

在一次对某省妇幼保健院门诊部妇产科主任的采访中发现,现在做妊娠检验或堕胎的女性呈年轻化趋势,且 60% 以上是未婚女性。其中,在节假日的时候,绝大部分是女大学生,还有不少是高中女生,最小的只有 14 岁。这些女大学生流产大都是性行为以后的意外,处理这种意外,少男少女们都没有准备,没有经验,并且他们在性问题上都很盲目,不懂如何有效地避孕,因而很容易出问题。最令人担心的是,有些未婚先孕的女大学生因为害怕被别人发现和耻笑,往往不会去正规医院做人流手术,而选择一些地处偏僻的私人小诊所。而有些私人小诊所没有营业执照,医生也没有执业证书,存在各种安全隐患,比如,医疗器械消毒不严格给患者生殖器官带来病菌,导致病毒感染;物品重复使用造成患者交叉感染;手术设备和医生技术不过关致使女性不孕、宫外孕上升等等。

所以,无伤原则应从各方面广义理解,以保持性行为的道德准则。

爱的原则

在性活动中具有对特定的"某一个"异性的爱情,已成为人类性道德的重要原则。单纯的自愿,可能是没有爱情的自愿。卖淫与嫖娼,是不符合人类性道德原则的性行为。出于某种原因，如抵偿债务、报恩，或为了某种不正当的目的，虽也是在自愿基础上，但谈不上爱情，也是不道德的。单纯的无伤，在缺乏性爱的性行为中，尽管没有造成明显的伤害，然而这只是一种低级的、冲动型的、没有真正情爱的性行为而已。只有具有爱情的性行为，才符合性道德原则。

性爱不单指性交，它是性行为中躯体感受与心理感觉有机的融合。为求单纯肉体上一夜之欢的性交，很难说存在着什么性爱，充其量只不过是为了满足性欲而已。

婚姻缔约原则

人类社会的性道德具有明显的社会性，而社会又是充满各种规范的，性行为同样须由道德规范和法律来制约。婚姻缔约，就是道德规范在法律上的表现。两个异性之间产生爱情，而这爱情又是自愿与无伤的，发生性行为也必须经过法律的程序予以认可，才是符合道德原则的。《圣经》上有句名言："性交只有在结婚的床上才是合乎道德的。"

婚姻缔约的原则是性道德形式上的原则，实质的原则还是爱的原则。因为没有爱情的婚姻也是存在的，如包办婚姻、买卖婚姻等，所以，婚姻缔约的原则应与爱的原则有机地结合起来，并与自愿原则、无伤原则统一起来综合地评价，才能完整准确地表达出性道德的基本原则。

俗话说"男大当婚，女大当嫁"，这明确告诉我们，人对两性生活的追求，应该通过婚姻这条途径去实现和得到满足，而不是其他。因此可以认为，婚姻是性行为的前提、手段和过程，是古今中外满足性生活最普遍、最规范化的方式。

生育原则

评价人们对待生育的思想、行为和态度的道德标准即为生育道德原则。生育道德原则是一定的社会道德在人口生育问题上的具体表现。在农业文明的社会里，婚姻内生育、惟生殖论、重男轻女、多子多福是生育道德原则。在工业文明的社会里，生育道德原则是婚姻内生育、男女平等、优生优育；中国则提倡以"控制人口数量,提高人口素质"为核心的社会主义生育观,政策是"晚婚、晚育、少生、优生"。

晚婚是指在法定结婚年龄之上适当地推迟实际结婚年龄。我国婚姻法规定:"结婚年龄,男不得早于二十二周岁,女不得早于二十周岁。"晚婚政策就是提倡和鼓励男女青年在达到法定的最低结婚年龄之后,推迟三年结婚。

晚育是指适当地推迟婚后妇女的初育年龄和延长生育二胎的间隔年限,我国规定的晚育是男女双方在晚婚年龄上各加九个月。

少生就是让妇女平均生育子女数从过去的多生多育降到少生少育,提倡一对夫妇只生育一个孩子。

优生是指生育身体健康、智力发达的后代,防止因遗传性、先天性和产伤性因素导致生育痴呆、有精神病和其他缺陷的后代。

当近代遗传学理论阐明了优生的本质后,人类才回过头来认识到婚姻制度发展在人类体质进化上的重大意义,从而证明了以性道德形式出现的性约束,是人类生存发展的必要条件。

关于禁止近亲结婚的范围,各国法律都有直系血亲间不得结婚的规定。关于旁系血亲间禁止结婚的规定则不尽相同,宽严不等。日本民法禁止三代以内的旁系血亲结婚;罗马尼亚家庭法典禁止四代以内的旁系血亲结婚;中国婚姻法禁止三代以内的旁系血亲结婚。

禁止结婚的疾病主要有两类:一是精神方面的疾病,如精神病、白痴等;二是身体方面的疾病,一般是重大不治的恶疾以及足以严重危害对方和下一代健康的病症,如麻风病、后果严重的遗传性疾病、艾滋病等。

性禁忌原则

人类对性关系进行自我控制和自我约束的性道德标准又称性禁忌。它在本质上表现为对某些性关系的禁止和否定。性禁忌最早始于原始社会。当代性伦理学中人们公认的禁忌原则主要包括禁止结婚的血亲关系和禁止结婚的疾病两方面。

人类社会最早的性约束是禁止乱伦,在父女、母子、兄弟姊妹之间严格禁止发生性行为。在有些文化中,更进而扩大到禁止所有近亲之间的两性关系。原始部落的一个群体通常只有几十名成员，部落内的族内婚造成近亲繁殖，会造成体质的逐渐退化，健康状况一代不如一代，而部落间的婚配则能产生强健的子孙。原始人在生活实践中认识到近亲繁殖会产生孱弱的后代，于是由部落内部的族内婚逐渐向部落间的族外婚发展，族内的两性行为就成为乱伦而遭到禁止。

从族内婚到族外婚是一大进步，但仍是群婚，子女只认识母亲，不知道父亲，近亲之间还可能出现性交，优生也得不到保证。当母系社会的对偶婚出现时，优生又向前进了一步，但还是可能出现同父异母的后代之间的近亲乱伦，因为这时的对偶婚只是相对稳定，关系并不牢固，所以同父异母的子女彼此不能识别血缘关系。直到父系社会严格的一夫一妻制出现，不仅直系血缘不得乱伦，就连三代或五代旁系都不能通婚的性道德习俗形成时，人类的优生方得到可靠保证。

四　恋爱中的性道德

恋爱

爱情要经历一个萌芽、开花和结果的过程，男女双方培育爱情的这个过程称为恋爱。在 20 世纪初，西方有一种流行的看法，认为文明人以"性爱"一词互相联合起来的各种情绪，在过去和现在，都是一种人类心理的不变形态，这当然是完全错误的。历史唯物主义认为，整个人类社会的婚姻、家庭，包括性爱在内，都是随着生产力的不断发展而变化的。因此，研究恋爱中的道德伦理，决不能脱离现实社会的经济、政治状况和性道德的基本原则。

为什么在恋爱中存在着道德伦理问题呢？在恋爱中，直接的当事人只是两人，但是恋爱绝不仅仅是个人的事情。列宁指出，对于恋爱来说，"最主要的还是社会的方面"，"恋爱具有社会关系，并产生对社会的责任"。恋爱产生对社会的责任，并不是故意强加的，而是由于恋爱要涉及两个人的生活，并会产生新生命这一自然情况直接引申出来的。

首先，恋爱的基础往往影响当事人双方的人格再造。一般地说，如果恋爱是建立在共同的崇高生活理想基础之上的,往往会给当事人双方带来生活的快乐和生活的力量,带来积极上进的健全精神,使双方能在共同生活中取长补短,相互影响,从而使双方的人格更加完美、崇高。

其次,恋爱对社会产生调动或抑制人们历史主动性的责任。一般地说,如果恋爱生活是健康的、合宜的、严肃的,那么它不仅能使青年男女在忠实履行爱情所包含的义务中,培养对他人和社会履行义务的责任感,而且,能直接激励他们克服重重困难,去践行应尽的社会义务。

最后,恋爱对社会的责任,还表现在它深刻地影响着当事人的婚姻关系和家庭生活。一般说来,恋爱是发生和存在于相爱的男女两性之间,以异性的结合为目的的相互爱慕的感情和行为。因而,它的基础怎样,发展是不是健康的,直接关系到婚姻关系的巩固,关系到家庭生活的和谐,以及新一代的成长。

不难看出,正是由于恋爱中涉及了复杂的社会关系,从而形成了恋爱中的道德。

如何看待婚前性行为

婚前性行为,主要是指未婚男女在结婚以前自愿发生的性交行为。婚前性行为作为一种社会现象在当代中国颇为普遍地存在,近年来的发生率又呈上升趋势。由于婚前性行为所具有的"隐私性",使得迄今为止还没有一个准确而科学的数字来定量描述。不过,仍可以通过各种间接手段进行审视和观察。

英国心理学家马克尔·斯科菲尔德曾经从伦敦地区 24000 名青少年中随机抽选 1873 人,通过访谈法来了解他们的性行为。结果发现,青少年性行为的发展,一般有如下五个阶段:一、不接触异性的阶段。这一阶段中既无约会也无接吻。二、不脱衣服的性接触阶段。行为表现是接吻、长吻、在衣服外面触摸乳房或让对方触摸乳房。三、在衣服里面或脱掉衣服的性接触阶段。行为表现是从衣服里面触摸乳房或让对方触摸乳房并听任对方爱抚及性器官相互接触,但未发生真正的性交。四、与一个对象发生性交。五、与一个以上的对象发生性交。至于婚前性交的比例,在 15—17 岁的年龄层中,少年有11％、少女有6％;在17—19岁这一年龄层中,男子有30％、女子有16％;而若从累积率看,则18岁的男女分别为34％和17％。

斯科菲尔德接着分析了同婚前性交相关的各个因子,发现发生过婚前性交的青少年,大多是因为父母管束不严、学习成绩不好、厌烦上学、就业过早、工资较高、零花钱过多、对体育活动不感兴趣、过早开始约会接吻、常去影院酒店、吸烟、违反交通等等。斯科菲尔德认为:"值得注意的是所有这些少年的不良行为,都和性经验相联系。"斯科菲尔德运用态度尺度,分析了与性经验有关的两个因子,并分别命名为青少年群体中心主义因子和约束性因子。前者是指赞成自己所属的群体,反对其他的群体,即反对外国人、有色人种,还反对同性恋和结婚,蔑视成人的制度,不听成人的忠告,反对成人干涉自己和伙伴的事情,追求享乐主义的生活。后者是指以严厉的道德戒律,约束自己的行为。这种人相信善有善报,认为应当忠于家庭,少男若使少女怀孕就应和她结婚。他们还反对同性恋,认为那是反道德的;而群体中心主义者虽也反对同性恋,却是因为同性恋有碍于自己所属的群体。结论:有婚前性行为的少男少女,往往具备群体中心主义倾向和反约束倾向。

众所周知,恋爱多发生在青年期。其原因很好解释,性生理的成熟必然产生对异性的追求。无论恋爱中包含有多少种动机,性欲和性冲动是不可或缺的。恋爱的基础之一就是性冲动,其关键在于使性欲升华为爱情。当然,这决不是一个轻而易举的自然发展过程。

如果从生物学和生理学的角度来说,儿童发育为成人的过程就是性的成熟。性的成熟标志着能够生儿育女,也就是说从生理上具备了做父母的可能性。站在生物学的立场,性成熟标志着儿童时代的结束。人类的青年期应为:从性成熟的特征开始出现,到性完全成熟4—5年这样一段时间。但是,人类的性行并不像动物那样单纯,不是一旦性成熟就立即产生性欲,要求与异性结合。人类的性行为有其社会性,必须受到社会的种种制约。因此,人类对性行为的表现方式,在很大程度上依存于个人意志的控制,而不仅仅受生理机制的支配。人的道德伦理意识可以使性行为脱离生理的机制。

由于性行为的多元内涵,使广大青年不得不面对一个难度巨大的抉择:

一方面,性道德婚姻缔约的原则要求,伴随着性成熟而产生的性欲要求,在现代社会中只有通过合法的结婚来满足才是最道德的。可是另一方面,当代青年从性的成熟开始到能够以结婚这一合法形式来满足性的欲求为止,平均长达十年有余。根据美国著名性学家阿尔弗莱德·金西等人的调查,在男子中,性的能量在性成熟的较前期,即 17 岁时是最高的。尽管性欲的强度在很大程度上依存于性的经验而不能简单地说这个时期是性欲最强的时期,但是对性的能量消耗进行补充的生理补偿能力,男女都在这个时期最强。矛盾就在于在男女交往比以前远为自由、性刺激也更多的当代社会,这个时期的青年几乎都未结婚,即是说还没有得到能够合法地满足性的欲求的对象,这种状态无疑给青年造成了紧张和欲求得不到满足的感觉。

虽然婚前性行为是可以用一些理论来进行解释的,但并不能因此认为它是合乎性道德的行为。目前,性道德对婚前性行为持反对立场。

第一,破坏传统道德。性生活应当是一夫一妻婚姻专有的东西,允许婚前性行为就会使终身结为伴侣的特殊而珍贵的关系黯然失色,就会破坏婚姻制度,就会鼓励背离“真正”爱情和生儿育女目的的性行为。

第二,婚前性行为促成乱交,鼓励临时的而不是持久的男女关系。如果允许婚前性行为,男女之间通过婚姻而建立和发展起来的持久而有意义的关系就会被“露水夫妻”的关系所取代,从而把人与人的关系降低到动物的水平。

第三,造成当事人的犯罪感和被唾弃。由于社会舆论不认可婚前性行为,那些发生婚前性行为的人会在心理上产生不同程度的犯罪感,造成一定的心理障碍,同时他们还会遭到世人的唾弃。

第四,婚前性关系常常可能生出孩子,这样的孩子出生后,可能以私生子身份受到抚养,对儿童的身心造成极大的伤害。

在对一位因怀孕而被迫退学的中学生进行采访时,她感到十分后悔,“很快就到预产期了,可我还没有完全准备好。我知道我的未来充满了责任和挑战,我喜欢和不喜欢做的事情在很大程度上都不得不受到限制了。我意识到很多事情我做错了,我结交了不良的朋友,生活走上了歧途,曾经一度把他看做是我的全部,我本不应该这样傻。从知道怀孕到现在,孩子的父亲还没有和我说过一次话，我真的很伤心很绝望，他的做法会永远在我心理留下创伤。在过去的几个月时间里，我有时间认真思考自己的人生——它真的因此改变了。希望我的讲述对年轻人有警戒作用，不要再像我这样意外地怀孕了。听我一句吧，我们本来可以规划出更青春美丽的人生的……"

苏联著名教育学家苏霍姆林斯基曾经从伦理学的高度对婚前性行为进行研究，并提出了一个重要的命题：爱情的道德纯洁性，是人类灵魂的一面镜子；理智和意志需要成为性欲高度警惕的哨兵。具体地说，一个人在产生性欲以前，应当为心灵之美所迷醉，应当对他人怀有极大的道德责任感。只有在这种情况下，才会有牢固的、真正的爱情。真正的爱情能使理智有助于感情，能向感情注入道德力量，使内心活动在道德方面趋于高尚。爱情是对人性的最严格的检验。每当感情冲动的时候，一定要自我克制。爱侣之间的肉体结合，从道德上解释，是精神的结合：他们互相尊重，决心白头偕老，同舟共济。幸福如果建立在性欲之上，这是一种禽兽的情欲，它使人变得愚蠢和轻率。只有在人的面前展现出人的丰富内心世界——人的尊严、人的创造能力和社会活动的时候，性欲才具有人与人之间的伦理道德关系的性质。这些，可视为性伦理学关于婚前性关系中的性伦理的高层次要求。

恋爱中道德的基本要求

恋爱中道德的基本要求是什么呢？大致可以概括为以下四个方面。

第一，注重于双方的品德、情操和志同道合。

恋爱是青年男女之间的私事，又是一种社会行为。交往的动机应该是为了寻找一个能与自己在漫漫人生道路上志同道合的终身伴侣，双方的文化修养、价值观念、思想境界应彼此相当。在情侣的选择上，要摆脱"门当户对"、"父母之命"、"郎才女貌"及其他社会偏见。这不仅是维护恋爱关系的自主性和持久性的重要前提，而且也是恋爱关系道德性的显著标志。

当然，在具体选择情侣时，根据当时的实际情况，也不可避免地还要考虑到其他的一些条件和因素，比如性格、爱好等，但是，无论如何应当把品德、情操和志同道合放在首位。

第二,尊重对方情感,平等履行义务。

苏联教育家马卡连柯指出,青年男女应当保持真诚的关系,也就是说,无论对任何事物,不夸大,也不低估。如果彼此不欺骗,尊重自己也尊重他人,这时候,不管保持什么样的关系——友谊的、爱慕的等等,都是健全的关系。在建立和发展爱情关系的过程中,男女双方应当处于平等的地位。

爱情关系的建立,必须出于当事人双方共同的意愿。任何一方都不能强迫或诱骗另一方接受自己的爱,即使自己的爱慕是纯洁的,也不能让另一方违心地接受你的爱;同时,任何一方也不要违心地去勉强爱一个自己并不爱的人。

男女双方一旦确定爱情关系,就要共同承担这一关系所包含的各种义务,以及随着这一关系的发展而必然产生的其他义务。在这一义务问题上,不能只要求另一方践行义务,而自己一方不践行相应的义务。这些要求的实现,是爱情关系得以巩固和发展的重要道德基础。

第三,相互了解,长期考验,忠贞专一。

在确定爱情关系之前,双方应当坦白、如实地说明自己各方面的情况,使对方对自己有一个全面的了解和认识。相应地,任何一方不应在不了解或不全了解对方的情况之前,出于一时感情冲动或其他表面的、片面的现象而盲目求爱。一般地说,男女双方不论是因一起工作、学习认识的,或经他人介绍认识的,都应当有一段时期作为普通朋友关系交往,在有了全面了解和深厚情谊的基础上,再正式确定是否建立爱情关系。而且,即使在确立爱情关系之后,直到缔结婚姻之前,还必须有一段时期考验这种关系,能否经得住可能发生的冲击。

除此之外,一个极其重要的要求,是在爱情关系确定之后,任何一方都必须忠贞专一,不能有其他情侣,或轻率转移爱的对象。即使发现对方不宜于将来和自己共同生活,也应当在通过正常方式与对方中断爱情关系之后,再去选择新的情侣。

第四,高尚的情趣和健康的交往,表达适度。

任何感情都有一个从培养到发展的过程,爱情关系确定后,两性间无疑要通过较多的交际和交往来加深爱情,但是任何超越恋爱人际交往中感情发展的阶段性而出现的"飞跃"都是不正常的，在此基础上确立的恋爱关系也是不牢固的。

青年人最幸福的时刻是他们有着纯洁、理想的爱情的时刻。内心世界丰富的人希望长时间地保持这种爱情。如果两个有着同样高尚的荣誉感和自尊心的青年相亲相爱，他们在长时间内不会逾越性行为的界限。这并不是说他们没有这种要求。他们的愿望十分强烈，但他们知道，没有精神上的结合，肉体结合在道德上是说不过去的。他们把精神上接近、理想爱情的阶段放得很长，甚至故意这样做，并从中感受到莫大幸福。因而，在交际和交往中，必须具有高尚的情趣和健康的方式。

五 青年们具备性道德观念的意义

对青年来说，已经到了性成熟的时期。从此向后延续的十年期间，正是一个人体力和精力最为旺盛、本领和技术水平最为纯熟、最能为社会作贡献、最能创造光辉成就与事业的时期。与此同时，也是一个寻觅异性对象，进行恋爱、结婚、组建家庭、养育子女等一系列性活动的过程。一般来说，每个大学生都存在爱情与事业并行发展、并行创造与建设的问题。因此，就存在一个性与人生的其他部分的关系问题。

毋庸讳言，性生活是人生的重要组成部分。但在这里，我们不能不重温鲁迅先生的一句话："不能只为了爱——盲目的爱，而将别的人生的意义全盘疏忽了。"

青年们为了保证学业和工作的顺利完成，健康圆满地踏上社会工作岗位，必须具备性道德观念。

首先，具备了性道德观念，就可以正确控制性生理本能表现出的性要求，避免其不造成对他人的骚扰和对社会的不良影响。

少数青年在学习期间，由于不具备起码的性道德观念，对于表现出的性欲及两性之间的爱情不能很好地驾驭，贪图一时强烈而集中的冲动快感、短时间的兴奋和满足、感官上的快畅和生理上的享受，而做出"一失足成千古恨"的憾事。具备了性道德的观念，就可以用理性的力量控制和压抑感性的冲动,避免做出不理智的性行为。对他人不形成骚扰和伤害的性行为,对社会不造成劣性影响的性行为,如自慰,是情有可原的。

其次,具备了性道德观念,可以使自己的恋爱及以后家庭的组建沿健康方向发展。

对于性心理活动,性道德观念,可以形成道德监导下的精神因素的控制、约束作用。它表现为持久的、连续的积累,双方情感上的亲昵和沟通,审美观点、道德观点的相互交融。大学生具备了性道德观念,可以在恋爱过程中以道德规范约束自己的行为,并可使对方对自己有一良好的印象,有利于促成双方感情建立在道德原则基础上,从而获得稳固的、长远结合的保证。

再次,具备性道德观念,可使性行为趋于完善,达到美好升华的境界。

性行为本身具有相当程度的生物性和本能冲动性,某些情况下,性激素的作用可发挥强烈作用,影响人的神经和心理活动。这时,社会的、后天的道德观念是具有重要作用的。性道德观念可以使人类性行为趋于日臻完善,达到美好升华的境界,即用社会的、道德的、理性的力量来掌握、驾驭生物的、本能的、感性的力量。

青年只有具备良好的性道德观念,才能正确对待有关性的各种行为,并保证自己在生理、心理和社会各方面均能健康成长,正确对待和处理恋爱、婚姻,最终建立一个美满幸福的家庭。

六　性道德的调节手段

性道德之所以能够在人类社会中较为稳定地按一定规范延续,在种种不道德的性行为中仍能树立自己一定的规范,是因为人类具有各种错综复杂的调节生理、心理情感的手段。性道德也同样需要各种手段来加以调节、制约。目前较为统一的看法是,性道德的调节手段主要有羞耻感、义务感、责任感、良心感、道德感及贞洁感。

羞耻感

羞耻感是一个人对自己的或他人的行为感到害羞与耻辱的一种感觉。

在性实践中,羞耻感更为突出和特殊。羞耻感是人类所特有的,但对人类来说,这羞耻感也并非天生的,而是随着人们在家庭、社会中成长,受文化背景的影响而逐渐形成的。

羞耻感是性行为正常进行的保证。试想若无羞耻感,人类的性行为将陷入混乱状态。人类性行为具有普遍性、重要性、长期性、隐蔽性、冲动性、排他性和严肃性等特征,而羞耻感对上述特征的大部分都具有保障和促进作用。人类的性行为、性道德由于有羞耻感的调节,才对性器官有一种隐私和隐藏的要求,对性行为有一种自私和个人的认识,才使性活动在一个特定的、安全的、隐蔽的、个人的场所中进行。

总之,正因为在性实践中有羞耻感的存在,才有人的尊严和人类文化的发展。否则,人类则无异于动物了.

义务感

义务感是指缔结婚姻关系的两性分别具有对对方在性生活、社会生活应尽义务的自觉性。这包括性生活的相互满足、婚姻关系的相对稳定,在经济、疾病、灾害方面的相互扶助。性的义务感,具有一种自我控制的调节作用。社会不同,男女两性的性义务感也不相同。

譬如在旧中国封建社会,女子的性义务感是充当男子的泄欲工具,或作为繁衍子女传宗接代的工具,当妻子无法为丈夫生育子女时便犯了"七出"之罪,丈夫就有充足的理由休妻。而男子的义务感则是作为女子经济上的依靠,即使一般老百姓中的男人也都以"养家糊口"为己任。

而现代社会中,男女两性的性义务感则应建立在男女平等这一基本原则上,男女个人在对性爱的要求和获得过程中,也要充分注意使对方得到性爱的获得与满足。

所以,性的义务感又必须以性爱为基础,以婚姻为标志。没有性爱的义务,不是性的义务感,而是普通的义务感;没有婚姻缔约的义务感,失去法律与道德的维系,这种义务感是脆弱的、不可靠的、难以持久的。

责任感

责任感和义务感并不相同。义务感指男女两性相互承担的义务,而责任感则指男女两性的性活动,不仅要相互负责,而且还要对家庭、对社会负责。男女两个人的性活动,在恋爱阶段意味着两个个体追求思想上、感情上的一致;在性交阶段,意味着两个个体在肉体上的结合。性行为从个人角度讲是获得性的快感,而从社会角度讲是子女的繁衍、人口的增加。所以,中学生的早恋,青年的婚前性行为,造成怀孕、非婚子女的增多,都是缺乏性责任感的表现。

因此,时刻保持性责任感,就有利于自己性行为的控制,也有利于社会秩序的稳定。

良心感

良心感是个人道德意识最基本的调节手段,用以调节在各种道德背景条件下复杂的道德关系。男女之间的两性关系更为复杂和多变,其道德关系更需凭借个人的良心来调节。当两性关系处于难以解决的冲突时,如喜新厌旧、重金钱地位轻感情等,良心感就是一种内在的道德法庭。它可以衡量自己的性行为是否符合道德要求,可以控制自己的性欲在一定程度和范围内伸展,以抵御色情的、利己的性动机。

众所周知的陈世美,抛弃结发妻子秦香莲,与公主婚配,不仅拒绝与前来认亲的秦香莲相认,反生杀机,最终被不畏权贵的包拯铡于铜铡之下,他就是一个在含有复杂社会背景的两性关系中缺少良心道德感的人。

青年正处在恋爱阶段,对性行为一定要慎重,考虑再三,否则,将会受到良心的谴责。因此,如果我们注重良心感在两性道德中的调控作用,那么就可以大大减少未婚先孕、始乱终弃和怨夫弃妇等现象,保证恋爱顺利发展、婚姻美满,得到幸福的性生活。

道德感

两性关系表现出的道德感与个人的信仰、追求和对幸福的理解等多种因素有关。

　　不同的社会阶段人们的道德感也不相同。有个连环漫画画得很有意思：原始社会人类只用树叶、毛皮遮盖人体，到封建社会则衣宽裤肥遮盖无隙，后来又改穿短裤短衣，以至发展到比基尼三点式，从裸露程度上又恢复到原始程度，而人们的道德标准也分别予以承认。

　　另外，不同民族、不同国家、不同地区的风俗习惯，可使人们的性道德感有所不同，例如有的民族允许婚前的性开放，有的民族允许"试婚"，有的民族流行"抢婚"。

　　除此之外，一个人的品德修养程度，是否具有性科学知识，甚至宗教信仰都与性道德感有关。

贞洁感

　　针对有些青少年对性行为采取放纵态度，除了以上若干调节手段外还有一种重要的调节手段，即贞洁感。

　　提到贞洁，我们会想到封建社会礼教对女性的压抑和束缚，所谓"饿死事小，失节事大"，是旧社会对女性贞洁的要求。

　　一般来说，女性对自己的贞洁多是重视的，性贞洁感成为女性最高的道德标准。在改革开放以后，人们的性观念有了很大的变化。在西方"性自由"、"性解放"等性自由思潮的冲击下，现代有些女子的贞洁感有所降低，甚至完全被忽视。在一些调查中发现少数女性的性观念具有了如下几个新的特点：男主女从、男女授受不亲的意识淡化；贞操观念弱化；性享乐的意识增加。当然，贞洁感不能只针对女性，男子同样有贞洁问题。有的男子自己可以胡搞乱搞，却对爱人严格要求"贞洁"，这实际是把女方当做自己的奴仆和工具，毫无道德可言。

　　在青年恋爱过程中，贞洁感这种道德调节手段相当重要，如果失去贞洁感，无论是男方还是女方，将来必将自食其果，后悔莫及。至于有些毫无贞洁感约束的男男女女，他们的行为造成了社会两性关系的混乱和性行为的变异失调，更是极为不道德的。

　　"18岁那一年，我毫无保留地奉献了我的第一次。"一位女大学生说，

"可我在那次做爱之后几个月里都不是很清楚我究竟做了什么,又为了什么。我的处女生涯就这么结束了,但我根本不知道这对我的感情和心理世界意味着什么。"她在叙述自己的经历时感到遗憾:"我当时只想到这样做或许会让他更喜欢我,甚至爱上我。我认为那就是爱,你必须做点什么。事隔一年半当我俩分手以后,我才意识到那是愚蠢透顶的行为。"

和这位女大学生一样,大多数年轻人在经历他们人生中的第一次时没有准备好,无论心理还是生理都没有。他们这样做只是感到好奇,或是渴望借此表达爱和获得爱,又或者是感到要进入一种自立和成熟的状态的迫切性,而告别贞操也许就算完成了成年仪式。当然还有更多性和情感以外的原因促使人们迫切想要自己的第一次。

一项调查显示,在已经有过性经验的 15—20 岁的年轻人中有超过 58％ 的人认为,童贞早晚要失去,与其千方百计保护或是珍藏,还不如尽早失去,解放身心。同时有 84％ 的人说当伴侣提出做爱要求时,他们不会拒绝。其他还有诸如来自同龄人性经历的压力,害怕被周围年轻人视为守旧落伍的人的担心,也促使不少人完成了他们的第一次。这些认识显然都是错误的,年轻人对待性的态度正趋向草率,直接后果就是造成没有准备的怀孕,以及性传播的疾病。

人类的性道德之所以得以维系并发展,除了社会性道德原则的规范外,人类本身还通过文化、历史、宗教、社会等各种背景的共同作用,在内心产生各种性道德调节手段,从主观角度对自己的性行为加以控制、约束、调整。

所以,性道德虽不具有强制性,但其作用的产生、影响的范围、导致的结果都是极其复杂、极其广泛、极其重要的。在道德修养中,必须注重性道德调节手段的培养,使自己的恋爱、婚姻幸福美满。

参考文献

李静、赵伟:《社会性别角色获得与民族文化系统》,《西北师大学报》(社会科学版)2004 年第 1 期,第 114—117 页。

朱嘉铭:《性爱的 16 大健康效应》,《家庭医药》2006 年第 5 期,第 62 页。

http://psyche. netbig. com/sex/s5/1974/20001013/72699. htm.

马志国:《性别角色双性化》,《心理医生》2005 年第 4 期,第 50—53 页。

王建平等主编:《性心理学》,北京:首都师范大学出版社,1998 年第 10 期,第 4—5 页。

王慧、萧会军主编:《性心理与性健康》,上海:第二军医大学出版社,2003 年第 11 期,第 7—8 页。

赵晓茂、周莉:《中国性科学研究探源》,《中国性科学》2005 年第 1 期,第 27—30 页。

http://www. psycard. net/auto/data/34658/detail. php? thisid=13929.

曾文星编著:《性心理的分析与治疗》,北京:北京医科大学出版社,2002 年,第 54—56 页。

增海田:《论性别角色观念和男女平等》,《西华大学学报》(哲学社会科学版)2005 年第 1 期,第 93—96 页。

陆峥主编:《性心理咨询》,上海:同济大学出版社,2003 年,第 88—97 页。

桂亚莉、张进辅:《性别价值观浅述》,《重庆师范大学学报》(哲学社会科学版)2005 年第 1 期,第 109—114 页。

崔红、王登峰:《性别角色类型与心理社会适应的关系研究》,《中国临床心理学杂志》2005 年第 4 期,第 411—413 页。

http://www.ggqjsj.net/article/ShowArticle.asp? ArticleID=33.

http://www.cqhuashan.com/zong/zong3/zong3t6/200509/4750.html.

〔美〕理查德·格里格、菲利普·津巴多著,王垒、王甦等译:《心理学与生活》,北京:人民邮电出版社,2003 年,第 335—342 页。

李文斌等:《几种主要性观念之考察》,《湖南人文科技学院学报》2005 年第 4 期,第 28—31、47 页。

蔺桂瑞、杨凤池等编著:《性心理与人才发展》,北京:世界图书出版公司北京公司,2000 年,第 232—235 页。

胡佩诚:《青年科学性教育》,南昌:二十一世纪出版社,2003 年,第 3—15 页。

韩永坚、刘牧之主编:《临床解剖学丛书》之《腹盆部分册》,北京:人民卫生出版社,1992 年,第 445—450 页。

本杰明·J. 萨克多等编、李梅彬主译:《性科学大观》,成都:四川科学技术出版社,1994 年,第 143—181、305—325、596—622 页。

许毅主编:《性的奥秘》,北京:人民卫生出版社,2000 年,第 35—65、145—185 页。

彭晓辉:《性科学概论》,北京:科学出版社,2002 年,第 72—81、38—58 页。

江鱼、姚德鸿:《性医学》,上海:上海科技教育出版社,2000 年,第 3—70 页。

滕守尧等译:《弗洛伊德文集:性爱与文明》,合肥:安徽文艺出版社,1996 年,第 64—96 页。

许毅主编:《性的奥秘》,北京:人民卫生出版社,2000 年,第 209—220 页。

邹泓等译:《发展心理学:儿童与青少年》,北京:中国轻工业出版社,2005 年,第 472—506 页。

余国良、辛自强:《社会性发展心理学》,合肥:安徽教育出版社,2004 年,第 288—319 页。

彭晓辉:《性科学概论》,北京:科学出版社,2002 年,第 182—192 页。

胡佩诚:《青年科学性教育》,南昌:二十一世纪出版社,2003 年,第 64—70 页。

王建平、俞斌、姚洪亮:《性心理学》,北京:首都师范大学出版社,1998 年,第

63—93 页。

刘彤、林晚秀:《青春的困惑——青春期性心理》,郑州:河南人民出版社,
　　1992 年,第 75—12 页。

江鱼、姚德鸿:《性医学》,上海:上海科技教育出版社,2000 年,第 213—215 页。

王慧、萧会军:《性心理与性健康》,上海:第二军医大学出版社,2003 年,第
　　107—127 页。

胡佩诚、才巨金:《心理自卫术》,哈尔滨:哈尔滨工业大学出版社,1993 年,
　　第 176—190 页。

樊富珉主编:《大学生心理素质教程》,北京:北京出版社,2002 年,第 237—
　　245 页。

田书义、蔺桂瑞、刘晓晴主编:《性教育学》,北京:首都师范大学出版社,1998
　　年,第 91—110 页。

朱晓颖:《青少年性心理教育问题漫谈》,《现代教育》2006 年 7 月,第 82 页。

陈沙麦:《大学生健康性心理的教育》,《思想教育研究》1996 年 1 月,第
　　45—46 页。

胡坚达:《大学生性心理和性教育研究》,《宁波大学学报》(教育科研版)
　　2003 年 2 月,第 94—96 页。

李淑兰、赵文阁:《大学生性心理现状分析及健康性心理塑造》,《继续教育研
　　究》2005 年 6 月,第 153—155 页。

杨晓丽、冯泽永:《大学生的性心理与性教育》,《医学与哲学》2005 年,第
　　72—73 页。

洪爱华:《浅谈大学生性健康教育》,《人口教育》2004 年 6 月,第 58—59 页。

符明:《性心理教育—高校不容回避的话题》,《海南广播电视大学学报》2005
　　年 4 月,第 62—63 页。

黎桂芳、马汉钦:《试论大学生性健康教育》,《生物学通报》2005 年 12 月,第
　　42—43 页。

李银河主编:《西方性学名著提要》,江西:江西人民出版社,2002 年,第
　　51—58 页。

周荣祥主编:《性·健康——时尚生活与健康系列》,北京:人民卫生出版社,

2006 年,第 92—101 页。

〔英〕霭理士著,潘光旦译注:《性心理学》,上海:上海三联书店,2006 年,第 213—219 页。

马晓年:《性的学习》,北京:中国人口出版社,2004 年,第 45—151 页。

彭晓辉主编:《性科学概论》,北京:科学出版社,2002 年,第 121—126 页。

樊民胜:《性,你知道多少》,江苏:江苏人民出版社,2002 年,第 56—63 页。

曹兴午:《人类性心理特征》,《家庭中医药》2005 年 9 月,第 55—56 页。

王建宇:《男性性心理》,《中华男科学》2003 年 9 月第 4 期,第 243—247 页。

孙卫国、罗焯元:《人类性的生理需要及其满足的本质和意义》,《医学与哲学》2004 年 2 月第 9 期,第 66—68 页。

樊民胜:《新婚性卫生》,《性教育与生殖健康》2000 年 1 月,第 45—53 页。

孙馨蕊:《人类的性欲阶梯与特征》,《婚育与健康》2000 年 4 月,第 6—7 页。

昱:《性心理健康面面观》,《中国妇幼健康》1989 年 4 月,第 4—5 页。

史成礼:《关于性高潮》,《中国性科学》2003 年 12 月第 2 期,第 17—20 页。

杨华渝:《性心理障碍》,《南科学报》1998 年 4 月第 3 期,第 141—154 页。

张耀:《新婚"磨合期"的心理》,《医药保健杂志》2003 年 8 月第 15 期,第 28—28 页。

钟杰:《初入洞房的心理》,《大众健康》2003 年 11 月,第 33—33 页。

陈水娟:《女性新婚性问题 11 例原因分析》,《性学》1999 年 8 月第 3 期,第 11—12 页。

蒲秋:《女性的性隐秘》,《中国营养保健》1997 年 10 月,第 17 页。

梅林:《破解丈夫的性秘密》,《家庭健康》2005 年 9 月,第 48—49 页。

初夏:《解读男人的"性思维"》,《医药保健杂志》2003 年 9 月第 B 期,第 22—23 页。

李实:《男人的八个性秘密》,《家庭医生》2003 年 12 月第 12 期,第 28—29 页。

张芹:《丈夫潜隐着的性心理》,《心理与健康》2001 年 10 月,第 58—59 页。

刘强:《透视婚姻中男性的性心理》,《家庭健康》2003 年第 7 期,第 46—47 页。

沈珂辑:《中年女性的性困惑》,《婚育导刊》2002年4月,第40—41页。

小邓:《女人性情的秘密》,《医药保健杂志》2003年11月,第22期,第12—13页。

晓林:《浅谈夫妻间的性交流》,《性教育与生殖健康》2003年第4期,第32页。

王霞:《性和谐之要素》,《健康世界》2001年9月第4期,第41页。

李华:《漫谈夫妻和谐》,《医药保健杂志》2004年4月第8期,第34—35页。

赵联:《夫妻和谐人增寿》,《长寿》2003年5月,第47—47页。

承骐:《夫妻和谐六需要》,《科学大观园》2001年1月,第65页。

野夫:《共创性和谐》,《现代养生》2003年3月,第41—42页。

陈新欣:《夫妻间要共享、接纳、感激和宽恕》,《家庭教育》2004年10月第10期,第38—39页。

邵娟:《"隐蔽防线"上的夫妻性对抗》,《中国保健营养》2002年4月,第24—25页。

张揆一:《夫妻如何保持恩爱关系》,《江苏卫生保健》2003年3月,第32—33页。

李梅:《中国男人性心理大揭谜》,《性教育与生殖健康》2003年2月,第34—35页。

郭永松:《家庭生活周期》,《生活事件与保健对策》,《医学与社会》1999年12月第6期,第1—5页。

侯跃英:《男女之间性爱主动性的差异分析》,《中国性科学》2002年11月第2期,第6—10页。

王庆然、伊宝光、王厂友:《摆脱心理障碍450问》,北京:科学技术文献出版社,2003年10月,第167—200页。

易法建:《心理医生》第2版,重庆:重庆大学出版社,2003年6月,第686—722页。

孙卫国、罗焯元:《人类性的生理需要及其满足的本质和意义》,《医学与哲学》2004年25第9期,第66—66,68页。

许士凯、李东:《人类性功能的增龄性变化》,《现代中西医结合杂志》2004年

13 第 3 期,第 283—285 页。

徐天民:《性健康教育学绪论》,《中国性科学》2001 年 10 月第 1 期,第 2—9 页。

孙馨蕊:《人类的性欲阶梯与特征》,《婚育与健康》2000 年 4 月,第 6—7 页。

邓明昱:《性心理健康面面观》,《中国妇幼健康》1989 年 4 月,第 4—5 页。

夏芸:《性健康教育是人格教育》,《性学》1999 年 8 月第 3 期,第 5—6 页。

戚广崇:《谈老年人的性生活》,《中国性科学》2004 年 13 第 6 期,第 39—40 页。

王霞:《性和谐之要素》,《健康世界》2001 年 9 月第 4 期,第 41 页。

梅水华:《夫妻和谐的心理需要》,《农家顾问》2001 年 6 月,第 50 页。

李华:《漫谈夫妻和谐》,《医药保健杂志》2004 年 4 月第 B 期,第 34—35 页。

赵联:《夫妻和谐人增寿》,《长寿》2003 年 5 月,第 47—47 页。

承骐:《夫妻和谐六需要》,《科学大观园》2001 年 1 月,第 65 页。

辛瑞民、林云玲:《老年人的心理卫生与健康》,《中国精神医学杂志》1997 年 3 月第 2 期,第 112—114 页。

王延昭:《探索老年人的性心理》,《现代养生》2002 年 2 月,第 36—37 页。

陆峥、高之旭:《老年人的性心理和性适应》,《老年医学与保健》2004 年 10 月第 4 期,第 206—208 页。

孝华:《黄昏尤需重雅情》,《心理与健康》2001 年 2 月,第 24—25 页。

岗夫:《老年人性心理初探》,《长寿》2004 年 1 月,第 22—23 页。

岳宏远:《性心理健康》,《健康性生活的基础》,《中国健康月刊》2003 年 11 月,第 78—79 页。

项光勤:《正确看待老年人的"性趣"》,《性教育与生殖健康》2003 年 4 月,第 18—20 页。

王庆然、伊宝光、王厂友:《摆脱心理障碍 450 问》,.北京:科学技术文献出版社,2003 年 10 月,第 167—420 页。

易法建:《心理医生》第 2 版,重庆大学出版社,2003 年 6 月第 2 版,第 686—722 页。

朱琪:《我国性健康教育的方向》,《中国性科学》2001 年 10 月第 1 期,第

10—12 页。

陈桂英:《计划生育与性教育》,《中国计划生育学杂志》1995 年 3 月第 3 期,
　　第 164—165 页。

韩晖、章咏裳:《阳痿的心理及社会因素研究》,《医学与社会》1998 年 11 月
　　第 4 期,第 47—49 页。

马晓年:《老年人性生活时应注意的心理问题》,《中老年保健》2004 年 8 月,
　　第 47 页。

吴阶平:《性科学.性学》1998 年 7 月第 3 期,第 1—5 页。

唐士诚:《老年性生活与健康长寿》,《性学》1998 年 7 月第 2 期,第 9—10 页。

韩绍安、韩晓丽编著:《性知识入门》,《健康小常识》,北京:人民卫生出版社,
　　1992 年,第 135—144 页。

周荣祥主编:这《性·健康——时尚生活与健康系列》,北京:人民卫生出版
　　社,2006 年,第 132—138 页。

郭应禄主编:《男科学》,北京:人民卫生出版社,2004 年,第 346—263 页。

郭军、王瑞主编:《男性性功能障碍的诊断与治疗》,北京:人民军医出版社,
　　2001 年,第 147—154 页。

罗汉超著:《性病与性心理》,四川:四川大学出版社,2003 年,第 121—131 页。

马晓年:《中国女性性调查报告》,北京:光明日报出版社,2005 年,第 151—
　　156 页。

杨华渝:《偏离与倒错》,北京:北京出版社,2000 年 2 月,第 64—158 页。

曾文星:《性心理的分析与治疗》,北京:医科大学出版社,2002 年 1 月,第
　　99—109 页。

许毅主编:《性的奥秘》,北京:人民卫生出版社,2000 年,第 311—360、361—
　　387 页。

〔英〕蔼理士主编、潘光旦译著:《性心理学》,北京:商务印书馆,1999 年,第
　　194—295、296—345 页。

李银河:《同性恋亚文化》,北京:中国友谊出版社,2002 年,第 22—83 页。

彭晓辉:《性科学概论》,北京:科学出版社,2002 年,第 219—221 页。

江鱼、姚德鸿:《性医学》,上海:上海科技教育出版社,2000 年,第 236—

239 页。

王建平、俞斌、姚洪亮:《性心理学》,北京:首都师范大学出版社,1998 年,第
　　210—242 页。

王凤民:《性骚扰相关法律问题分析》,《安徽农业大学学报》2006 年第 15
　　期,第 66—69 页。

程鹏、杨娜:《性骚扰行为的原因分析》,《黑龙江省政府管理干部学院学报》
　　2006 年第 53 期,第 67—69 页。

朱家德、赵观石:《校园性骚扰及防止措施新探》,《教育探索与实践》2005 年
　　12 月,第 47—48 页。

杜颖:《解决中国社会性骚扰问题的制度性制约因素》,《中国司法》,第 90—
　　92 页。

邓艳珍:《性骚扰现象的法律规制与社会防范》,《中国青年研究》2006 年 4
　　月,第 78—80 页。

赵辉、史静:《校园性侵犯学理与立法的分析》,《中国青年政治学院学报》
　　2006 年 1 月,第 19—22 页。

赵小平、朱莉欣:《性骚扰的法律探析》,《华东政法学院学报》2001 年 4 月,
　　第 20 页。

杨立新:《人身权法论》,北京:人民法院出版社,2002 年,第 717—718 页。

赵辨:《临床皮肤病学》第三版,江苏:科学技术出版社,2001 年,第 513—
　　546 页。

王光超:《皮肤病及性病学》,北京:科学出版社,2002 年,第 335—374 页。

朱学骏、顾有守、沈丽玉:《实用皮肤病性病治疗学》第三版,北京:北京大学
　　医学出版社,2006 年,第 489—516 页。

朱学骏:《现代皮肤病性病诊疗手册》第二版,北京:北京医科大学出版社,
　　2001 年,第 303—374 页。

安云凤:《论性道德的发生机制》,《上海师范大学学报》(社会科学版)2000
　　年 2 月第 9 期,第 22—27 页。

奥古斯特·倍倍尔:《妇女与社会主义》,北京:三联书店,1995 年,第 96—
　　97 页。

瓦西列夫:《情爱论》,北京:当代世界出版社,2003年,第116页。

陈平:《中学青年教师性生理、性心理、性道德状况调查》,《健康心理学杂志》
　　1999年7月,第76—78页。

王平、高丽等:《武汉地区医科大学学生性道德及性行为调查》,《中国公共卫
　　生》2004年2月,第507—508页。

郑夕春:《当代大学生性观念与性道德调查报告》,《中国青年研究》2005年9
　　月,第56—59页。

刘俊廷、吴纪饶主编:《大学生健康教育》,北京:高等教育出版社,1999年,
　　第184—186页。

高桂云主编:《美丽青春——谈谈健康的性知识》,北京:中共中央党校出版
　　社,2004年,第82—102页。

刘铁芳:《生命与教化》,长沙:湖南大学出版社,2004年,第17—49页。

罗素(Russell):《性爱与婚姻》,北京:中央编译出版社,2005年,第1—7页。

高玉兰、王伟:《性伦理学》,北京:人民出版社,1999年,第137—169页。

《名家通识讲座书系》已有选目

*《文学与人生十五讲》 暨南大学中文系 朱寿桐

*《唐诗宋词十五讲》 北京大学中文系 葛晓音

*《中国文学十五讲》 北京大学中文系 周先慎

*《中国现当代文学名篇十五讲》 复旦大学中文系 陈思和

*《西方文学十五讲》 清华大学中文系 徐葆耕

*《通俗文学十五讲》 苏州大学范伯群 北京大学孔庆东

*《鲁迅作品十五讲》 北京大学中文系 钱理群

《红楼梦十五讲》 文化部艺术研究院 刘梦溪 冯其庸 周汝昌等

《中国古代诗学十五讲》 华中师范大学中文系 王先霈

《当代外国文学名著十五讲》 吉林大学文学院 傅景川

*《中国美学十五讲》 北京大学哲学系 朱良志

*《现代性与后现代性十五讲》 厦门大学哲学系 陈嘉明

*《文化哲学十五讲》 黑龙江大学 衣俊卿

*《科技哲学十五讲》 南京大学哲学系 林德宏

*《西方哲学十五讲》 中国人民大学哲学系 张志伟

*《现代西方哲学十五讲》 复旦大学哲学系 张汝伦

*《哲学修养十五讲》 吉林大学哲学系 孙正聿

*《美学十五讲》 东南大学 凌继尧

*《宗教学基础十五讲》 清华大学哲学系 王晓朝

《逻辑学十五讲》 北京大学哲学系 陈 波

《道德哲学原理十五讲》 北京大学哲学系 王海明

《自然辩证法十五讲》 北京大学哲学系 吴国盛

《伦理学十五讲》 湖南师范大学伦理学研究中心 唐凯麟

*《口才训练十五讲》 清华大学政治学系 孙海燕 上海科技学院 刘伯奎

*《政治学十五讲》 北大政府管理学院 燕继荣

《社会学理论方法十五讲》 北京大学社会学系 王思斌

《公共管理十五讲》 北京大学政府管理学院 赵成根

《企业文化学十五讲》 武汉大学政治与行政学院 钟青林

《西方经济学十五讲》 中国人民大学经济学院 方福前

《政治经济学十五讲》 北京大学政府管理学院 朱天飙

《百年中国知识分子问题十五讲》 华东师范大学历史系 许纪霖

*《道教文化十五讲》 厦门大学宗教所 詹石窗

*《〈周易〉经传十五讲》 清华大学思想文化所 廖名春

*《美国文化与社会十五讲》 北京大学国际关系学院 袁 明

*《欧洲文明十五讲》 中国社会科学院 陈乐民

《中国文化史十五讲》 北京大学古籍研究中心 安平秋 杨 忠 刘玉才

《文化研究基础十五讲》 北京大学比较文学所 戴锦华

《日本文化十五讲》 北京大学比较文学所 严绍璗

*《中国传统文化十五讲》 佛光大学人文社会学院 龚鹏程

《中西文化比较十五讲》 北京大学外语学院 辜正坤

*《**俄罗斯文化十五讲**》 北京大学外语学院 任光宣

《基督教文化十五讲》 中国人民大学中文系 杨慧林

《法国文化十五讲》 北京大学外语学院 罗 芃

《佛教文化十五讲》 南开大学文学院 陈 洪 社科院佛教研究中心 湛如法师

《文化人类学十五讲》 中国社会科学院文学所 叶舒宪

《民俗文化十五讲》 北京大学社会学系 高丙中

《上海历史文化十五讲》 上海师范大学文学院 杨剑龙

*《北京历史文化十五讲》 北京师范大学文学院 刘 勇

*《**文物精品与文化中国十五讲**》 清华大学人文学院 彭 林

*《**中国道德智慧十五讲**》 中国人民大学哲学系 肖群忠

*《语言学常识十五讲》 北京大学中文系 沈 阳

*《汉语与汉语研究十五讲》 北京大学中文系 陆俭明 沈 阳

*《西方美术史十五讲》 北京大学艺术系 丁 宁

*《戏剧艺术十五讲》 南京大学文学院董健 马俊山

*《音乐欣赏十五讲》 中国作家协会 肖复兴

《中国美术史十五讲》 中央美术学院 邵 彦

《影视艺术十五讲》 清华大学传播学院 尹 鸿

《书法文化十五讲》 北京大学中文系 王岳川

《美育十五讲》 山东大学文学院 曾繁仁

《艺术史十五讲》 北京大学艺术系 朱青生

*《艺术设计十五讲》 东南大学艺术传播系 凌继尧

*《中国历史十五讲》 清华大学 张岂之

*《清史十五讲》 中国人民大学清史所 张 研 牛贯杰

*《美国历史十五讲》 北京大学历史系 何顺果

*《丝绸之路考古十五讲》 北京大学历史系 林梅村

*《文科物理十五讲》 东南大学物理系 吴宗汉

*《现代天文学十五讲》 北京大学物理学院 吴鑫基 温学诗

*《心理学十五讲》 西南师大心理学系 黄希庭 郑 涌

*《生物伦理学十五讲》 北京大学生命科学学院 高崇明 张爱琴

*《医学人文十五讲》 少年儿童出版社(上海) 王一方

*《科学史十五讲》 上海交通大学人文学院 江晓原

《思维科学十五讲》 武汉大学哲学系 张掌然

*《青年心理健康十五讲》 清华大学教育研究所 樊富珉

《环境科学十五讲》 北京大学环境学院 张航远 邵 敏

*《人类生物学十五讲》 北京大学生命科学学院 陈守良

***《医学伦理学十五讲》** 北京大学医学部 李本富 李 曦

*《医学史十五讲》 北京大学医学部 张大庆

《人口健康与发展十五讲》 北京大学人口所 郑晓瑛

(画＊者为已出,其中黑体部分为新出)